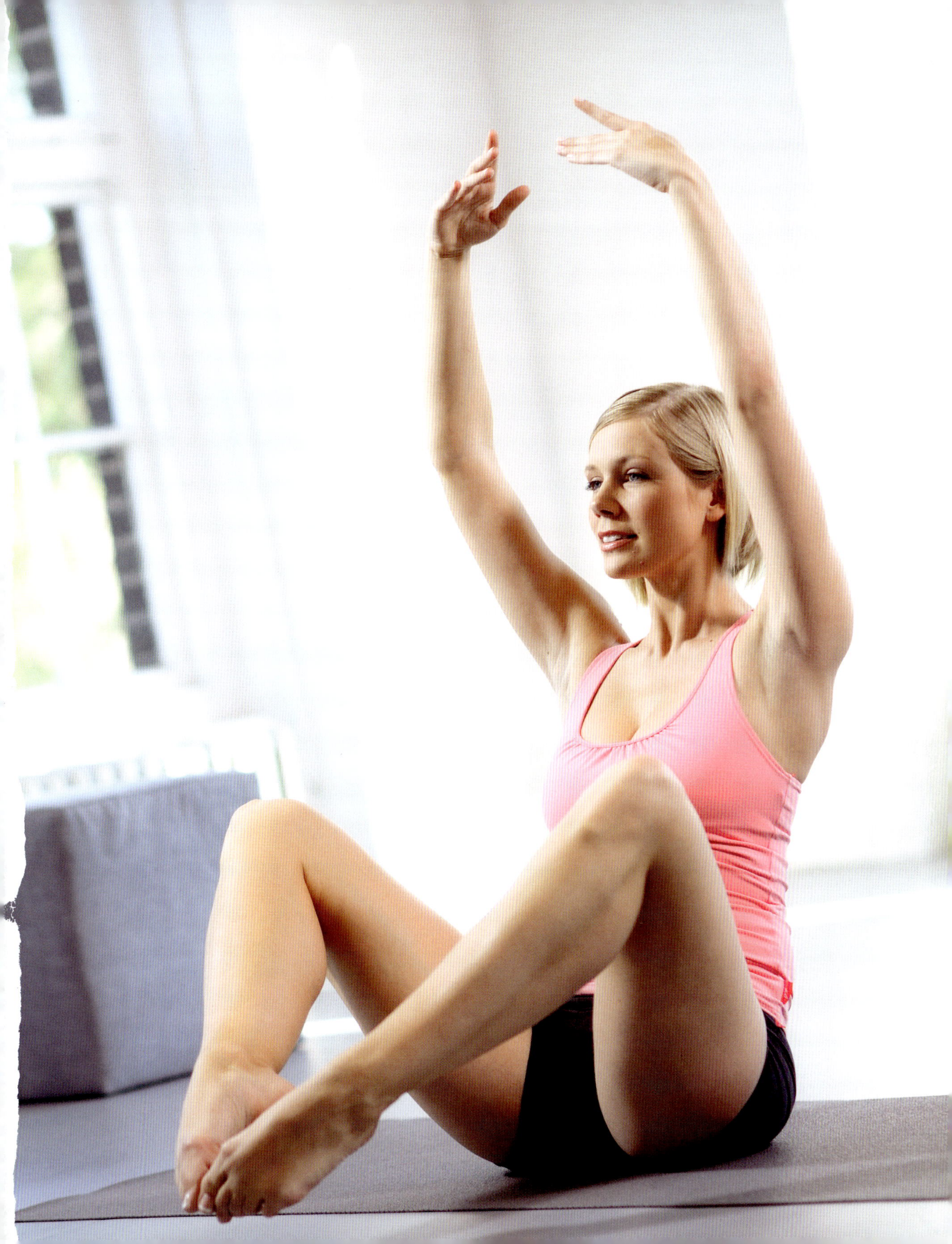

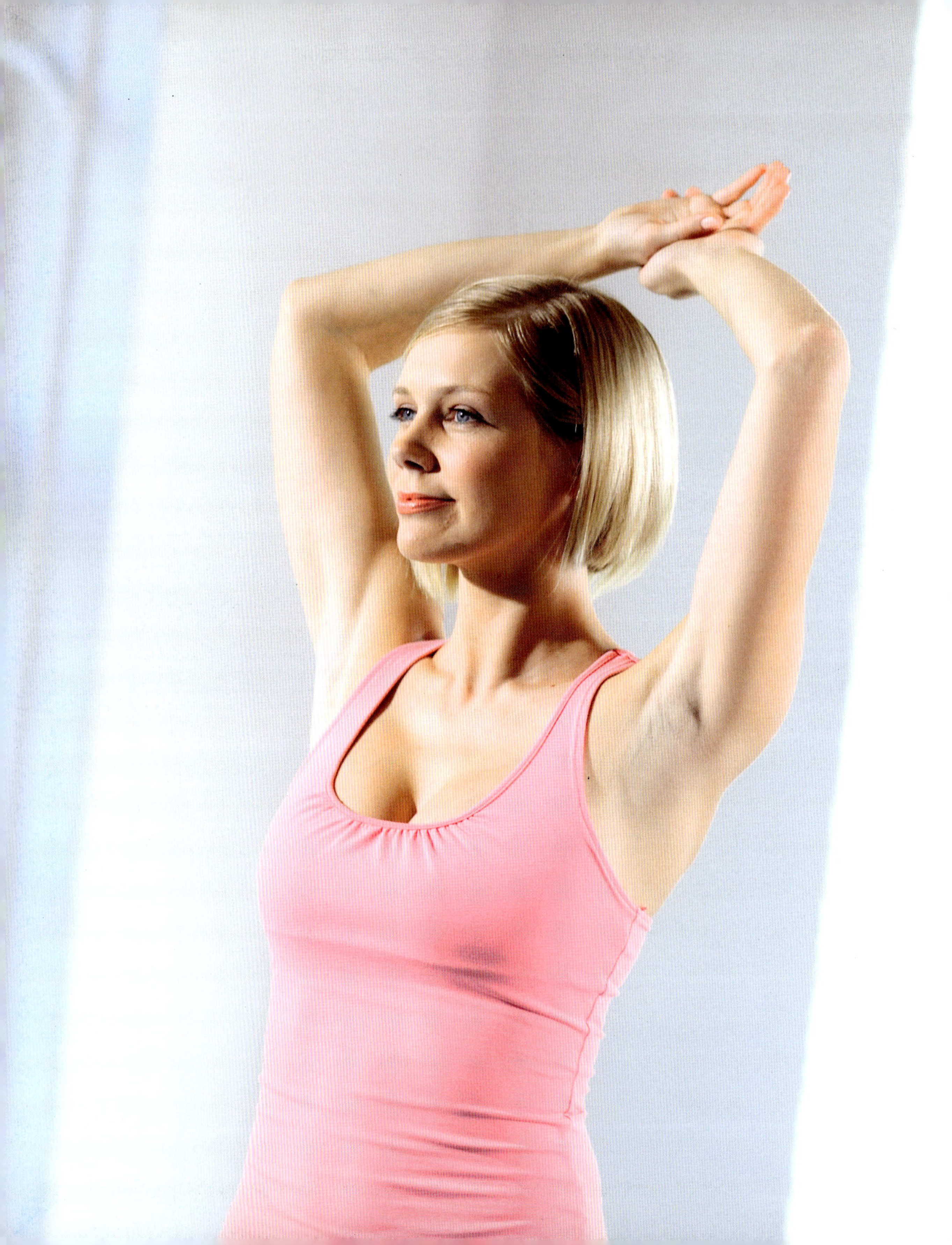

>> **15** minutos

dor nas costas nunca mais

Suzanne Martin

MARCO ZERO

© EDITORA ABRIL S.A. BOA FORMA

UM LIVRO DA DORLING KINDERSLEY
www.dk.com

Publicado originalmente sob o título
15 minutes fitness: better back workout

Direitos desta edição reservados à Nobel Franquias S.A.
(Marco Zero é um selo editorial da Nobel Franquias S.A.)
Rua Pedroso Alvarenga 1046 9º andar
04531-004 São Paulo SP
Fone (11) 3706 1466 Fax: (11) 3706 1462
www.editoramarcozero.com.br
atendimento@editoramarcozero.com.br

Projeto editorial Hilary Mandleberg
Projeto gráfico Miranda Harvey
Edição de arte Peggy Sadler
Produção Penny Warren
Supervisão de arte Marianne Markham
Direção de arte Peter Luft
Coordenação editorial Mary-Clare Jerram
Fotos Ruth Jenkinson
DTP Sonia Charbonnier
Direção de produção Rebecca Short, Sarah Sherlock
Edição de produção Luca Frassinetti
Capa Neal Cobourne

DVD produzido para Dorling Kindersley por Chrome Productions
Produzido e adaptado para o português por Imagebox Inc.

Direção Robin Schmdit
Direção de fotografia Marcus Domleo, Matthew Cooke
Câmera Joe McNally, Marcus Domleo, Jonathan Iles
Produção Hannah Chandler
Assistente de produção Azra Gul
Roteiro Pete Nash
Música Chad Hobson
Iluminação Paul Wilcox, Johann Cruickshank
Cabelos e maquiagem Victoria Barnes
Locução Letícia Scarpa Maranhão

Publicado em 2009

ISBN 978-85-279-0441-4

Impresso e encadernado por Sheck Wah Tong – China

Advertência
Todas as pessoas que praticam uma atividade para manter a forma devem assumir a responsabilidade por suas próprias ações e segurança. Caso tenha qualquer problema ou um estado de saúde que inspire cuidados, consulte seu médico antes de realizar os exercícios descritos neste livro. As informações contidas neste livro não substituem uma boa avaliação, que possa reduzir o risco de lesões.

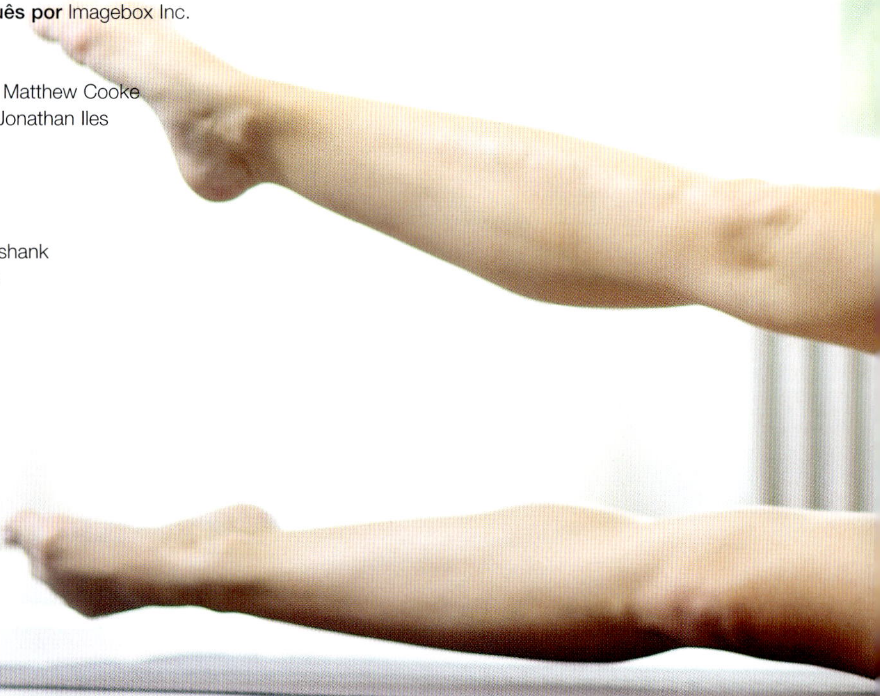

sumário

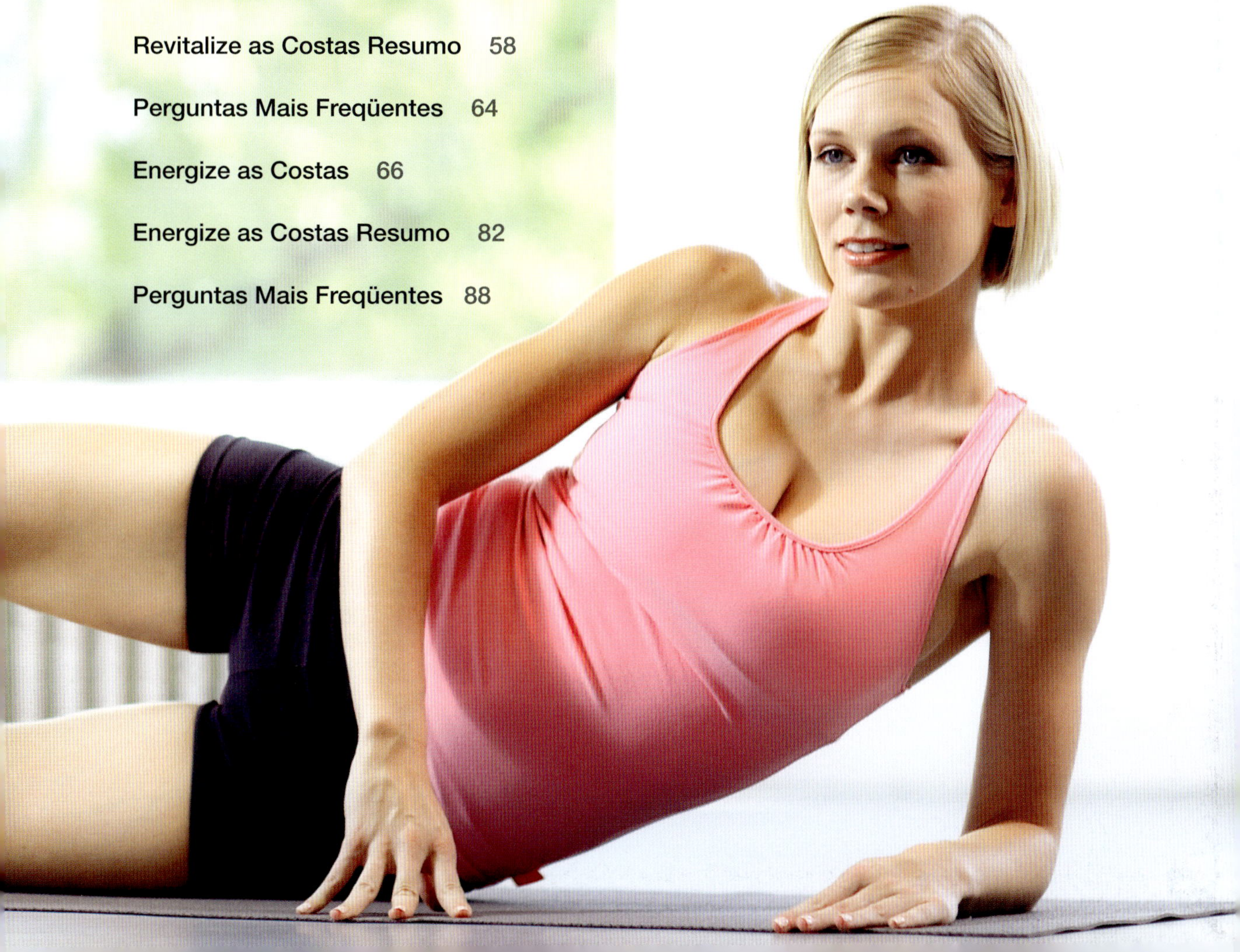

prefácio da autora

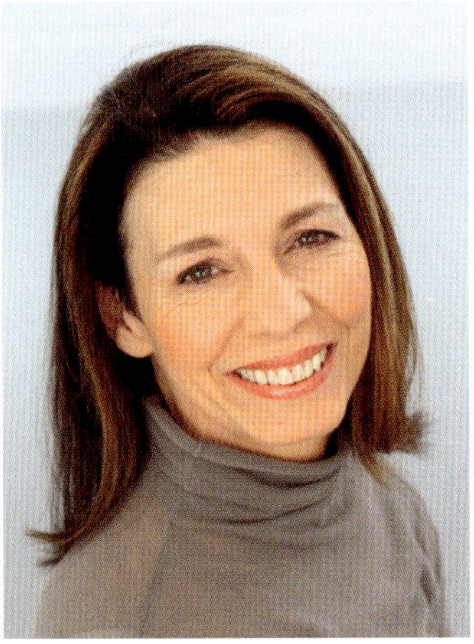

Parabéns por comprar este livro e optar por deixar as suas costas mais saudáveis! Fico feliz em compartilhar com você os exercícios, conhecimentos e técnicas que me ajudaram, assim como a muitas outras pessoas, nas aulas, cursos e treinamentos que dei ao longo de mais de 25 anos.

Todos nós precisamos de costas saudáveis. Minhas costas têm uma história interessante. Sofri de uma escoliose leve durante toda a minha carreira de dançarina, professora de dança e de ginástica e especialista em Pilates e fisioterapeuta. É provável que você também precise de ajuda, pois estudos mostram que aproximadamente 80% das pessoas terão algum problema nas costas ao longo da vida. Este livro tem dicas e exercícios para evitar e, se necessário, aliviar os problemas mais comuns que acometem as costas.

A vida é imperfeita; a natureza é imperfeita. Veja as folhas das árvores. Perceba como elas são diferentes umas das outras e como todas têm diversas imperfeições na textura e na forma. Nosso corpo reflete as imperfeições da natureza, assim como as nossas costas. Nossas atividades diárias exigem costas saudáveis. Carregar as crianças e as compras do supermercado, cuidar do jardim, correr, e até mesmo ficar sentada por um longo período: todas essas atividades podem levar à dor nas costas. O conhecimento da postura correta e os exercícios preventivos deste livro podem contribuir para uma melhor qualidade de vida, principalmente considerando que hoje é maior a nossa expectativa de vida.

Exercitar-se e aprender novas técnicas e conceitos aumentam sua consciência corporal, o que lhe dará mais controle físico. Mas há também outros benefícios. Você estará mais preparada para enfrentar os percalços da vida. Ao fortalecer o pescoço, sua voz transmitirá mais confiança. Fortalecendo a parte superior e média das costas, seu coração estará mais preparado para enfrentar os desafios da vida. Reforçando a parte inferior das costas, você estará apta a tomar decisões com mais firmeza. Essas são as ligações entre a mente e o corpo das quais sempre ouvimos falar. Se o seu corpo estiver confiante e fortalecido, sua mente também refletirá essas qualidades. O programa *Dor nas Costas Nunca Mais* é uma ferramenta poderosa para a conquista de tudo isso. Aproveite.

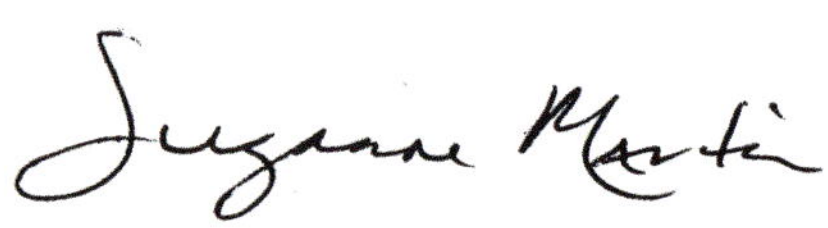

apresentação

A vida da gente é uma roda-viva: corremos contra o relógio para dar conta do trabalho e de tudo o que envolve a nossa vida pessoal. Ao mesmo tempo, somos bombardeadas com informações sobre a importância e os benefícios de incluir alguma atividade física no dia-a-dia. Mas como encaixar a academia na rotina já tão complicada?

Os livros *Ioga ao Seu Alcance*, *Ginástica Express*, *Pilates ao Seu Alcance* e *Dor nas Costas Nunca Mais* pretendem resolver de vez essa questão. Em apenas 15 minutos diários de prática, sem sair de casa e sem a necessidade de equipamentos especiais, você terá a oportunidade de trabalhar o corpo, aumentar o seu bem-estar e conquistar para sempre um novo estilo de vida. Sem gastos extras!

Além de quatro aulas com fotos dos exercícios passo a passo, o DVD que acompanha cada livro é o apoio que você precisa para facilitar a execução das séries. Todo o material foi criado por superespecialistas de cada área, com resultados garantidos. Essa proposta prática, rápida e eficiente de mudança de vida foi decisiva para que a BOA FORMA, há 23 anos liderando o segmento de revistas de *fitness* no Brasil, assumisse a parceria neste projeto.

Agora, ficar em forma está definitivamente em suas mãos!

Angélica Banhara

Angélica Banhara
Diretora de redação da Revista BOA FORMA

>> **como usar** o livro

Este livro vai fazer bem para as suas costas! Primeiro, reserve um tempo para estudar os exercícios em detalhes e familiarizar-se com o programa proposto. Cada exercício é importante individualmente. Seguindo a seqüência correta, você sentirá a diferença!

Cada programa exercita as costas de um modo diferente. O DVD que acompanha o livro deverá ser usado junto para facilitar a execução dos exercícios. No DVD, as páginas do livro serão exibidas na tela. Recorra a elas para mais detalhes sobre os exercícios. O livro mostra a posição inicial (figura menor) e as posições seguintes. As anotações trazem orientações sobre o posicionamento correto e as linhas pretas enfatizam partes específicas do corpo. Nem todas as figuras têm essas linhas porque algumas referem-se ao corpo como um todo.

Há exercícios mais difíceis que outros. A intensidade aumenta e depois diminui gradualmente. Os primeiros são exercícios de aquecimento e mobilidade. Depois é a vez do alongamento seguido de abdominais. Daí vêm os exercícios mais puxados para as costas e para todo o corpo. A seqüência termina com movimentos leves. Essa série é indicada para qualquer nível de condicionamento, inclusive para iniciantes. As dicas sobre a freqüência dos programas, como alterar os exercícios se necessário e como combiná-los para um treinamento a longo prazo estão nas páginas 116 e 117.

Os encartes

Os encartes permitem a visualização completa de cada série de exercícios. Após assistir ao DVD e analisar cada movimento, use os encartes como referência rápida para diminuir para apenas 15 minutos o tempo de execução.

Segurança dos exercícios

É sempre bom consultar um médico antes de pôr em prática os conselhos e os exercícios deste livro, pois o conteúdo não substitui a orientação especializada individual. O médico poderá recomendar exercícios preparatórios específicos para as suas necessidades.

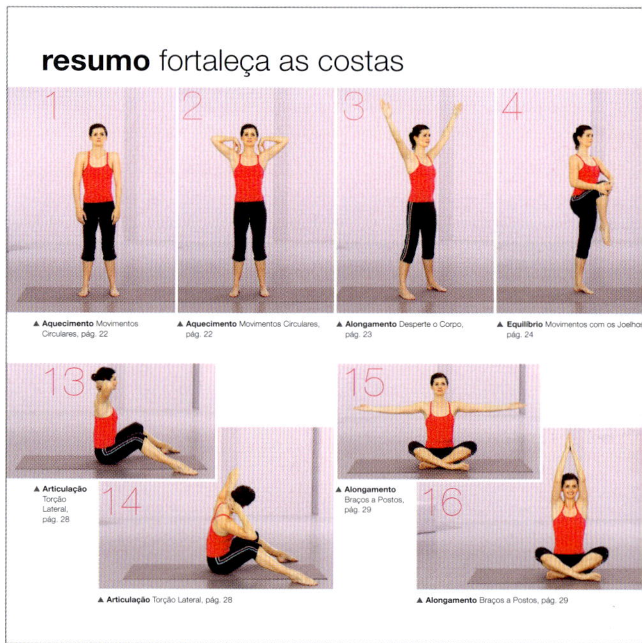

Encarte Os encartes mostram o programa completo de exercícios – uma rápida referência para você se exercitar de forma fácil e simples.

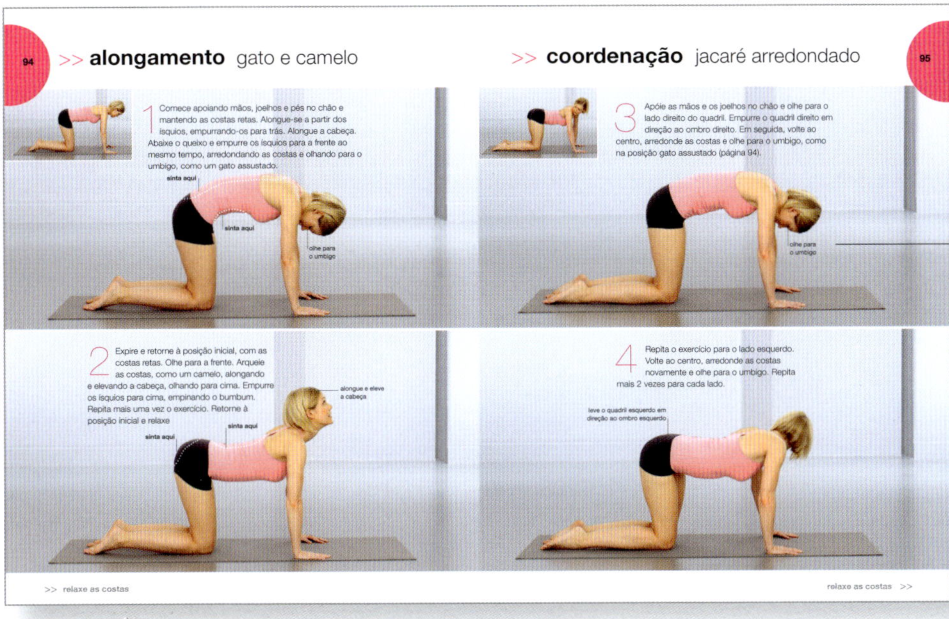
94
>> alongamento gato e camelo
1 Comece apoiando mãos, joelhos e pés no chão e mantendo as costas retas. Alongue-se a partir dos ísquios, empurrando-os para trás. Alongue a cabeça. Abaixe o queixo e empurre os ísquios para a frente ao mesmo tempo, arredondando as costas e olhando para o umbigo, como um gato assustado.
sinta aqui
sinta aqui
olhe para o umbigo
2 Expire e retorne à posição inicial, com as costas retas. Olhe para a frente. Arqueie as costas, como um camelo, alongando e elevando a cabeça, olhando para cima. Empurre os ísquios para cima, empinando o bumbum. Repita mais uma vez o exercício. Retorne à posição inicial e relaxe
alongue e eleve a cabeça
sinta aqui
sinta aqui
>> relaxe as costas
>> coordenação jacaré arredondado
95
3 Apóie as mãos e os joelhos no chão e olhe para o lado direito do quadril. Empurre o quadril direito em direção ao ombro direito. Em seguida, volte ao centro, arredonde as costas e olhe para o umbigo, como na posição gato assustado (página 94).
olhe para o umbigo
4 Repita o exercício para o lado esquerdo. Volte ao centro, arredonde as costas novamente e olhe para o umbigo. Repita mais 2 vezes para cada lado.
leve o quadril esquerdo em direção ao ombro esquerdo
relaxe as costas >>

anotações oferecem sugestões, dicas e idéias

Páginas passo a passo A figura menor, no canto esquerdo superior, mostra a posição inicial do exercício. As outras duas mostram a continuidade do exercício até sua finalização.

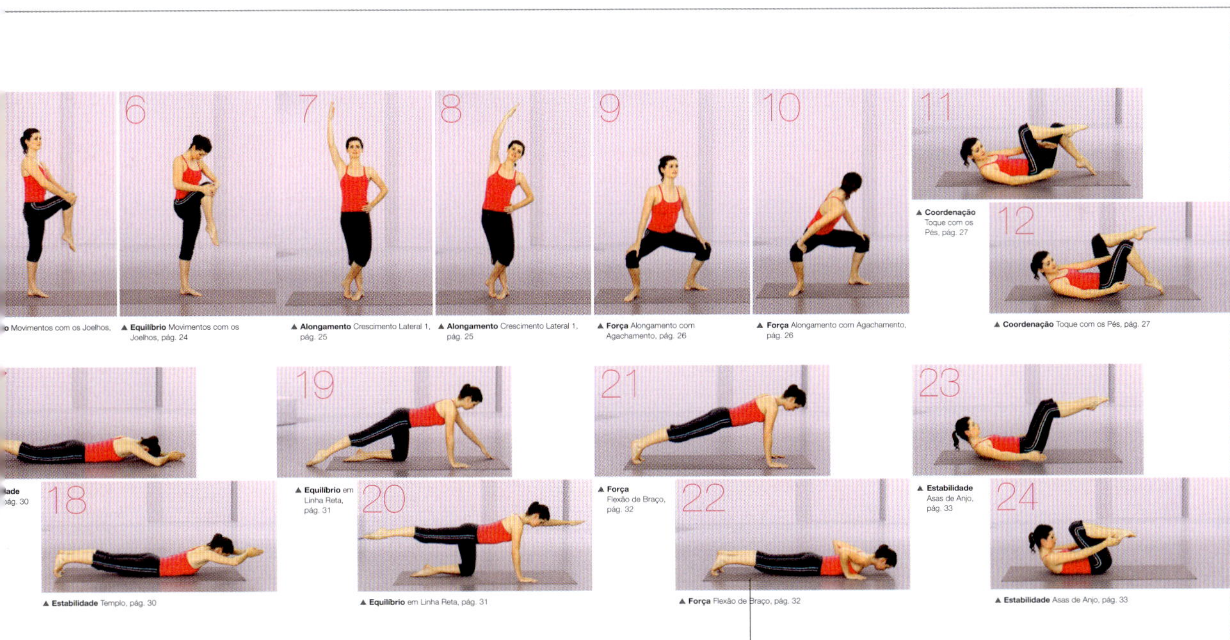
6
7
8
9
10
11
12
19
21
23
18
20
22
24

o encarte mostra os principais passos do programa de exercícios

>> **a anatomia** das costas

É importante você entender como se organizam as costas e visualizar as quatro partes que as compõem. Cada uma exerce um papel na execução das atividades diárias. Só assim você poderá realizar os exercícios com mais eficácia. Olhe-se no espelho e acompanhe.

Tecnicamente, as costas são a coluna dorsal. Quando vista de perfil, essa estrutura óssea faz uma grande curva em S, formando quatro curvaturas principais: cervical, torácica, lombar e sacral. Ao nascermos essas curvaturas não existem, mas desenvolvem-se quando ainda somos bebês e conseguimos ficar de pé ou paramos de engatinhar e começamos a andar. A força da gravidade dá forma à coluna e atribui a cada curvatura um papel importante na manutenção da saúde das costas, além de nos permitir caminhar sobre dois pés.

A coluna cervical

A coluna cervical (ou parte superior do pescoço) pode ser sentida no contorno do couro cabeludo, na base do crânio. Ela permite que o queixo se movimente para cima e para baixo. A parte superior da coluna cervical também tem os músculos responsáveis pelo movimento dos olhos. Colocando os dedos sobre a base e mexendo os olhos de um lado para o outro, pode-se perceber esses finos músculos se movimentando.

A parte inferior da coluna cervical é convexa. Normalmente, conseguimos sentir uma vértebra saliente na parte mais baixa na linha dos ombros. O pescoço é a região que possui o maior conjunto de movimentos da coluna. Ele pode se retrair ou girar até ficar praticamente virado para trás.

A coluna torácica

A coluna torácica tem forma côncava e está ligada à caixa torácica. Você pode acompanhar as saliências visíveis da coluna passando os dedos dos ombros até a parte superior da cintura. Ela é rígida por estar envolta pela caixa torácica. Portanto, desenvolver sua mobilidade exige paciência.

>> **as quatro partes** principais das costas

- **A coluna cervical**, ou pescoço, tem sete vértebras e estende-se da base do crânio até os ombros.
- **A coluna torácica**, que compreende as partes superior e média das costas, tem 12 vértebras e estende-se dos ombros até a cintura.
- **A coluna lombar**, ou parte inferior das costas, tem cinco vértebras. Essa região forma a cintura e não tem sustentação óssea.
- **A região sacral** contém as quatro vértebras fundidas do sacro com o cóccix na extremidade.

A coluna lombar

Coloque as mãos ao redor da cintura para sentir onde começa a sua coluna lombar. Essa parte da coluna é particularmente vulnerável porque é responsável por distribuir o peso do tronco entre as duas pernas. Sua forma convexa dissipa o impacto no chão quando caminhamos.

As costas não são uma estrutura única, mas o conjunto de quatro partes principais. Os exercícios deste livro permitirão fortalecer cada uma delas.

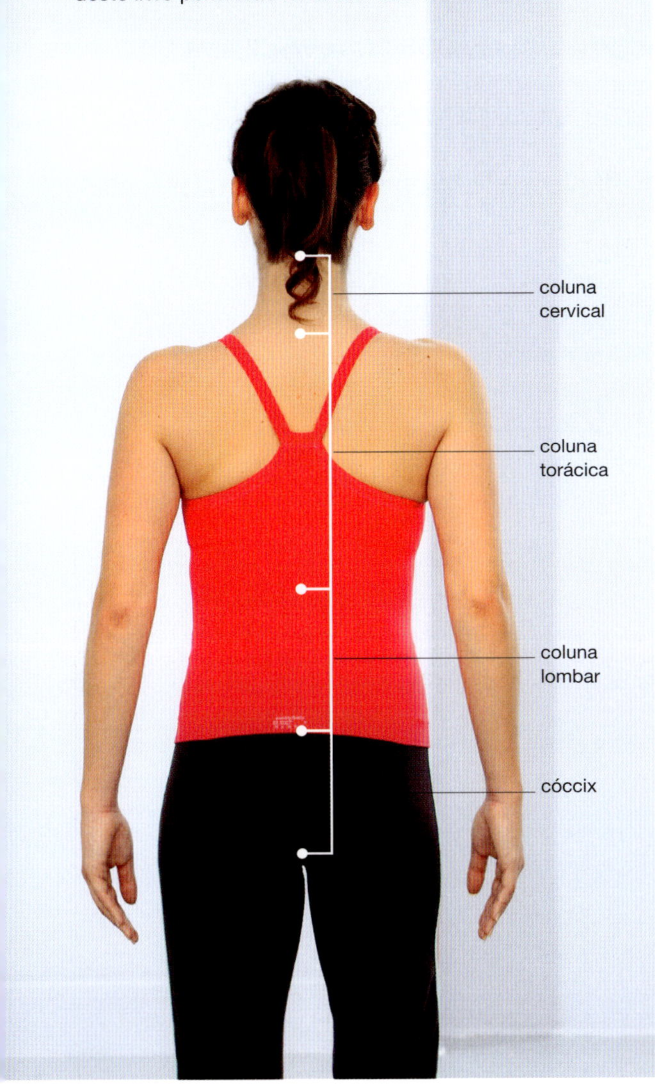

As curvaturas da coluna formam um S e dão flexibilidade às costas. Proteger essas curvaturas é essencial para não sentir dor nas costas!

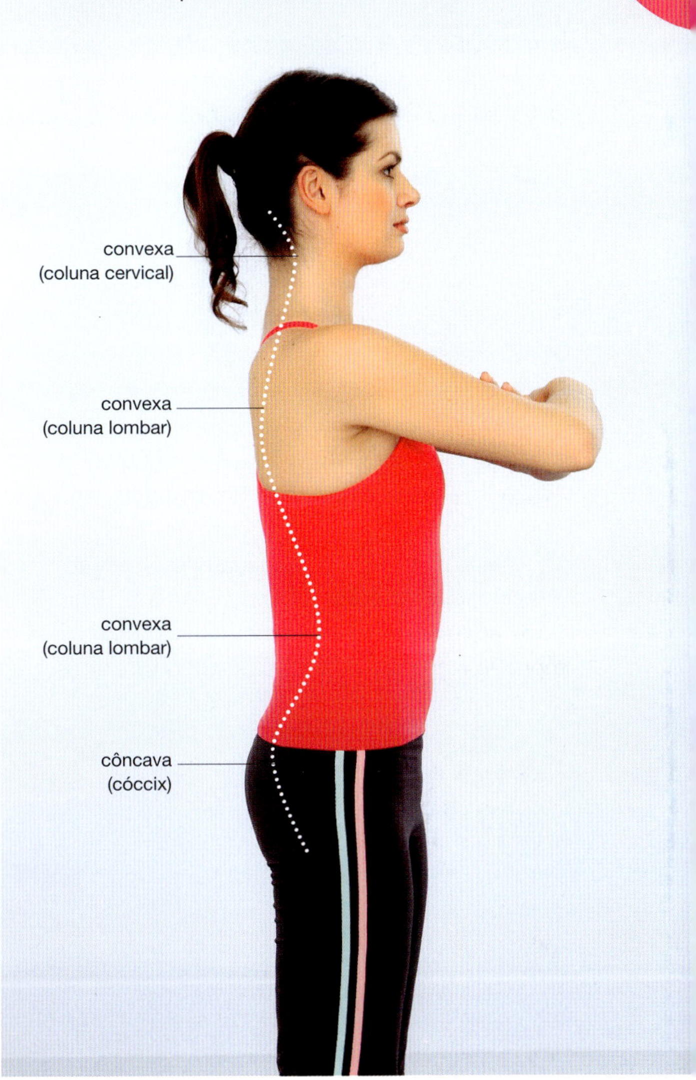

A região sacral

Por fim, coloque as mãos sobre os ossos do quadril, com os dedos para a frente, e vá deslocando-os para trás, em direção ao bumbum. Essa área é extremamente vulnerável, daí a importância da postura correta e de cuidados especiais para evitar lesões. Na parte inferior, encontra-se o cóccix.

Os discos

Os discos são lâminas de cartilagem entre as vértebras. Imagine-os como uma bomba de chocolate, mole por dentro e dura por fora. Funcionam como uma espécie de amortecedor entre as vértebras, mas, acima de tudo, dão espaço para a coluna curvar-se e girar. Proteger a coluna significa proteger todos esses discos tão importantes. E isso pode ser conseguido por meio do alongamento das costas e de uma postura correta.

>> acerte a postura

A postura é importante não só para o fortalecimento das costas, como também para a nossa aparência. Ela pode criar uma imagem abatida e cansada ou confiante e ágil. Felizmente, a postura não é totalmente fruto da herança genética. Há muito a fazer para melhorá-la.

Ombros caídos

Nessa posição, a cabeça inclina-se para a frente, desalinhada, os ombros ficam arredondados e o quadril encurvado. Além de não ser esteticamente agradável, essa postura exerce muita pressão sobre as vértebras.

Ombros para trás

As modelos de passarela gostam dessa posição para fazer pose. Os ombros inclinam-se e a parte inferior da coluna comprime-se, pois a área torácica se inverte. Conselho simples: fique ereta!

Hiperlordose

Nessa posição, a coluna lombar forma uma curva exagerada. Diminui o efeito "trampolim" da parte inferior das costas sobre o restante da coluna. Os músculos estabilizadores do quadril também se encurtam. As grávidas e as mulheres com corpo do tipo maçã não são as únicas que se encaixam nessa categoria. Pessoas atléticas tendem a ficar com o quadril mais rígido, o que pode levar à hiperlordose.

Abaixo, da esquerda para a direita: ombros caídos, ombros para trás e hiperlordose são as três posturas incorretas mais comuns. Todas elas causarão algum problema mais cedo ou mais tarde.

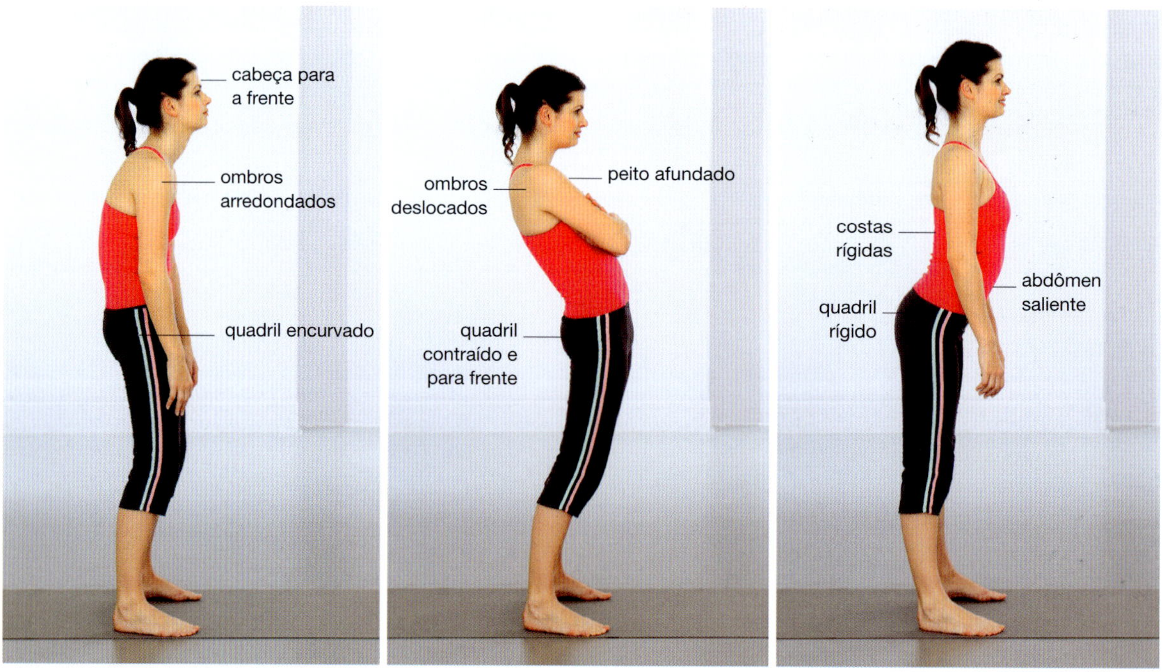

Veja a diferença entre a postura correta e a incorreta

À esquerda, a má postura que certamente causará dores.
À direita, a boa postura.

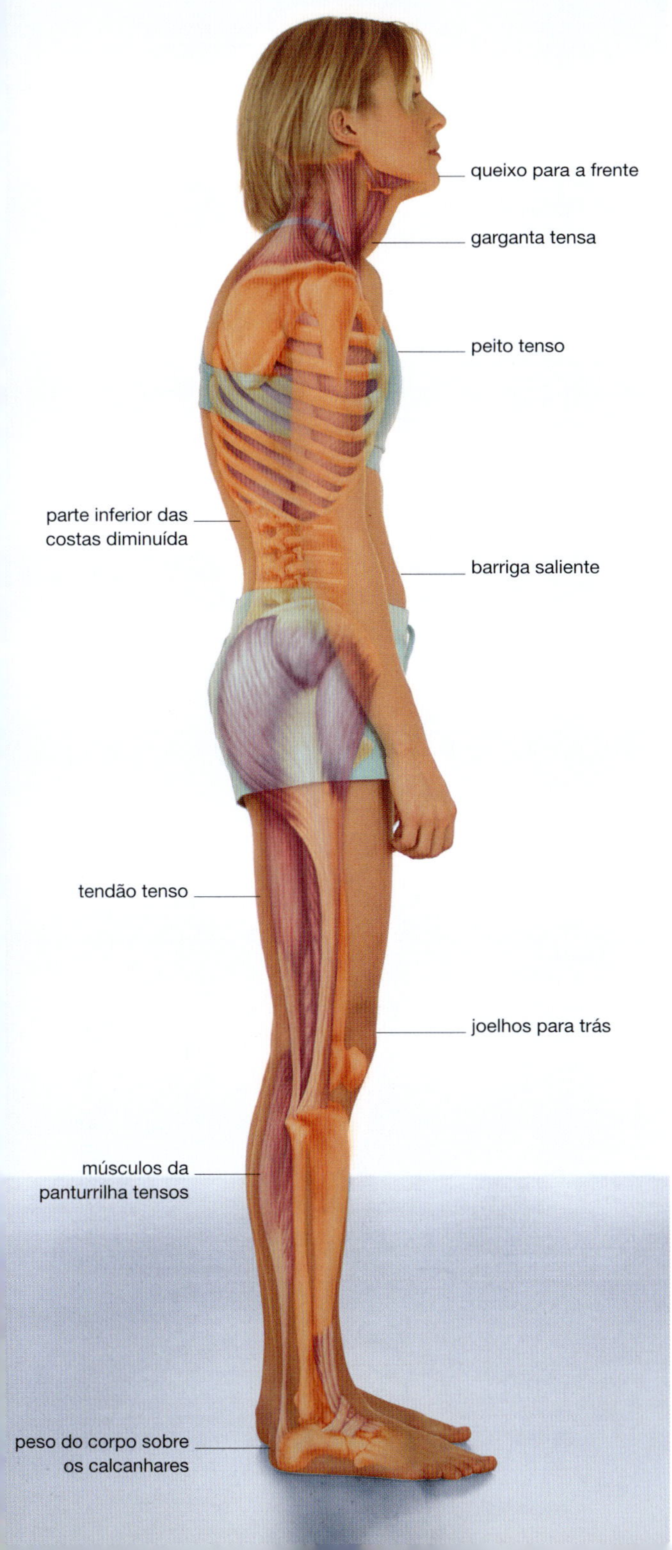

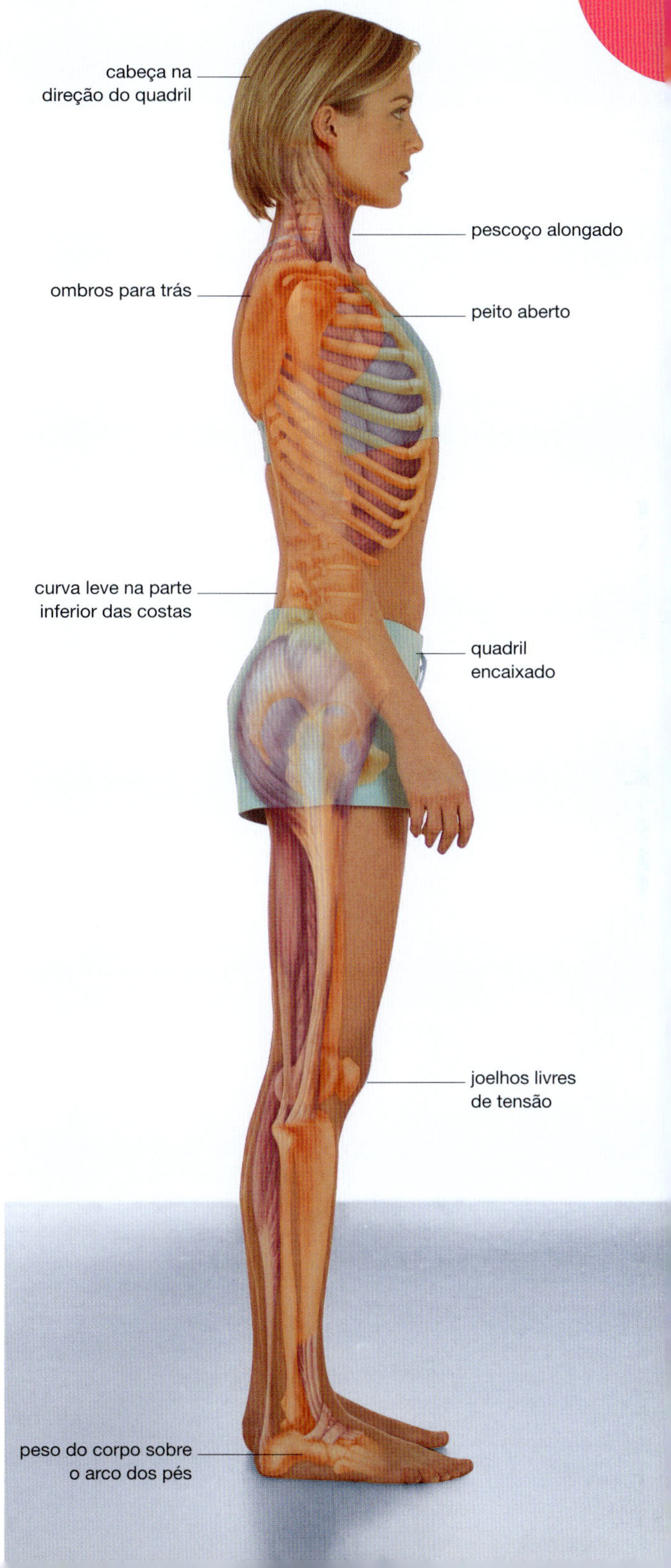

>> **como proteger** suas costas

As costas têm muitas partes que se interconectam, por isso exigem proteção extra. Se uma parte sofrer uma lesão, as outras também serão afetadas. Vários movimentos do dia-a-dia usam as costas. Executá-los corretamente pode ajudar (e muito!) a proteger a sua coluna.

A posição paralela é aquela na qual os pés ficam alinhados ao quadril. É a posição mais saudável para as pernas e a que dá mais suporte à coluna.
Com os glúteos projetados para trás a posição é de agachamento. É a melhor do ponto de vista ergonômico para os discos da parte inferior das costas, que podem ser lesados quando inclinamos o tronco para a frente e, principalmente, quando erguemos e giramos a coluna ao mesmo tempo. Quando quiser se abaixar, flexione o quadril, projetando o bumbum para trás e colocando força nas pernas ao se levantar.

O rolamento lateral é muito útil, principalmente para entrar e sair da cama ou levantar e deitar no chão. É uma excelente técnica quando suas costas estiverem doendo. Veja a demonstração em quatro passos simples na página 15.

Abaixo à esquerda Para a posição paralela, separe os pés mantendo uma distância de aproximadamente 10 cm. Eles devem ficar alinhados aos joelhos.

Abaixo Para agachar-se, flexione o quadril, levando o bumbum para trás e mantendo as costas retas. Ao levantar coloque força nas pernas.

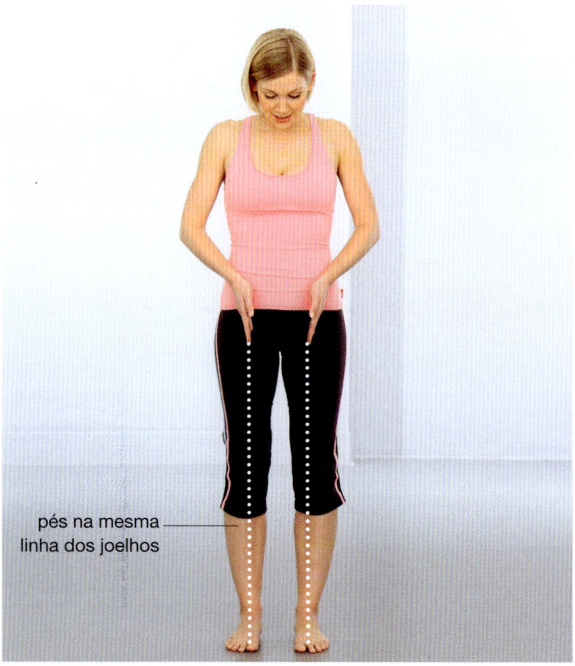
pés na mesma
linha dos joelhos

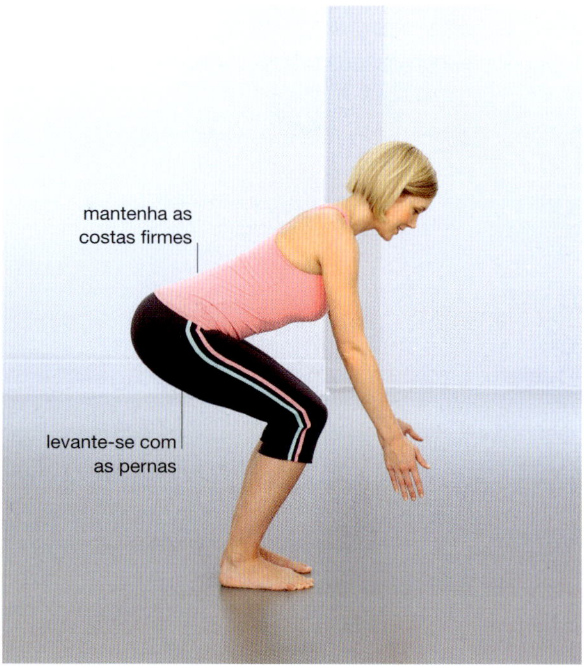
mantenha as
costas firmes
levante-se com
as pernas

rolamento lateral

1 Deitada com as costas no chão, contraia o abdômen. Mantenha as costas firmes, e flexione as pernas.

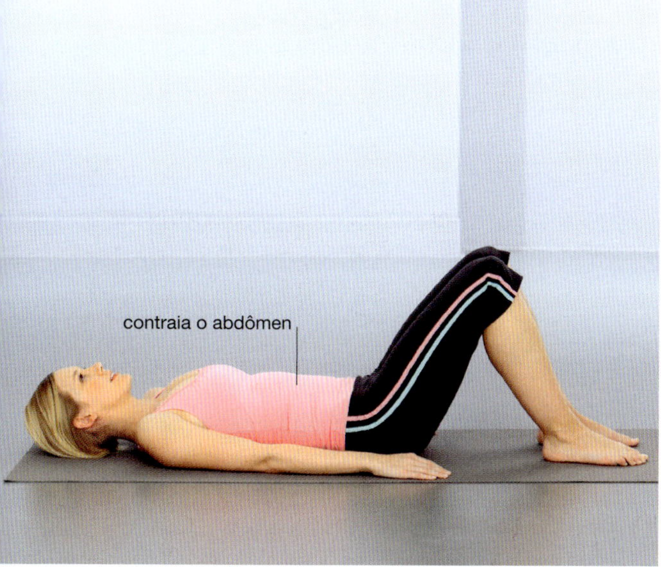

2 Role para o lado, levando ombros e quadril juntos. Não gire a cintura. Mantenha as pernas juntas. Se for levantar da cama, aproxime os pés da beira.

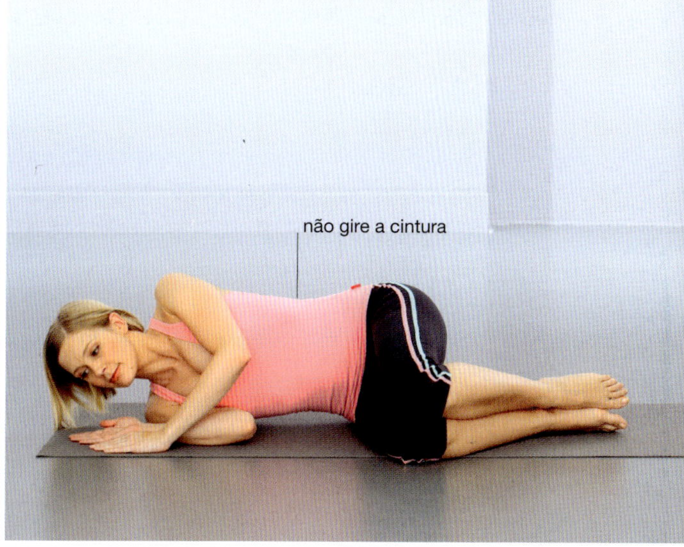

3 Use os braços, e não as costas, para sentar-se. Se estiver saindo da cama, desça os pés até o chão o quanto antes.

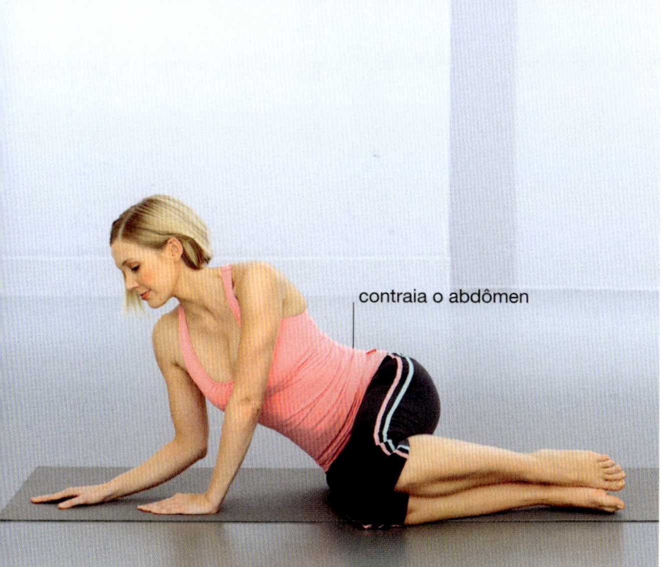

4 Sente-se ereta, alongue o tronco e deixe a cabeça alinhada. Apóie-se nos ísquios (ossos de sentar) e endireite a coluna – imagine que há um fio puxando-a em direção à cabeça.

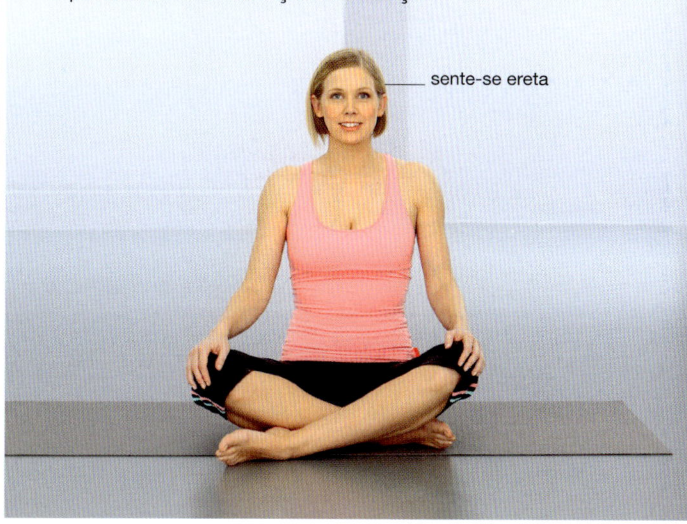

>> **dicas** espertas

Prestar atenção em uma parte do corpo ou contraí-la durante o exercício garante mais qualidade na execução dos movimentos. É isso que vai ajudá-la a obter o máximo proveito da aula. Acompanhe!

É sempre bom imaginar algumas figuras quando for executar os movimentos. Procure se familiarizar com elas e perceber como sintetizam as informações necessárias para realizar os exercícios com mais precisão e, conseqüentemente, mais eficácia.

Tenha em mente as linhas do sorriso São as duas linhas em forma de arco que podem ser vistas na parte superior das pernas quando você contrai o quadril e a musculatura de trás das coxas. Correspondem às dobrinhas que separam o bumbum das coxas.

Leve o umbigo em direção à coluna É uma excelente forma de pressionar o abdômen para dentro e deixá-lo bem contraído.

Sinta o quadril encaixado É como se as mãos empurrassem o abdômen e o bumbum formando um sanduíche. A posição ajuda a equilibrar a tensão abdominal e das costas e a deixar o tronco mais firme e ereto.

Eleve bem o quadril Quando estiver deitada de barriga para cima e levar o quadril para o alto, sinta os músculos se elevarem em direção à cabeça.

Abaixo à esquerda É sempre bom imaginar as linhas do sorriso, que separam o bumbum das coxas. **Centro** Levar o umbigo em direção à coluna é a melhor forma de pressionar os músculos abdominais para dentro. **Abaixo à direita** Sentir o quadril encaixado é tiro e queda para deixar o tronco mais firme.

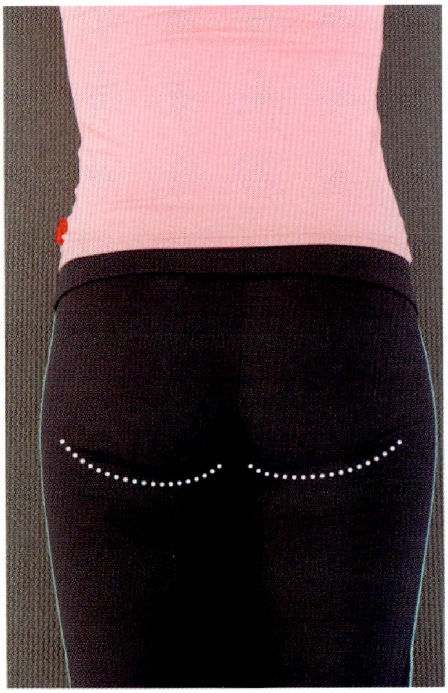

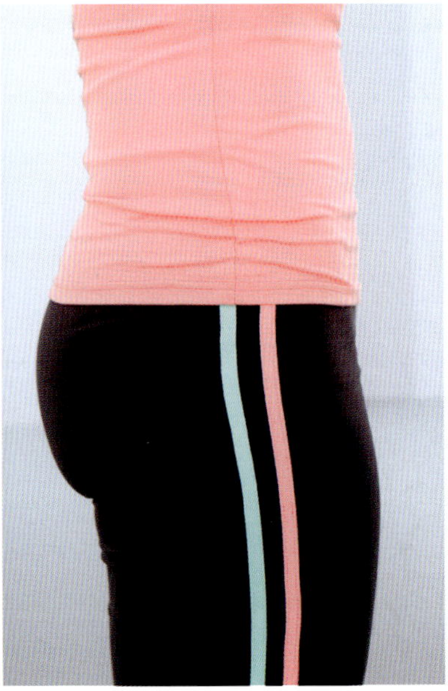

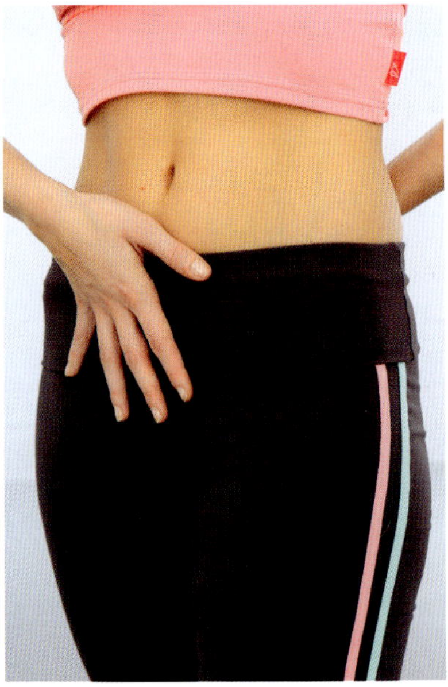

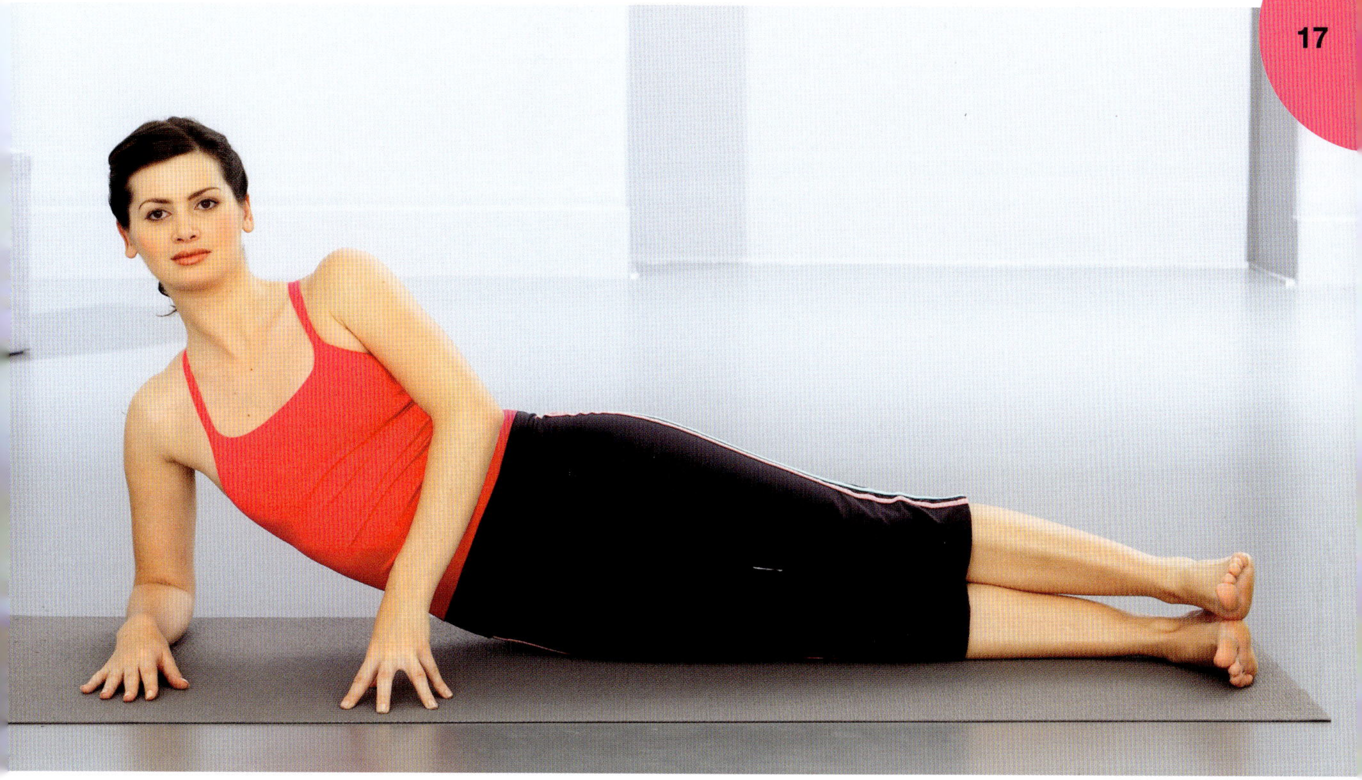

Acima Na hora de executar os exercícios, um dos fatores mais importantes para uma boa postura é empurrar o umbigo em direção à coluna, contraindo bem os músculos abdominais.

Deixe a coluna reta quando estiver em quatro apoios É como se as costas ficassem paralelas ao chão, formando uma superfície bem plana.

Sinta as vértebras da coluna uma a uma Se estiver deitada de costas com o quadril elevado, preste atenção ao descer, sentindo vértebra por vértebra até encostar no chão.

Mantenha a cabeça alinhada com o corpo Essa posição assegura uma postura correta, evitando os ombros caídos ou a projeção da cabeça para a frente.

Contraia bem o abdômen Isso vale para todos os exercícios, mas principalmente quando estiver deitada de barriga para baixo.

Afunile as costelas É uma ótima dica para elevar a parte superior do corpo corretamente. Faça o teste: deitada de barriga para baixo, esvazie os pulmões pressionando o peito contra o chão. Daí tire os ombros do chão e empurre as costelas em direção ao quadril.

Utilize os músculos centrais do corpo Deitada de costas, flexione as pernas e os braços para o alto e use toda a musculatura central do seu corpo.

15 minutos

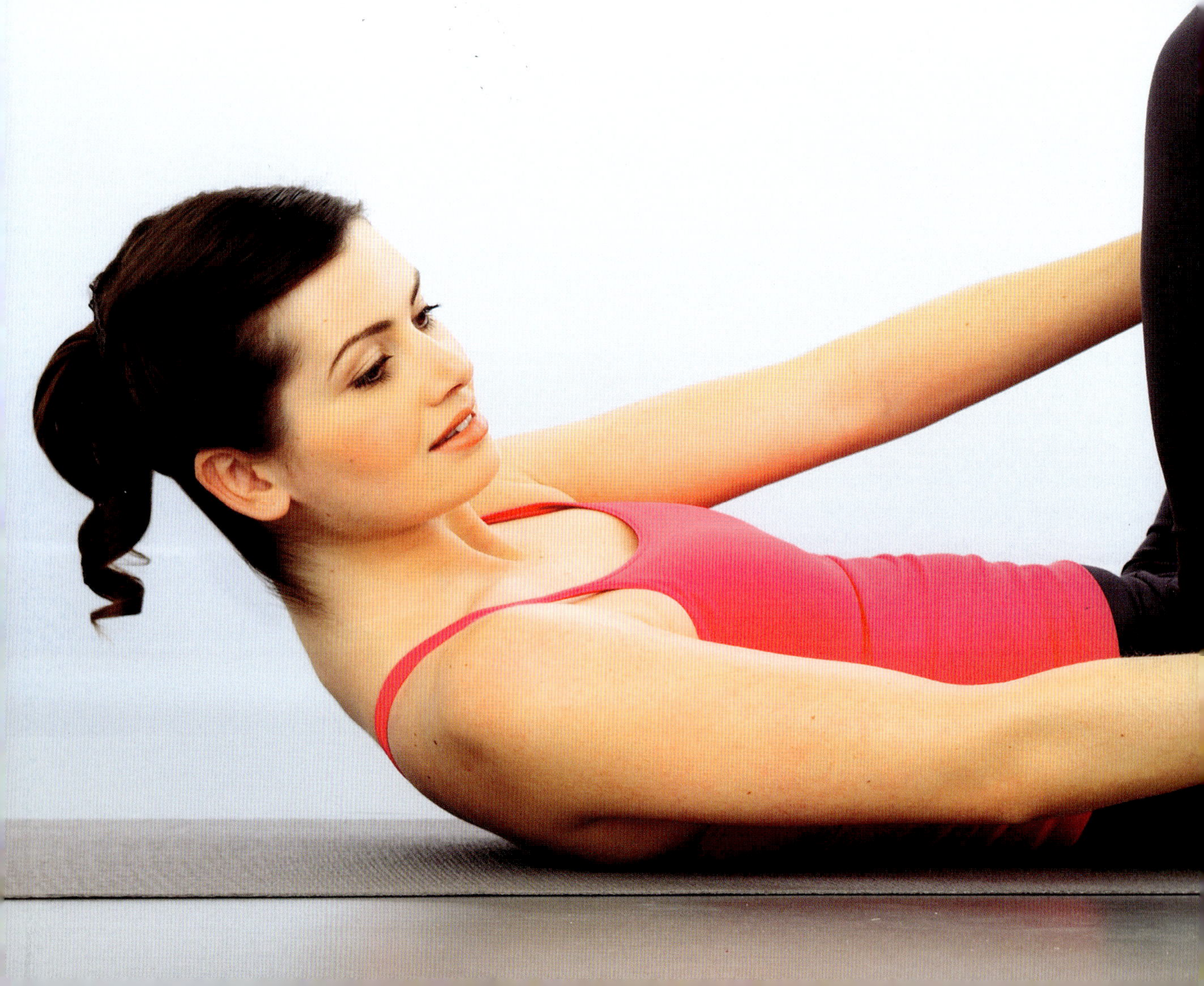

As repetições dos exercícios são importantes e podem fazer toda a diferença. Sinta cada movimento e aproveite bem esta aula

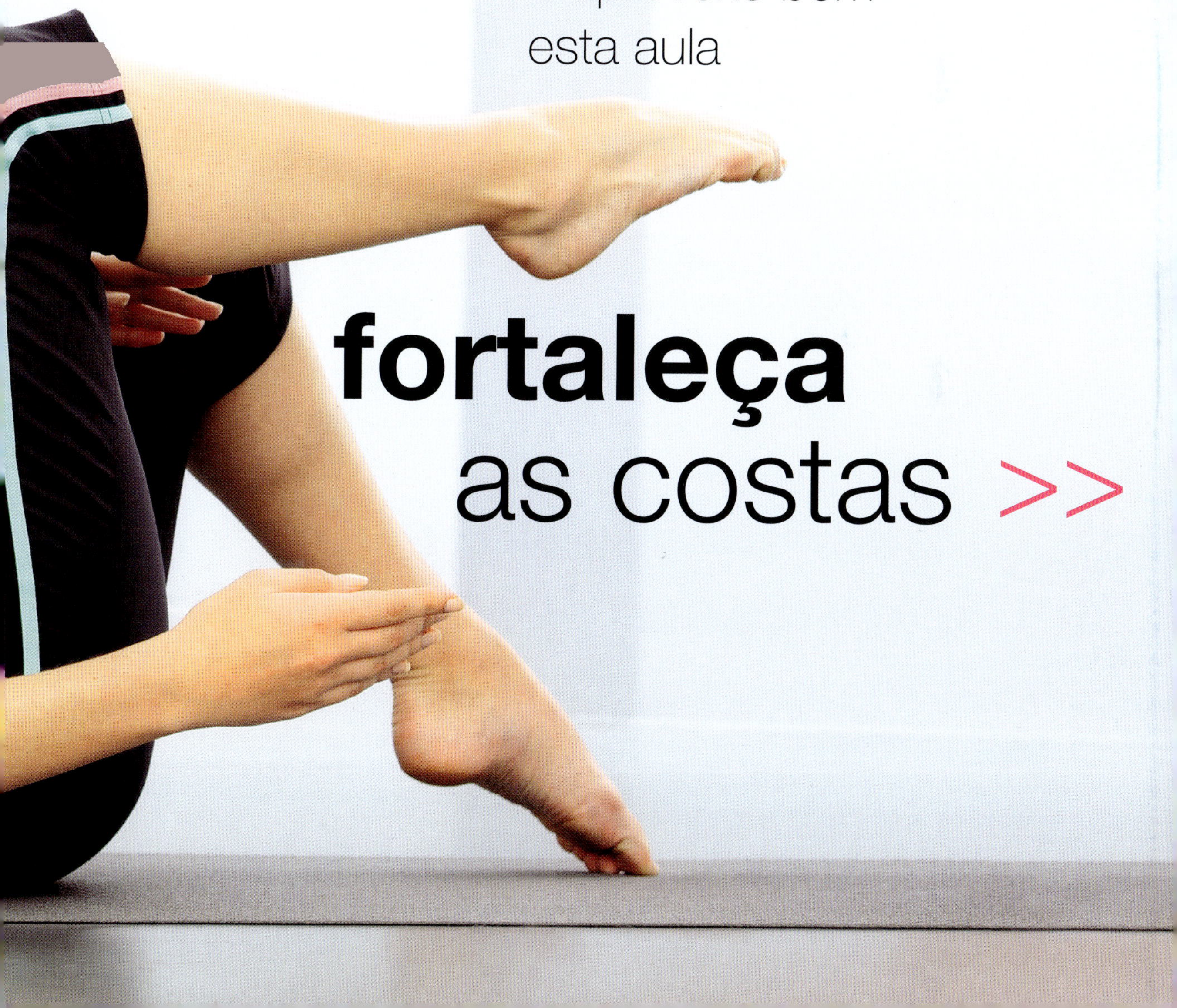

fortaleça as costas >>

>> **fortaleça** as costas

Fortalecer as costas significa exercitá-las em cada exercício. Você deve se concentrar nas repetições para que elas façam a diferença. Enquanto se exercita, pense que está conquistando força e beleza para as suas costas.

Nosso corpo é muito eficiente e por isso sempre escolhe o caminho de menor resistência. Fazê-lo trabalhar um pouco além do habitual pode ser uma tarefa difícil e exige disciplina. Este programa dá o tom do trabalho que virá. Ao se concentrar nos detalhes, o seu corpo é incentivado a fazer mais. Por isso, tenha em mente que sempre dá para ir além da próxima vez. Esteja certa de que sempre pode melhorar. Parar porque não consegue bons resultados não é a melhor opção. Se você já soubesse tudo antes de começar, não teria por que se esforçar. Não é mesmo? A importância de se exercitar já é 50% do sucesso. Os outros 50% são a determinação e a vontade de melhorar.

Os exercícios

Sinta seu corpo alongar e se equilibrar durante os exercícios. Perceba o corpo crescer. Em alguns movimentos, como por exemplo Alongamento com Agachamento, pode parecer difícil, mas é excelente para perceber o limite entre o tronco e as pernas e sentir todas as costas. Se quiser, faça o exercício com menos intensidade. Os exercícios de flexão são sempre os mais difíceis. Se quiser, pode manter os joelhos no chão durante todo o exercício. Logo perceberá que os seus ombros são capazes de suportar mais peso. Force um pouco mais naqueles exercícios em que se sentir mais confortável, mas lembre-se que é normal ficar desajeitada com exercícios novos ou ter dores leves após a primeira tentativa. Depois de algum tempo você se sentirá como se tivesse nascido para se exercitar.

>> **dicas** para fortalecer as costas

- **Torne as repetições mais eficazes**, concentrando-se nos exercícios e prestando atenção aos detalhes da execução.
- **Observe quais partes do corpo** estão envolvidas nos movimentos.
- **Não opte pelo caminho** do menor esforço. Concentre-se nos detalhes e vá além.
- **Modifique os exercícios se precisar** (veja ao lado) e surpreenda-se com o seu progresso da próxima vez que os fizer.

Fortalecer as costas exige tempo, paciência e disciplina. Preste atenção aos detalhes e você conseguirá realizar os exercícios cada vez com mais eficácia

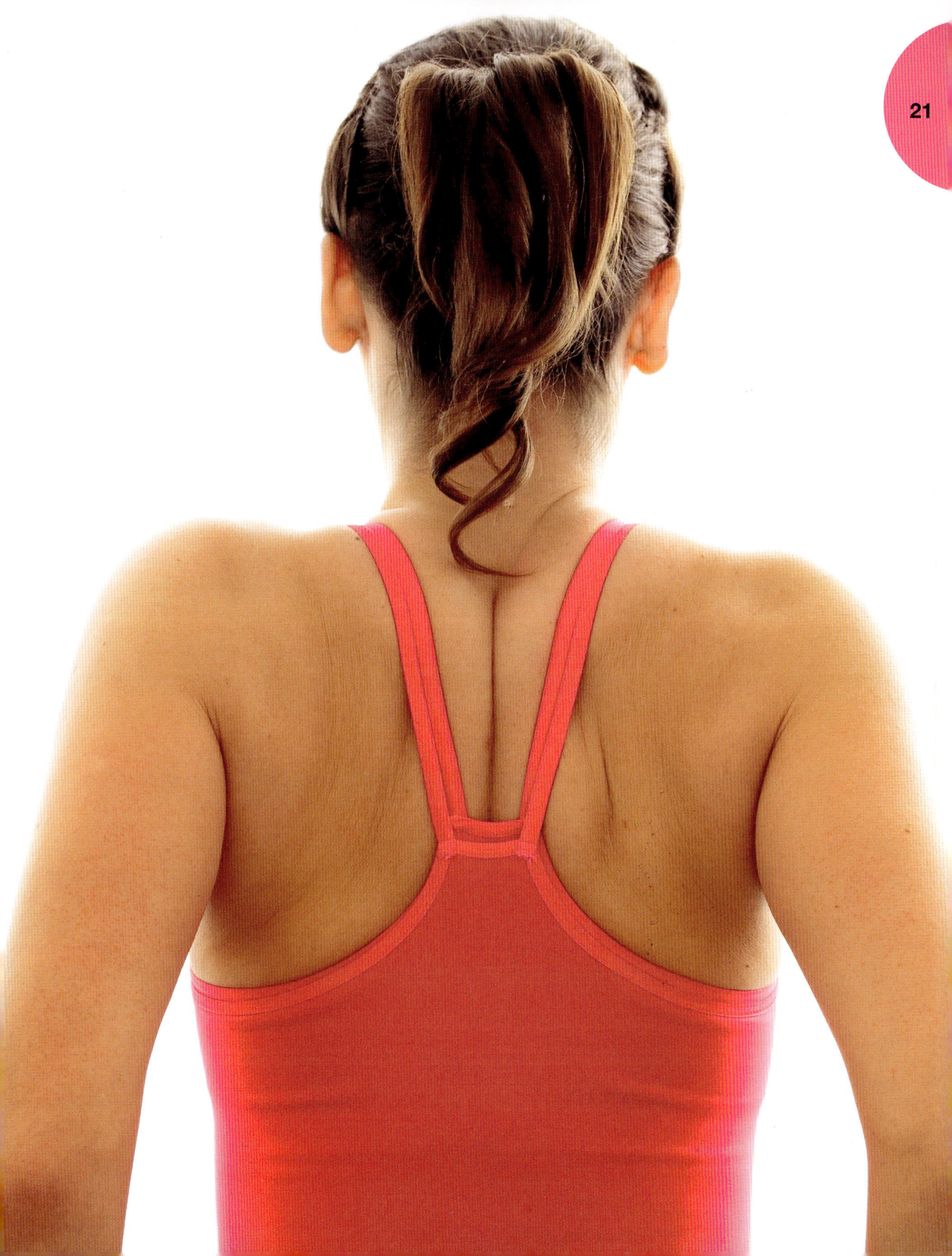

>> **aquecimento** movimentos circulares

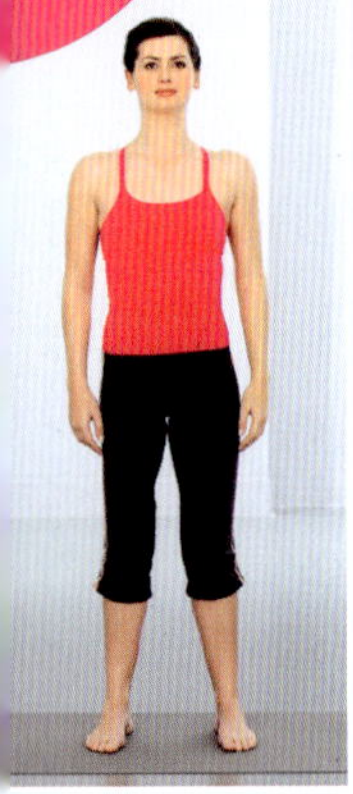

1 Em pé, coluna ereta, pés separados na largura dos ombros, quadril encaixado. Abra o peito e deixe a cabeça alinhada com o corpo. Inspire e expire contando até 8 enquanto projeta lentamente os ombros para trás.

2 Mantenha a cintura firme. Flexione os cotovelos e traga as mãos para os ombros. Execute círculos completos com os cotovelos 5 vezes. Repita no sentido contrário.

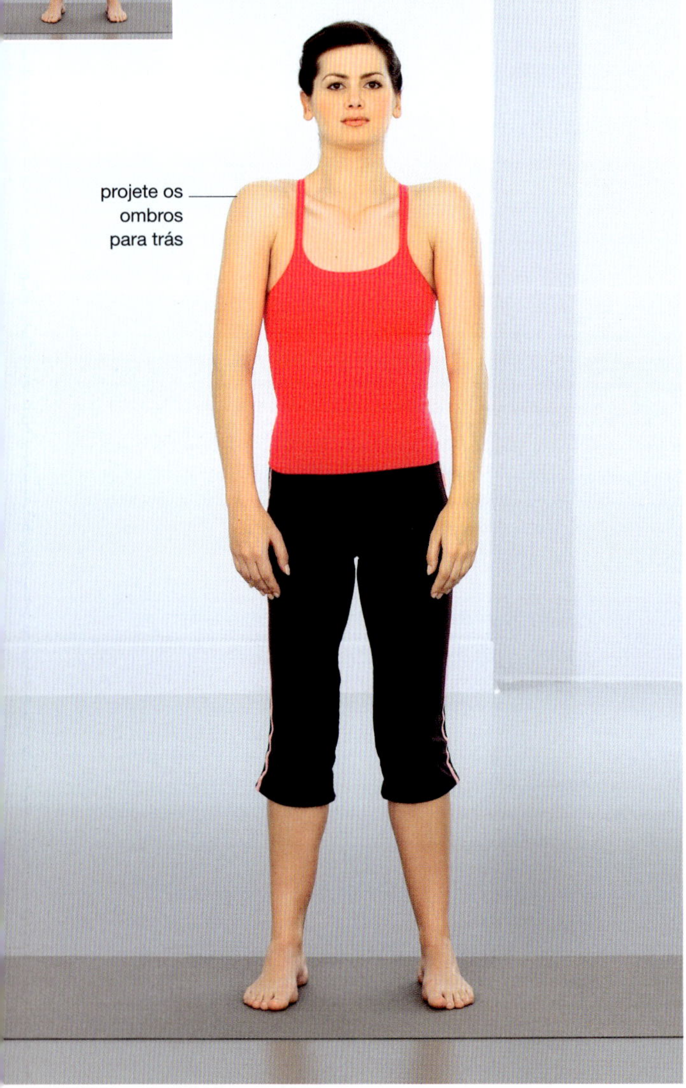

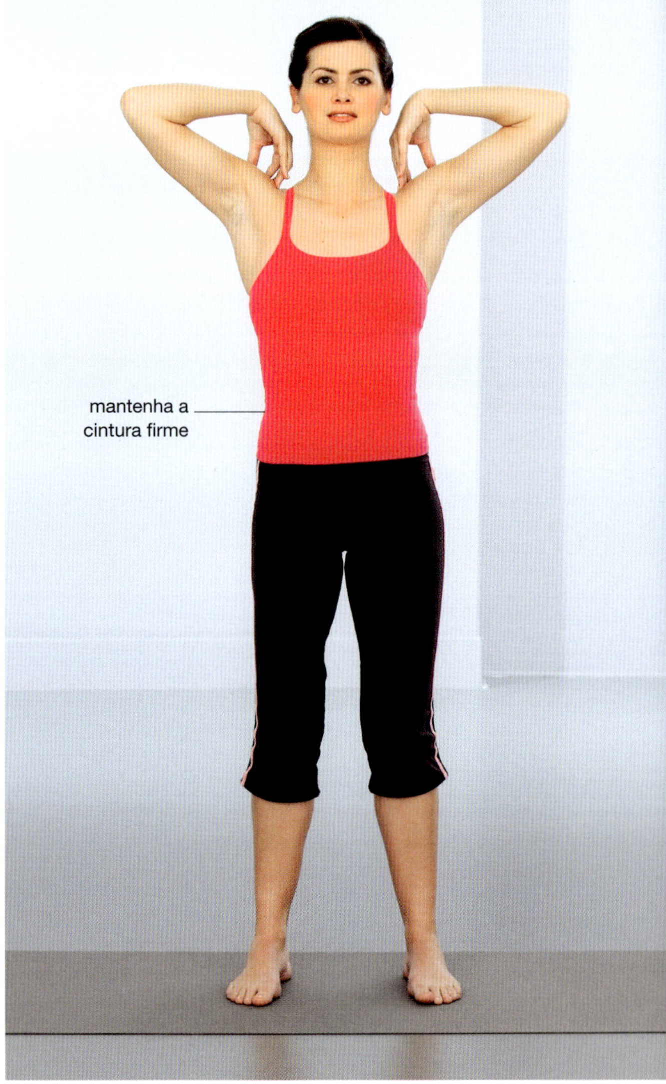

>> **alongamento** desperte o corpo

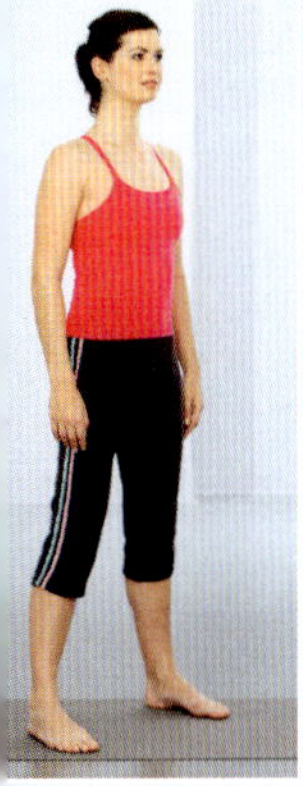

3 Pés separados e um pouco mais afastados do que a largura dos ombros. Eleve os braços para a lateral com a palma das mãos para a frente. Alongue. Abra a boca e os olhos.

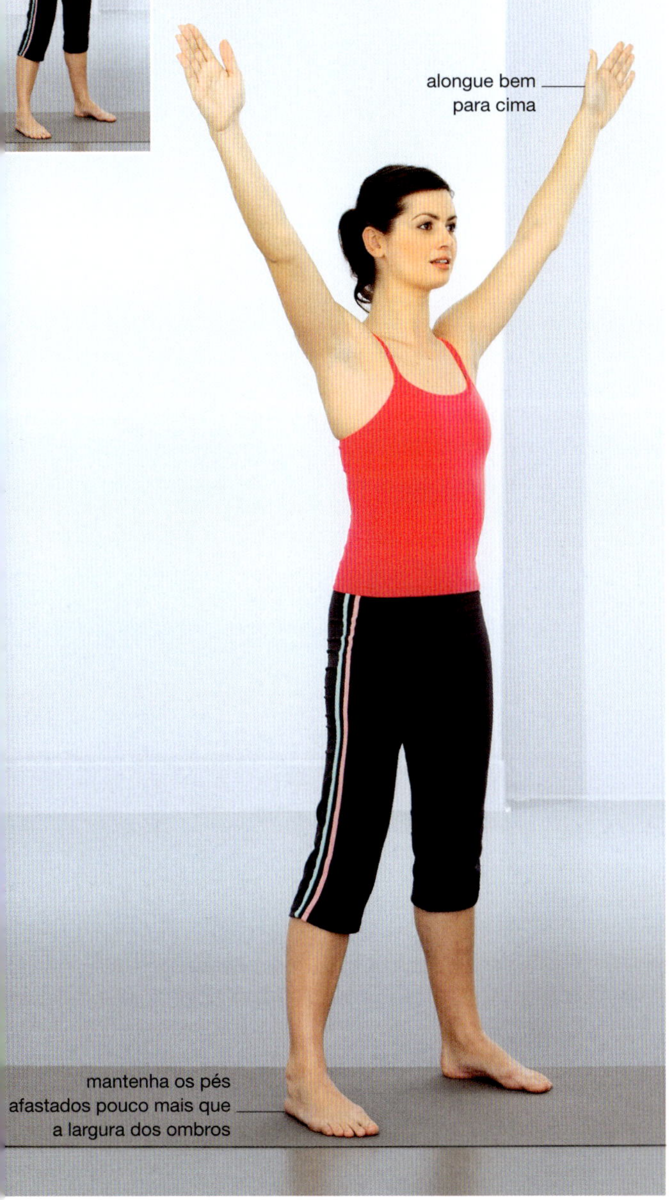
alongue bem para cima
mantenha os pés afastados pouco mais que a largura dos ombros

4 Equilibre-se no pé esquerdo, expire e traga o joelho direito em direção à cintura. Mantenha uma posição de equilíbrio e coloque novamente o pé no chão, com os braços elevados. Em seguida, equilibre-se no pé direito e traga o joelho esquerdo em direção à cintura. Repita, alternando os lados, mais 2 vezes.

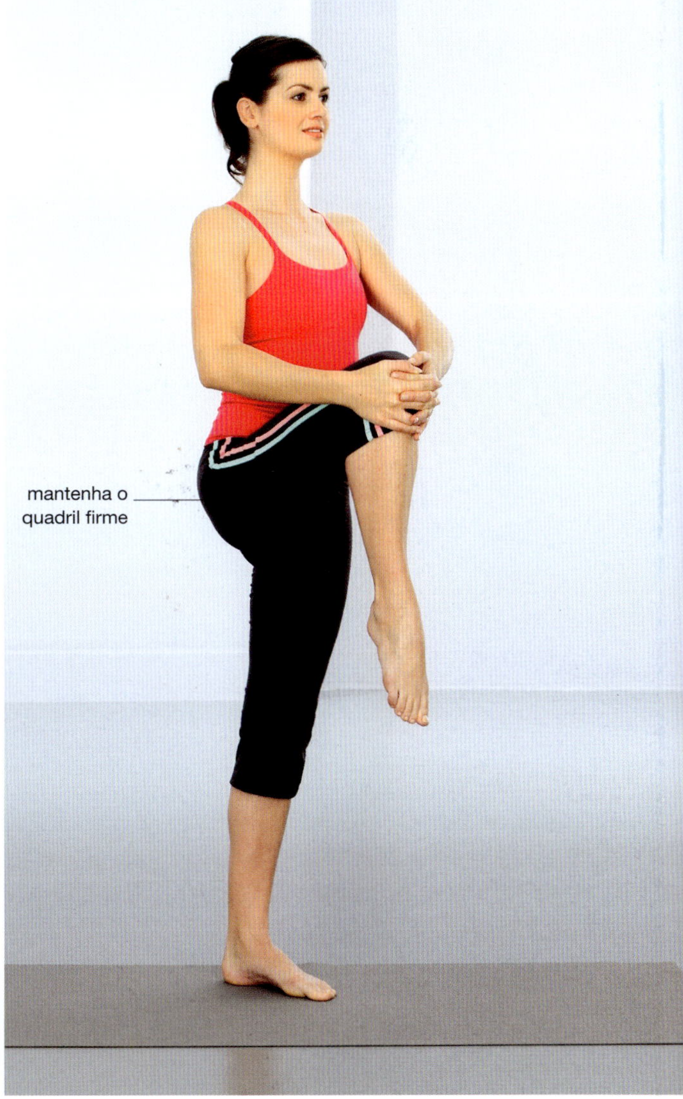
mantenha o quadril firme

fortaleça as costas >>

>> **equilíbrio** movimentos com os joelhos

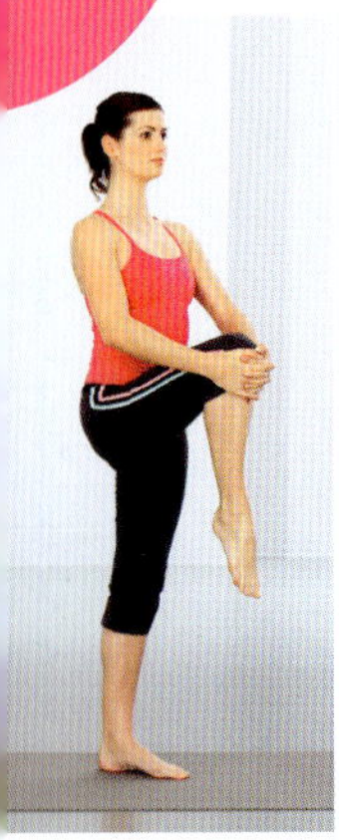

5 Apóie-se na perna esquerda e sinta seu equilíbrio. Contraia o abdômen e leve o joelho direito em direção à cintura com as duas mãos. Projete os ombros para trás. Apóie-se em algum móvel se sentir dificuldade para se equilibrar. Movimente os joelhos em círculo 3 vezes.

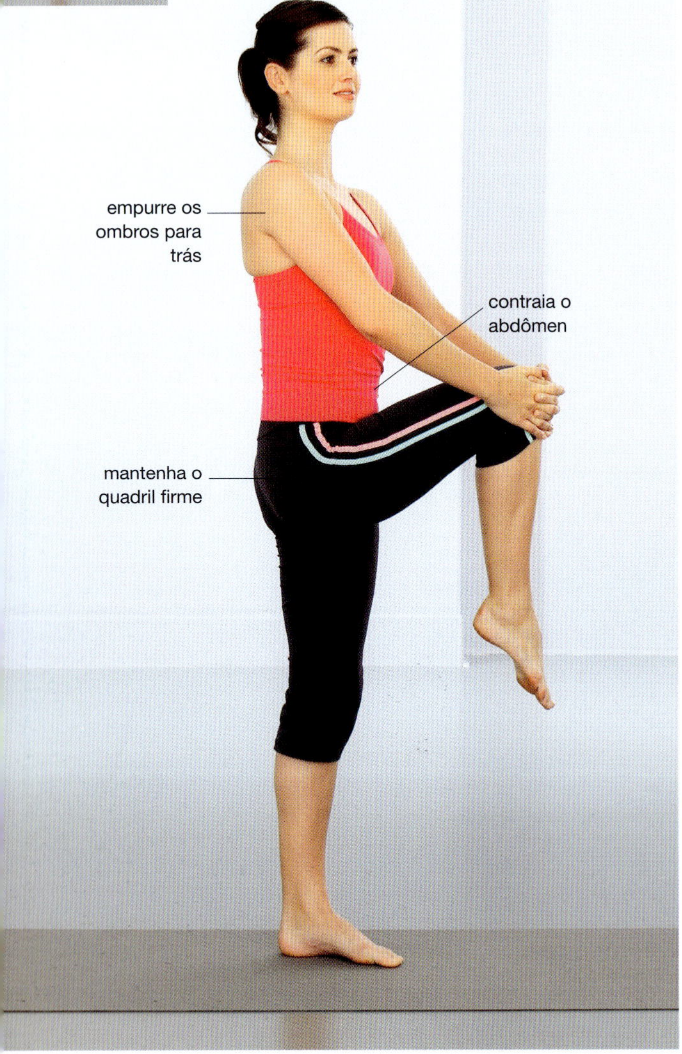
empurre os ombros para trás
contraia o abdômen
mantenha o quadril firme

6 Expire, abaixando a cabeça em direção ao joelho direito, e sinta as costas se alongarem. Volte, apóie-se na perna direita e repita todo o exercício com o joelho esquerdo.

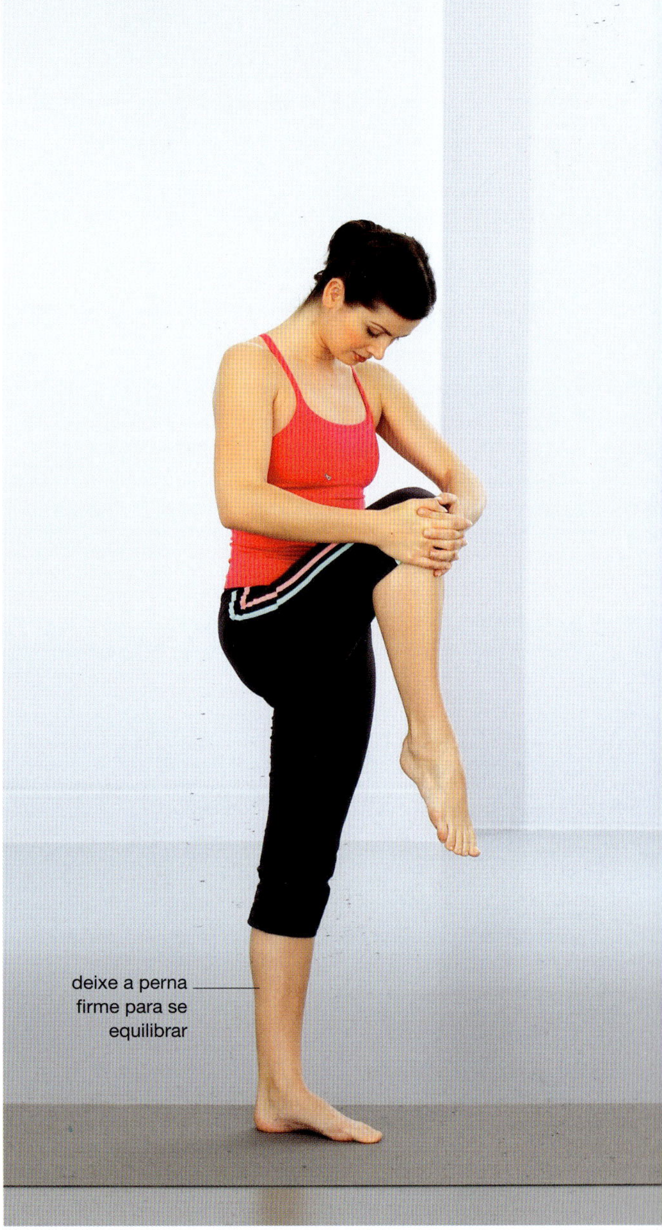
deixe a perna firme para se equilibrar

>> **alongamento** crescimento lateral 1

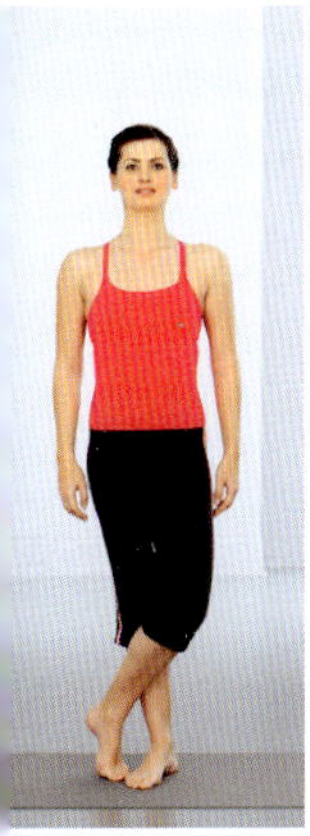

7 Apóie-se sobre a perna direita. Cruze o pé esquerdo sobre o direito. Estenda o braço direito para cima.

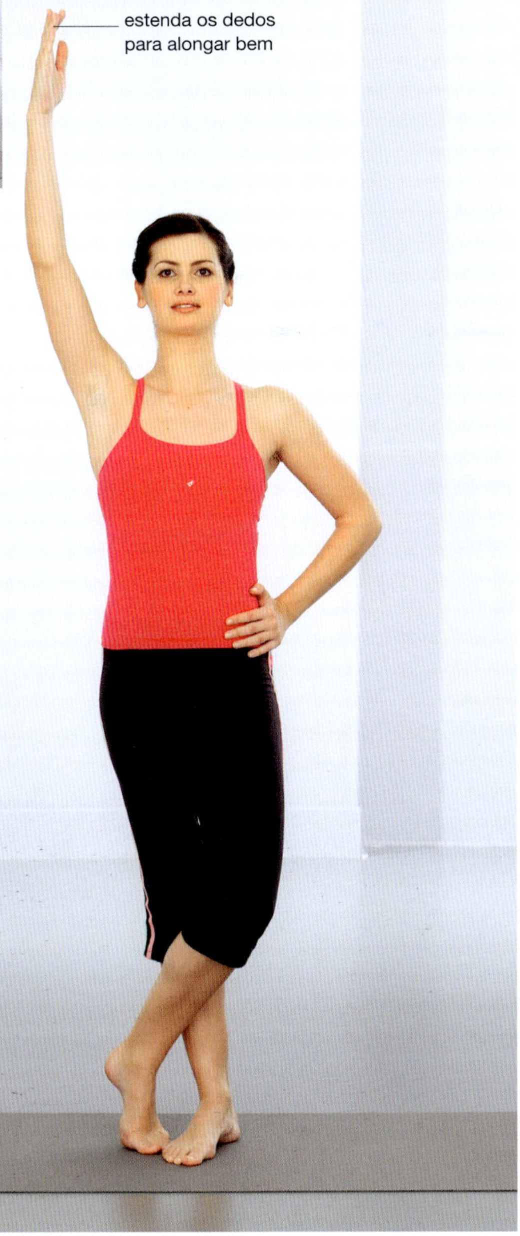
estenda os dedos
para alongar bem

8 Deixe o quadril encaixado e pressione firmemente a mão esquerda na cintura, inclinando-se para a esquerda. Inspire e expire 3 vezes. Volte para o centro. Descruze a perna e repita o exercício para o outro lado.

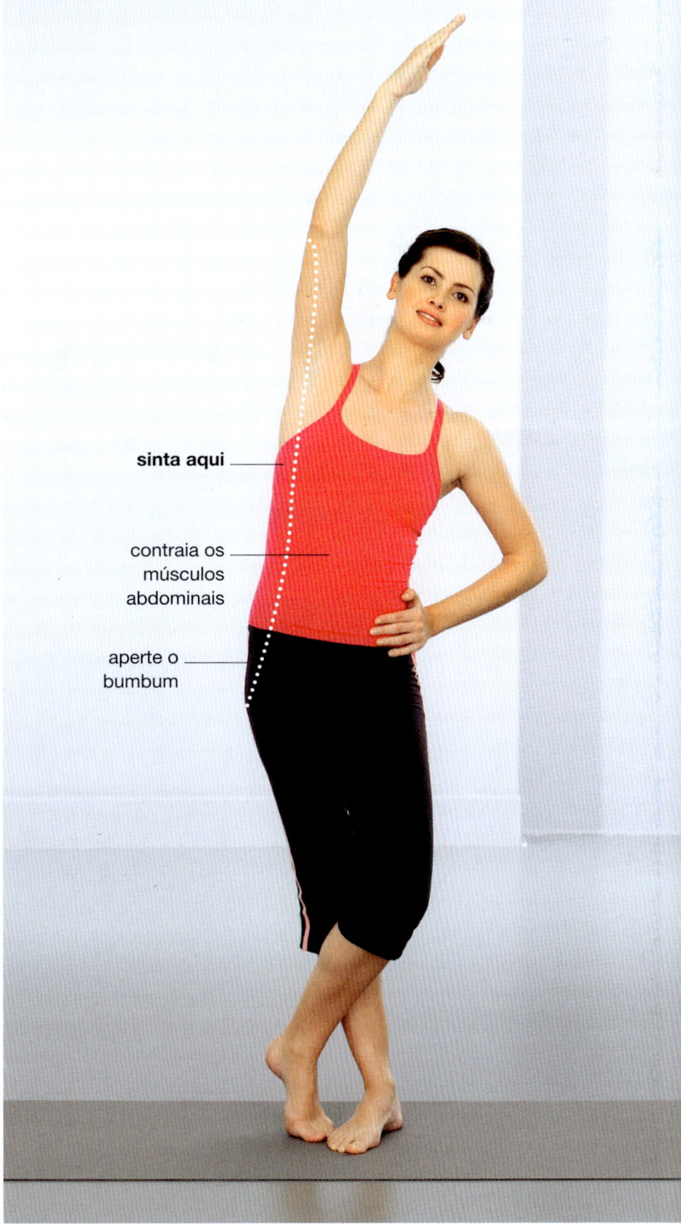
sinta aqui
contraia os músculos abdominais
aperte o bumbum

>> **força** alongamento com agachamento

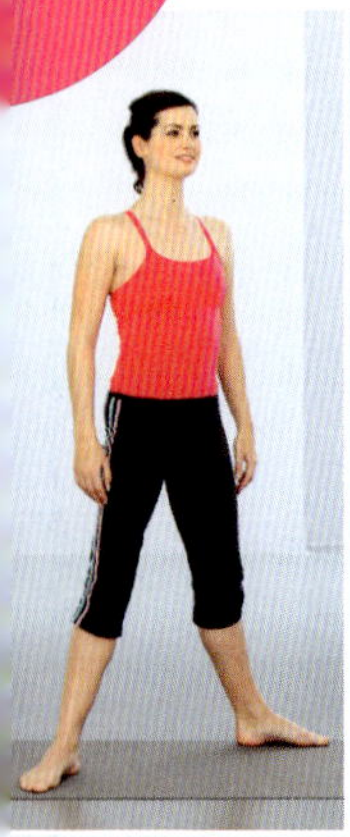

9 Abra as pernas além da largura dos ombros e gire os pés um pouco para fora. Contraia o bumbum e desça o quadril, flexionando as pernas e deixando as mãos sobre os joelhos, mantendo-os voltados para fora.

10 Mantenha o quadril encaixado e endireite a coluna. Inspire, pressione a mão direita contra o joelho direito, expire e gire os ombros para a esquerda. Inspire e expire 2 vezes. Volte à posição inicial e repita o exercício para o outro lado.

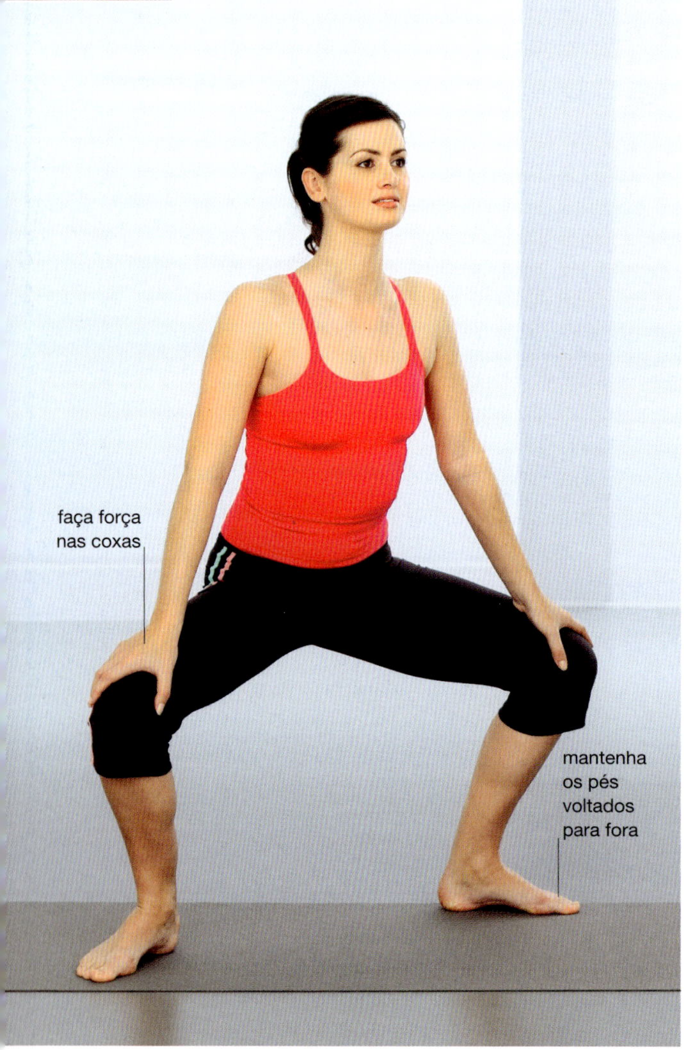
faça força nas coxas
mantenha os pés voltados para fora

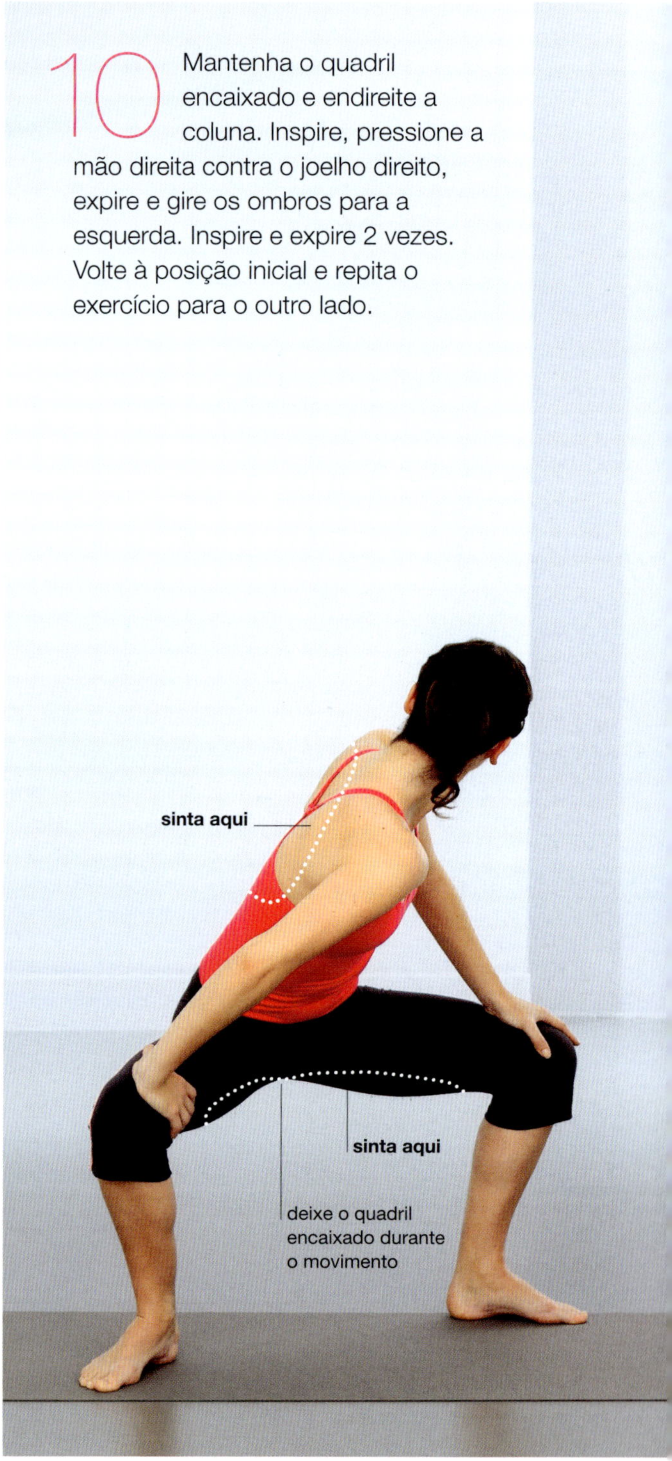
sinta aqui
sinta aqui
deixe o quadril encaixado durante o movimento

>> **coordenação** toque com os pés

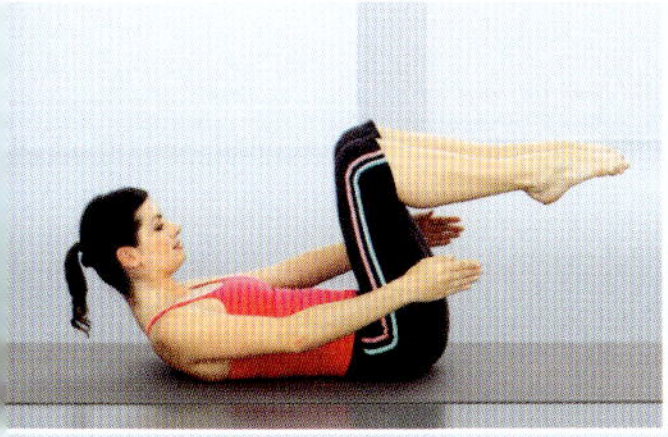

11 Deite com os joelhos flexionados. Expire, tire a cabeça e os ombros do chão, estenda as mãos na lateral do corpo e eleve os pés do chão, flexionando os joelhos até formarem um ângulo de 90 graus. Coloque o braço esquerdo entre as pernas, estendendo os dedos, e gire levemente a cabeça para o lado direito. Apóie os dedos do pé esquerdo no chão. Ao mesmo tempo em que leva o joelho direito em direção ao peito.

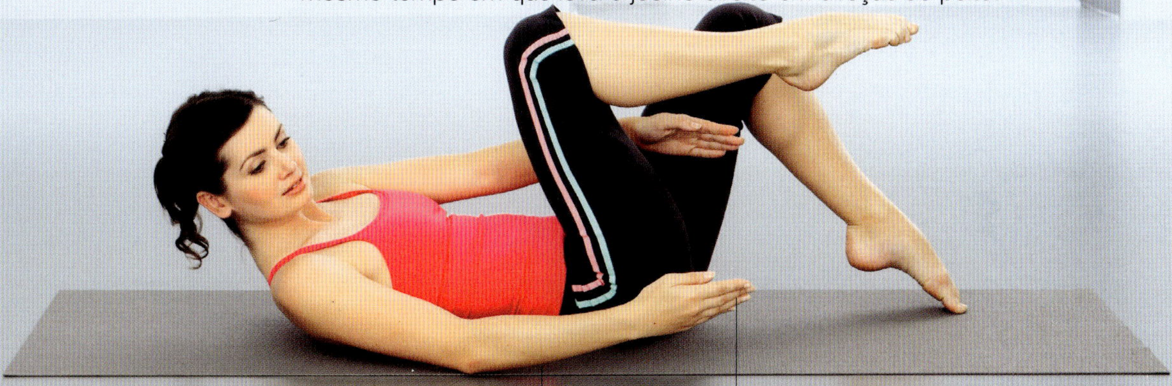
pressione a parte inferior das costas contra o chão
estenda bem os dedos das mãos

12 Troque a posição das pernas, encostando a ponta do pé direito no chão enquanto eleva o esquerdo. Faça 16 repetições alternando as pernas. Em seguida, coloque o braço direito entre as pernas e repita mais 16 vezes, alternando as pernas.

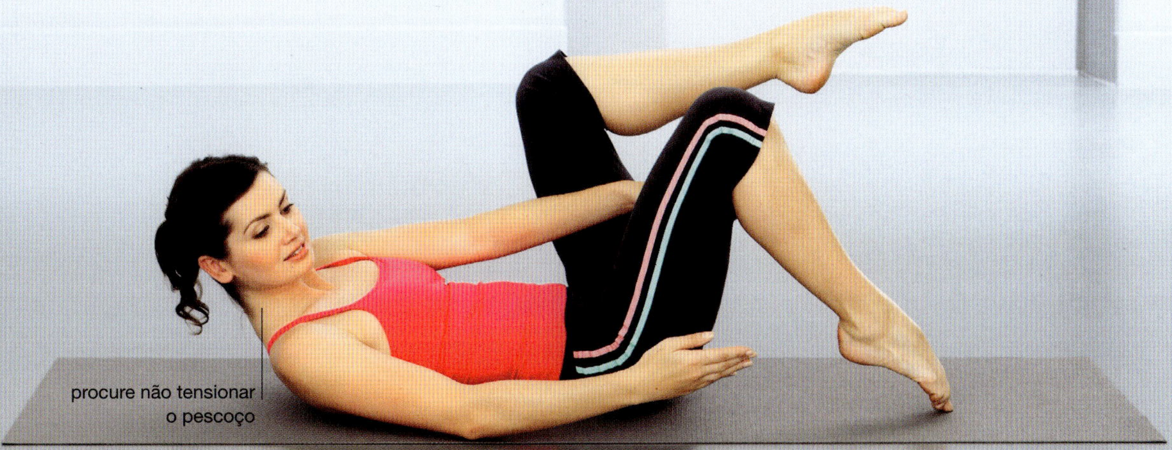
procure não tensionar o pescoço

>> **articulação** torção lateral

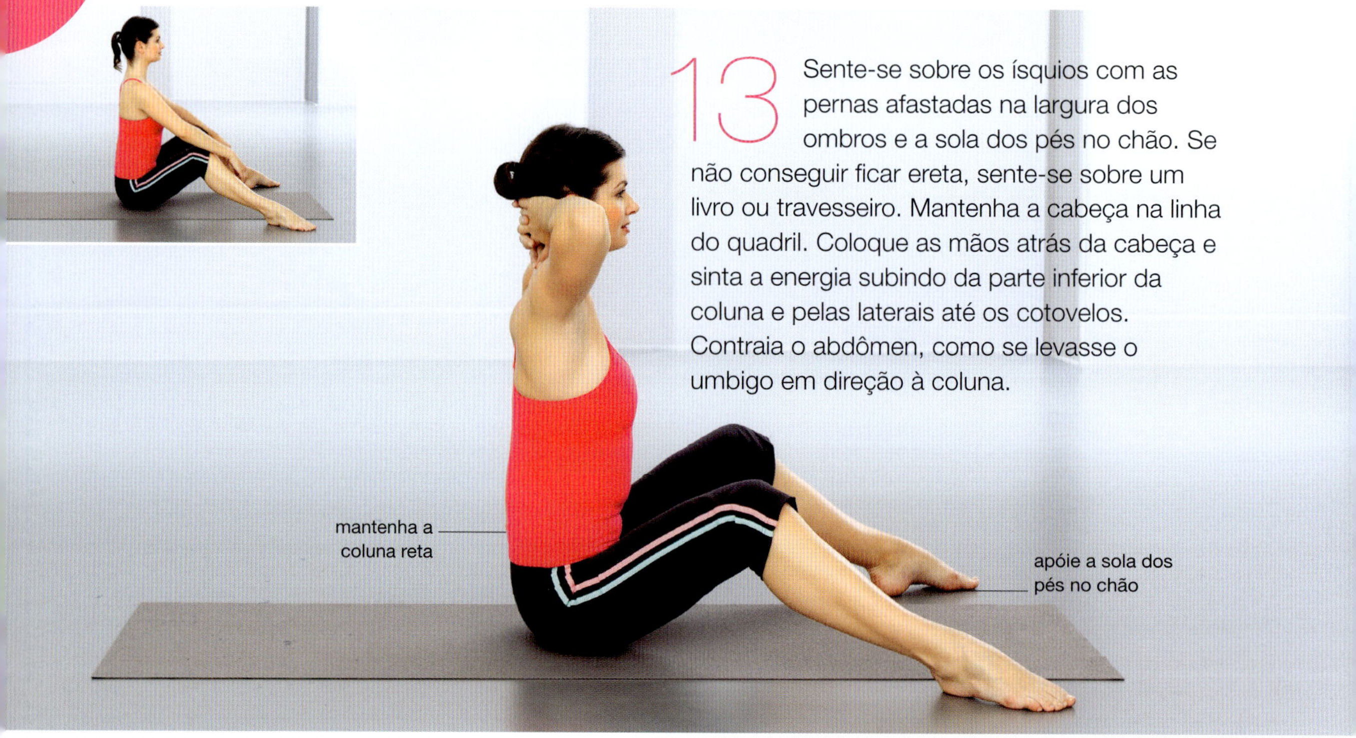
mantenha a coluna reta
apóie a sola dos pés no chão

13 Sente-se sobre os ísquios com as pernas afastadas na largura dos ombros e a sola dos pés no chão. Se não conseguir ficar ereta, sente-se sobre um livro ou travesseiro. Mantenha a cabeça na linha do quadril. Coloque as mãos atrás da cabeça e sinta a energia subindo da parte inferior da coluna e pelas laterais até os cotovelos. Contraia o abdômen, como se levasse o umbigo em direção à coluna.

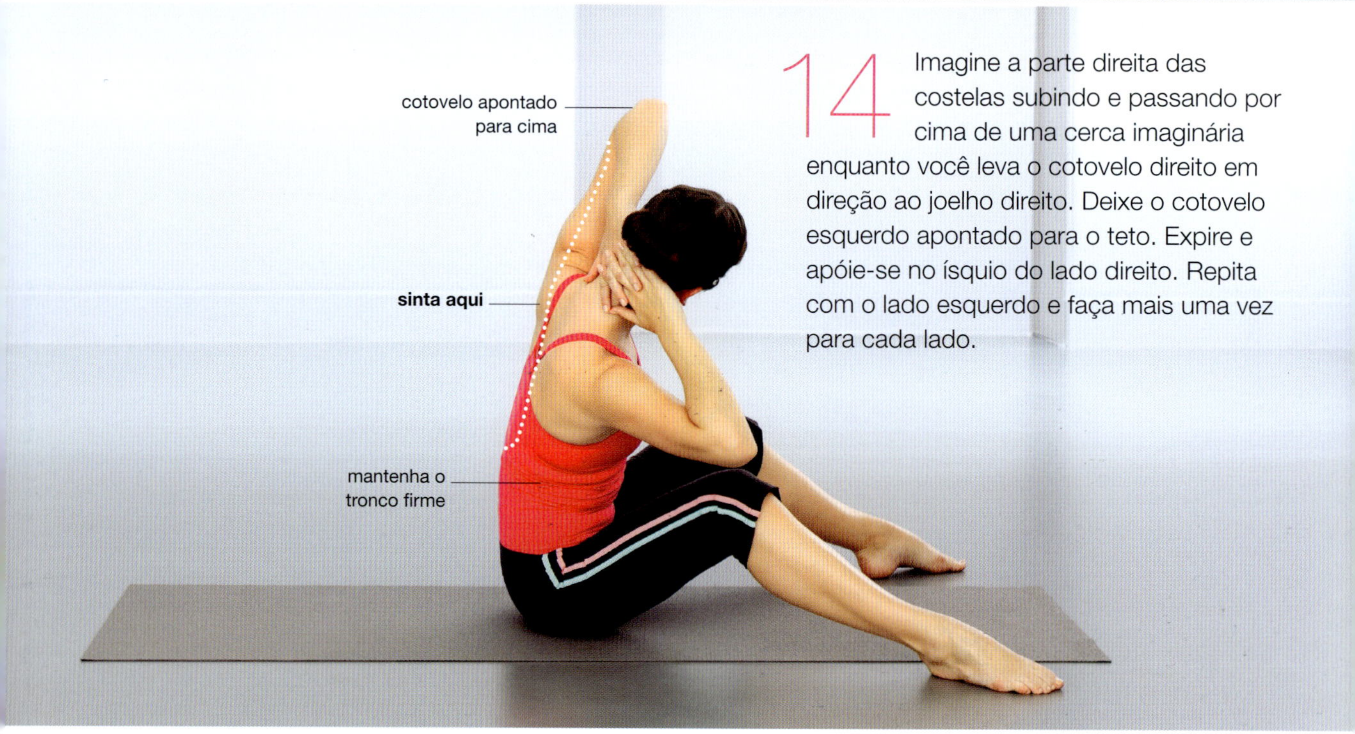
cotovelo apontado para cima
sinta aqui
mantenha o tronco firme

14 Imagine a parte direita das costelas subindo e passando por cima de uma cerca imaginária enquanto você leva o cotovelo direito em direção ao joelho direito. Deixe o cotovelo esquerdo apontado para o teto. Expire e apóie-se no ísquio do lado direito. Repita com o lado esquerdo e faça mais uma vez para cada lado.

>> **alongamento** braços a postos

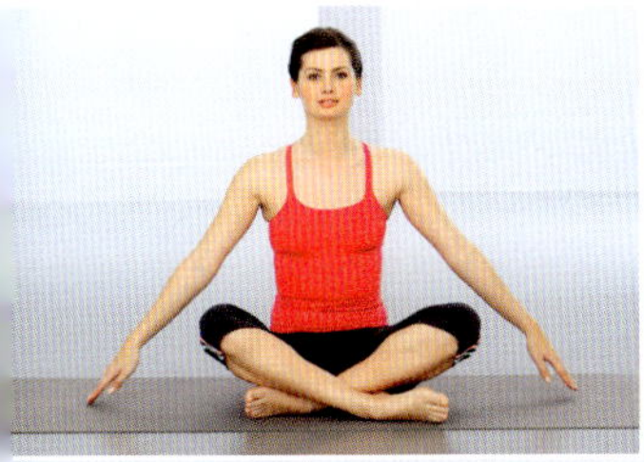

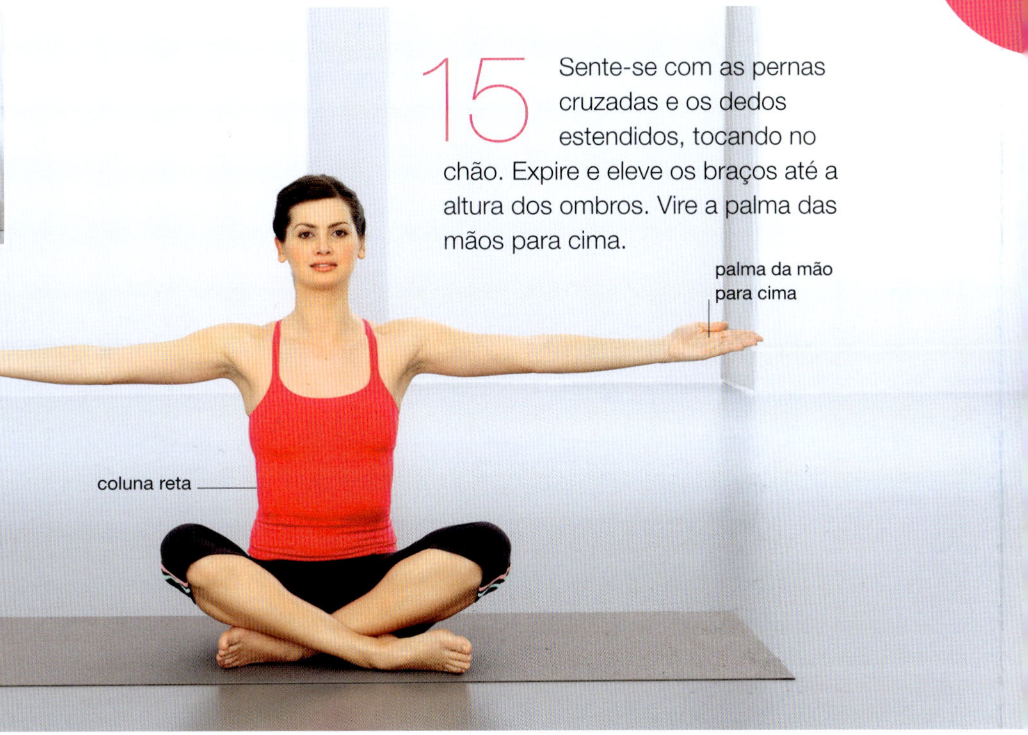
palma da mão
para cima
coluna reta

15 Sente-se com as pernas cruzadas e os dedos estendidos, tocando no chão. Expire e eleve os braços até a altura dos ombros. Vire a palma das mãos para cima.

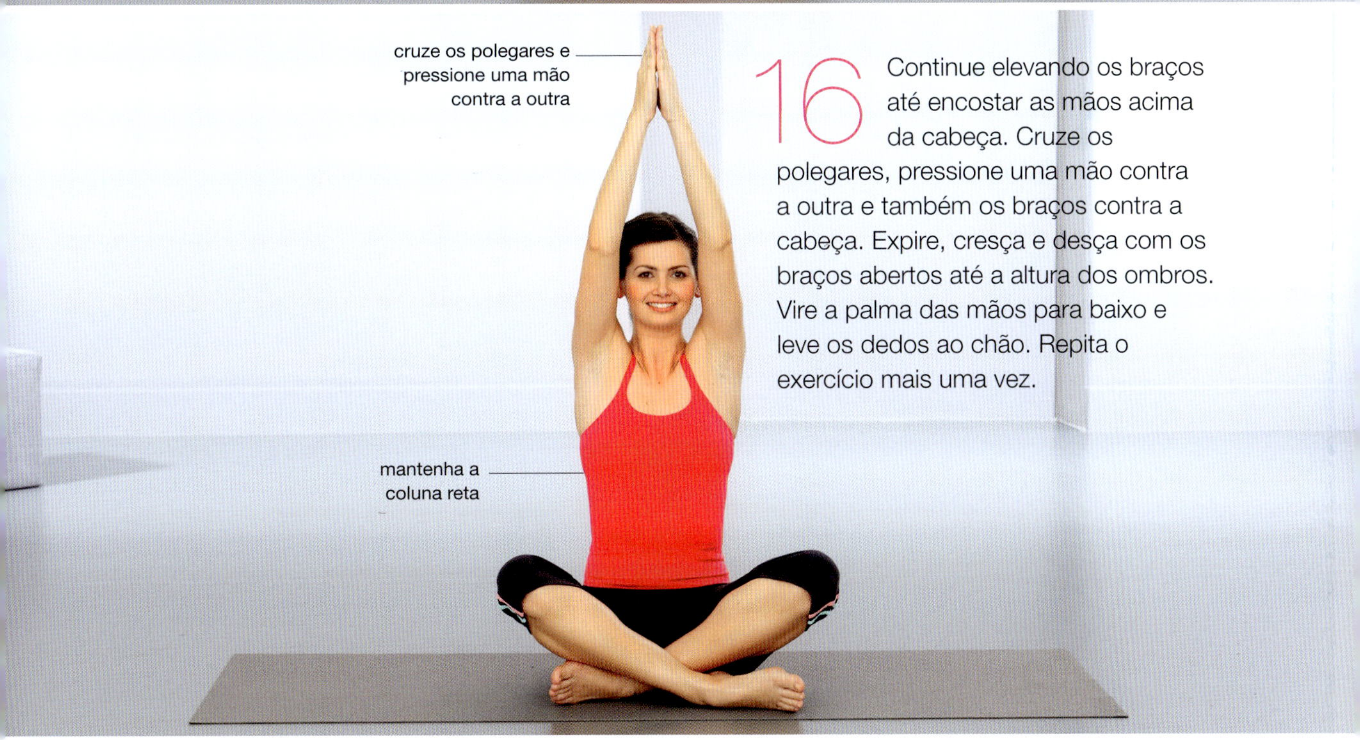
cruze os polegares e
pressione uma mão
contra a outra
mantenha a
coluna reta

16 Continue elevando os braços até encostar as mãos acima da cabeça. Cruze os polegares, pressione uma mão contra a outra e também os braços contra a cabeça. Expire, cresça e desça com os braços abertos até a altura dos ombros. Vire a palma das mãos para baixo e leve os dedos ao chão. Repita o exercício mais uma vez.

>> **estabilidade** templo

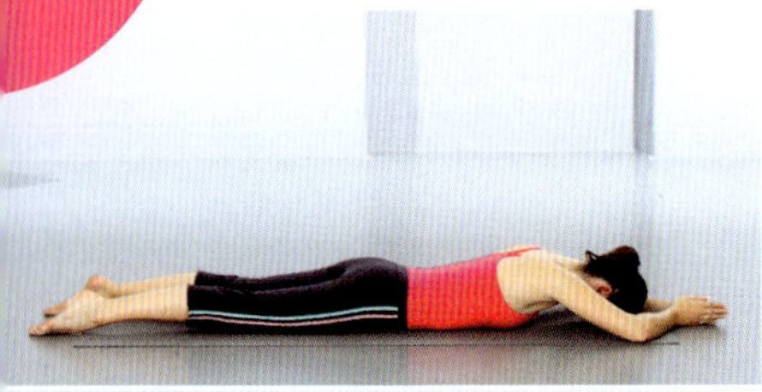

17 Deite de barriga para baixo. Leve suas mãos acima da cabeça, com os cotovelos flexionados e a palma das mãos juntas. Sinta como se levantasse seu abdômen do chão. Perceba as "linhas do sorriso" (dobrinhas que separam o bumbum das coxas).

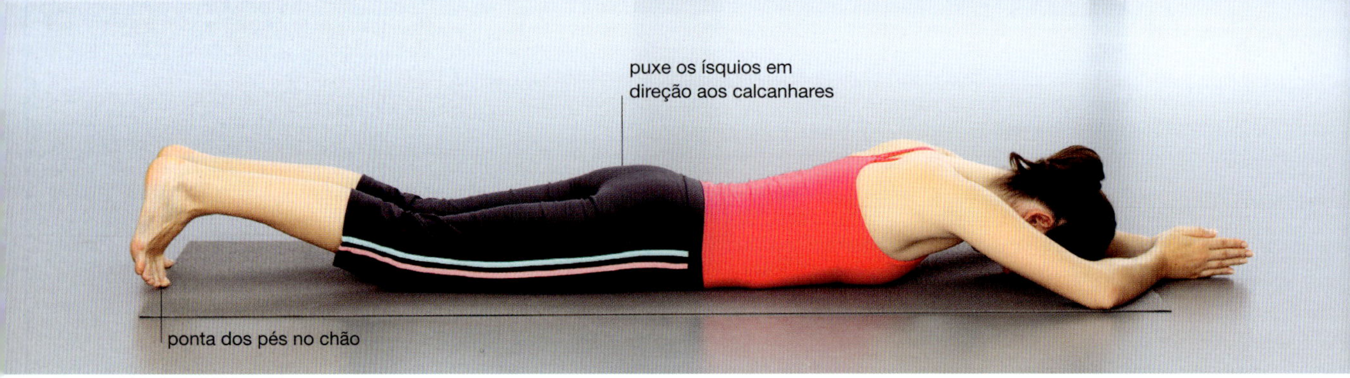
puxe os ísquios em
direção aos calcanhares
ponta dos pés no chão

18 Inspire e depois expire enquanto tira a cabeça, as mãos e os braços do chão, estendendo os joelhos para que eles também saiam do chão. Respire algumas vezes, expire e desça. Relaxe e repita a seqüência.

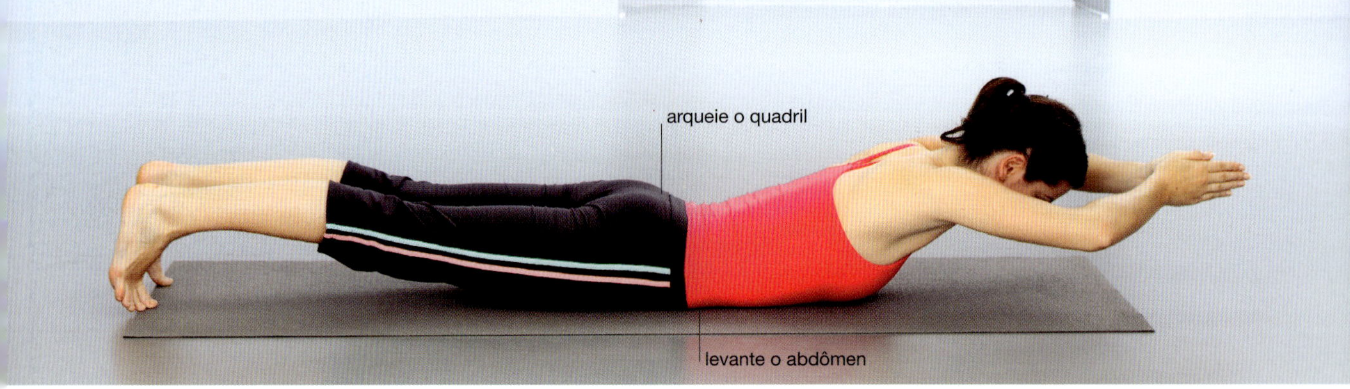

>> **equilíbrio** em linha reta

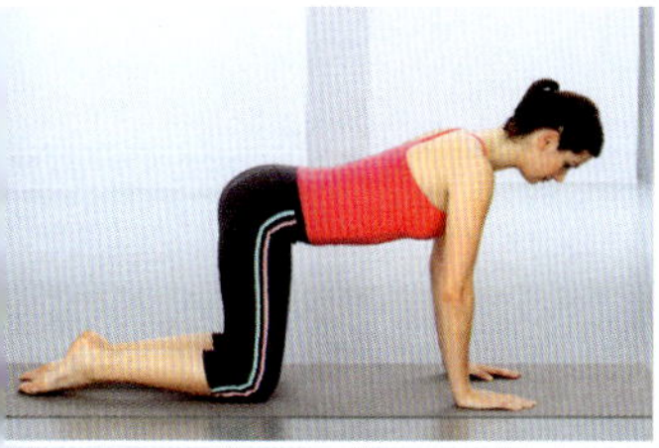

19 Em seis apoios (mãos, joelhos e pés no chão), mantenha os cotovelos um pouco flexionados. Deslize o pé direito para trás até seu joelho ficar reto. Ao mesmo tempo, deslize os dedos da mão esquerda para a frente até o cotovelo ficar reto.

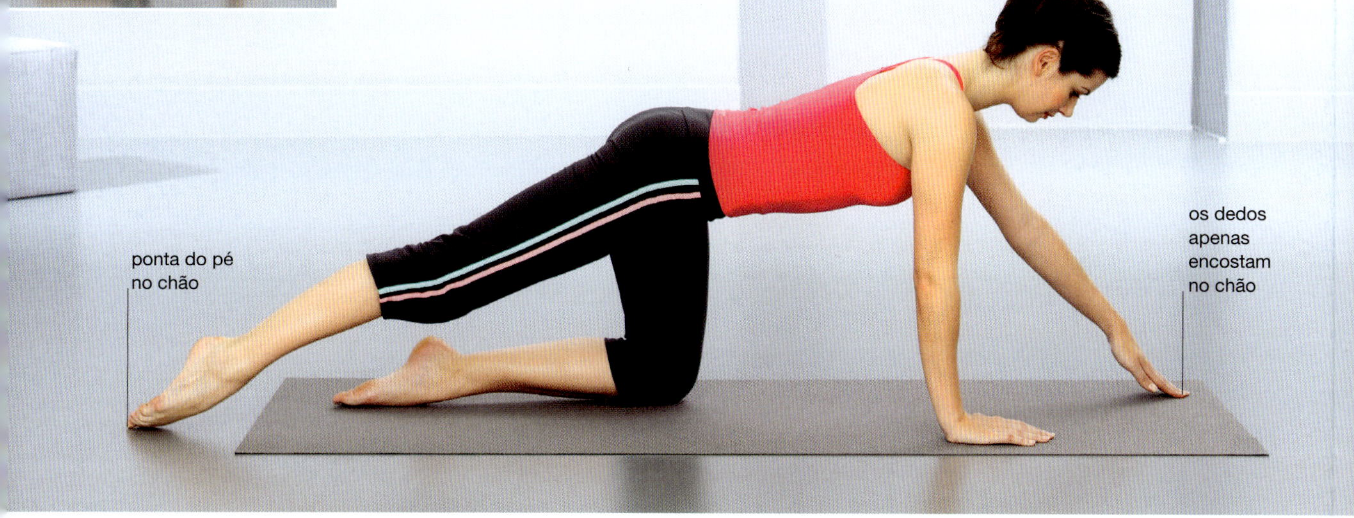

20 Expire e eleve a perna direita e o braço esquerdo até ficarem na horizontal. Permaneça na posição e inspire. Expire e volte a encostar a ponta dos dedos da mão e do pé no chão. Repita e depois faça 2 vezes com o outro lado.

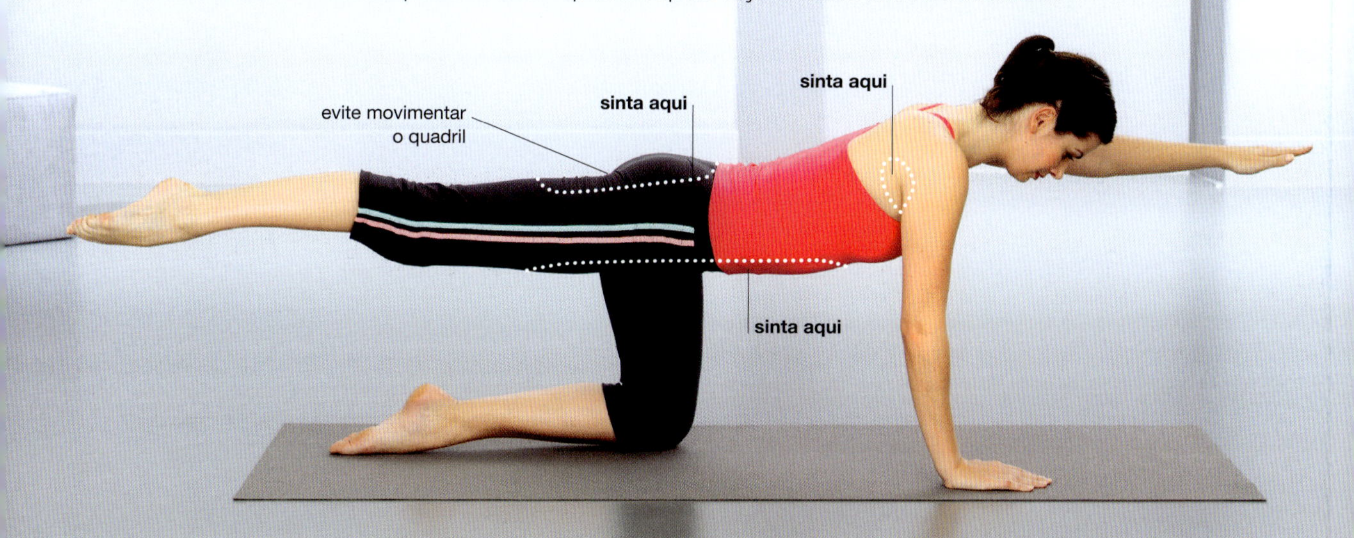

>> **força** flexão de braço

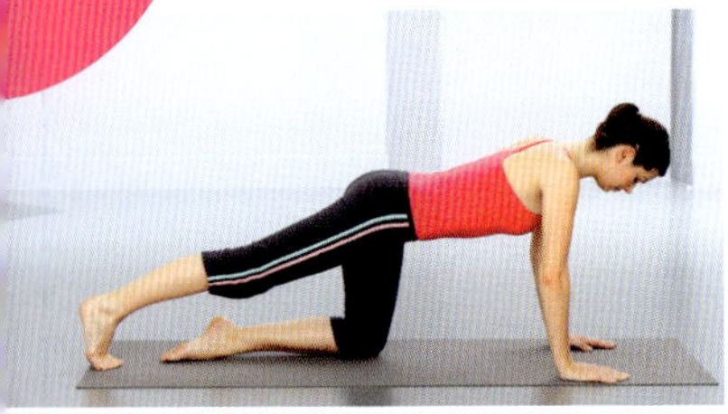

21 Em seis apoios (mãos, joelhos e pés no chão), expire e estenda a perna direita para trás, flexionando os dedos para dentro para se equilibrar. Expire e leve a perna esquerda para trás.

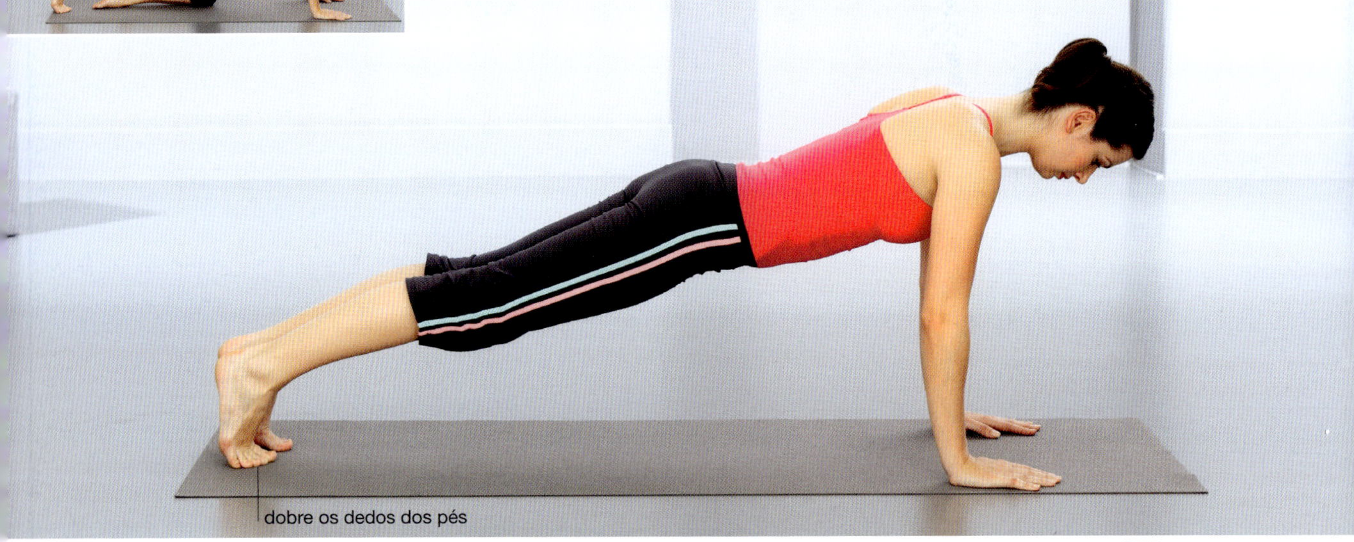

22 Inspire, flexione os cotovelos e vá descendo o corpo, fazendo um movimento de flexão. Expire e permaneça na posição. Depois inspire, expire e levante novamente. Sinta como se o abdômen tivesse ajudado a levantar seu corpo. Repita o exercício mais uma vez.

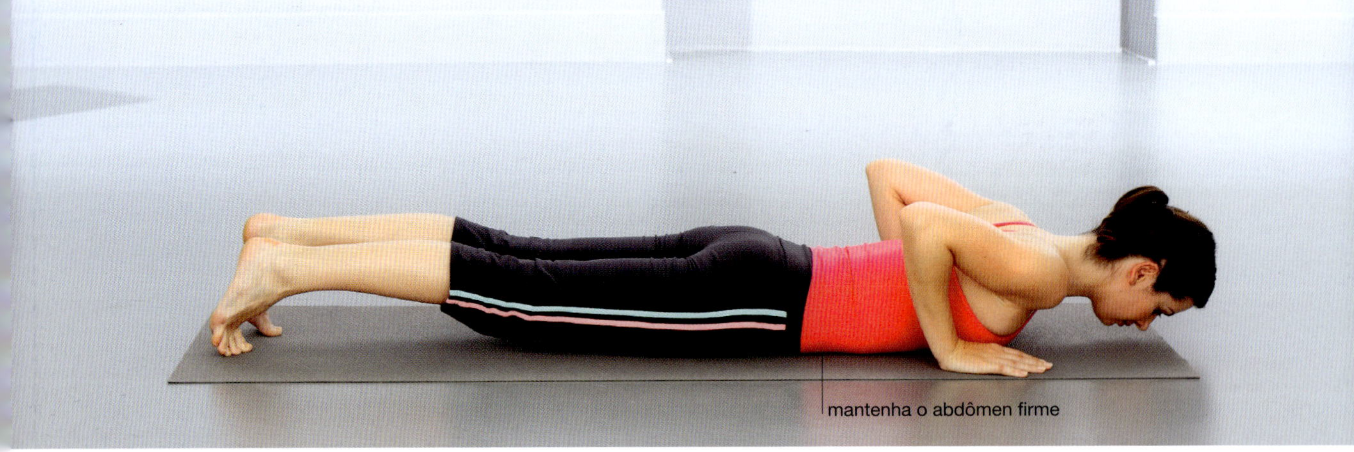

>> **estabilidade** asas de anjo

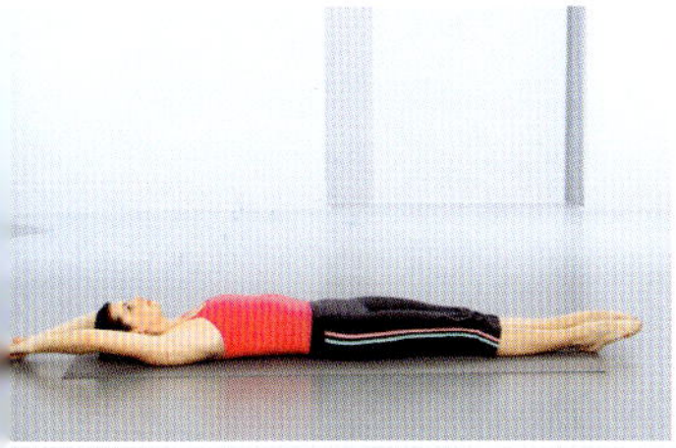

23 Deitada, sinta o ar preenchendo todo o seu corpo enquanto inspira. Estenta bem a ponta dos pés e alongue o corpo, com os braços estendidos para cima. Expire e faça "asas de anjo": flexione os joelhos e estenda os braços ao lado do corpo.

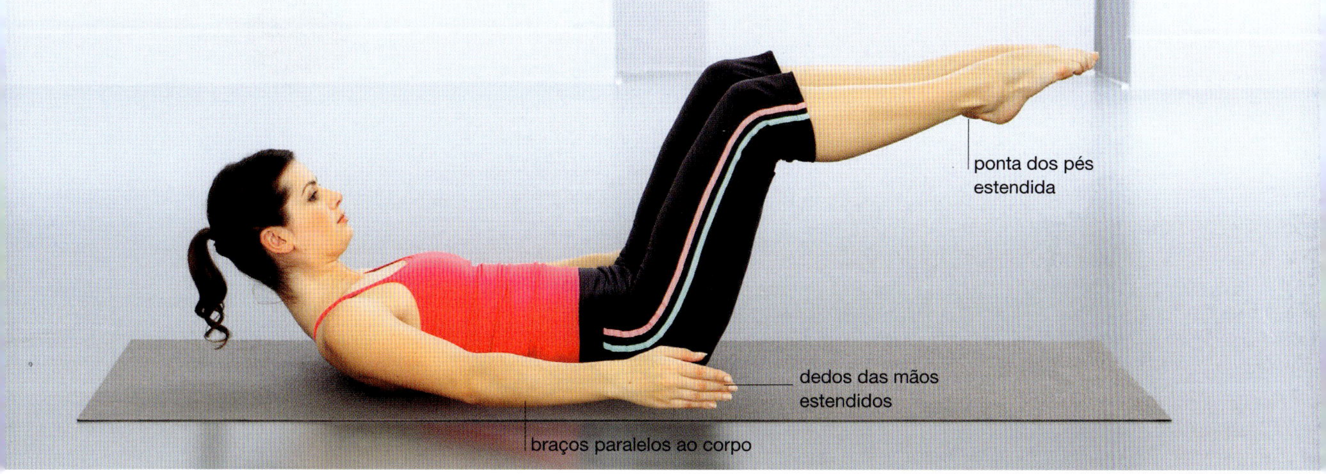

24 Segure nos calcanhares, arredondando o corpo em formato de bola. Inspire, coloque as pernas novamente no chão e alongue. Repita mais 3 vezes. Para intensificar o exercício, permaneça mais tempo na posição "bola" e contraia o abdômen. Depois, relaxe e retorne ao chão.

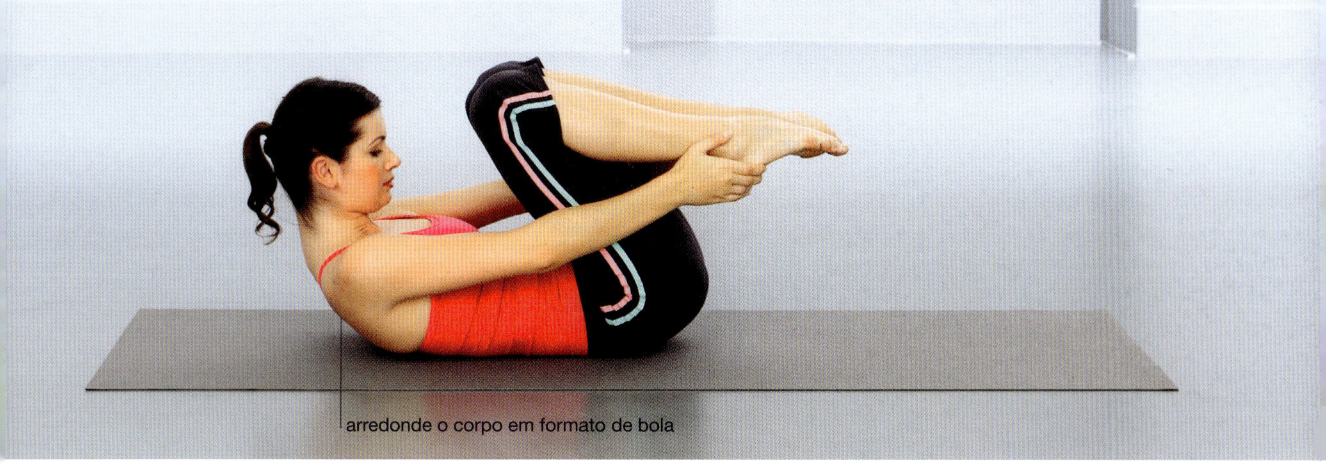

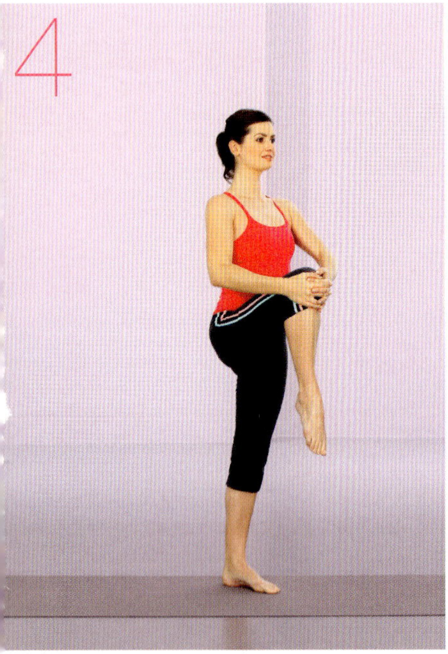

▲ **Equilíbrio** Movimentos com os Joelhos, pág. 24

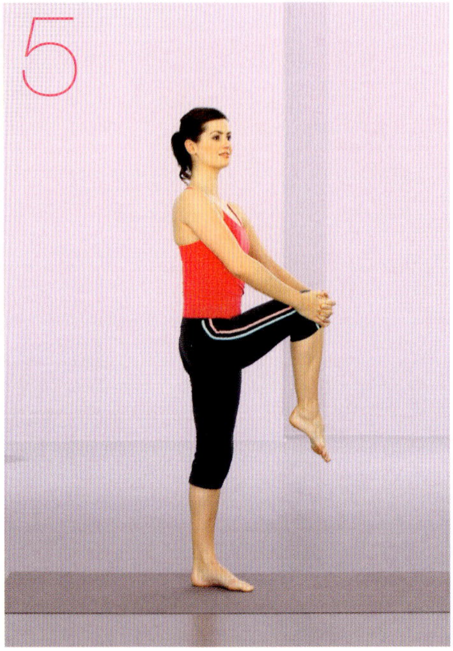

▲ **Equilíbrio** Movimentos com os Joelhos, pág. 24

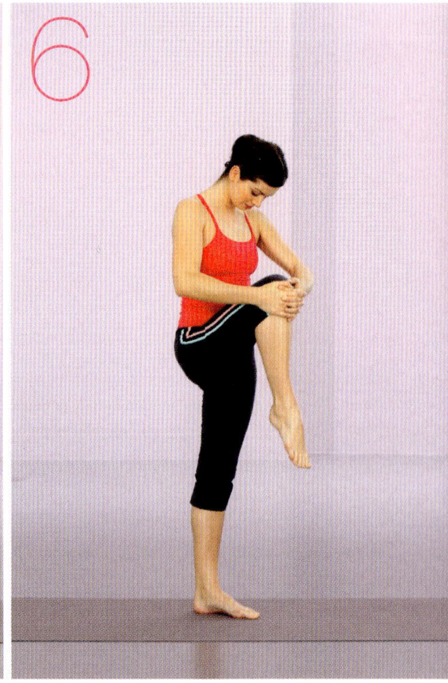

▲ **Equilíbrio** Movimentos com os Joelhos, pág. 24

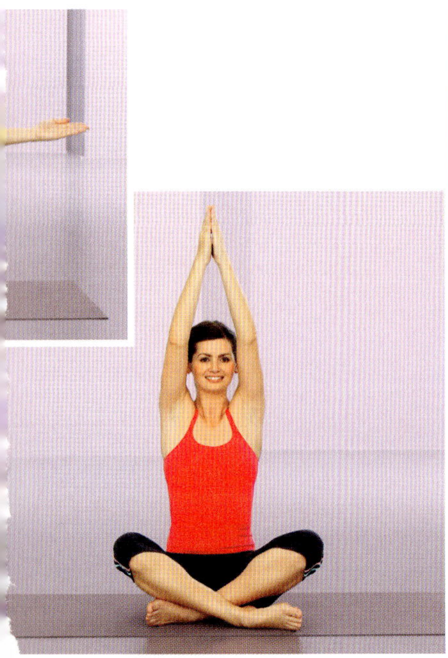

os a Postos, pág. 29

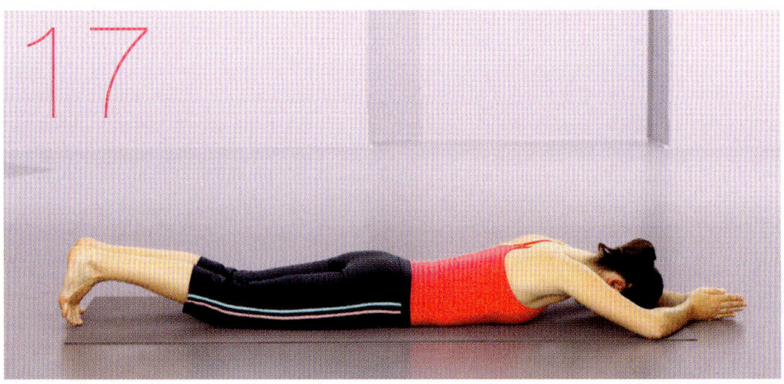

▲ **Estabilidade** Templo, pág. 30

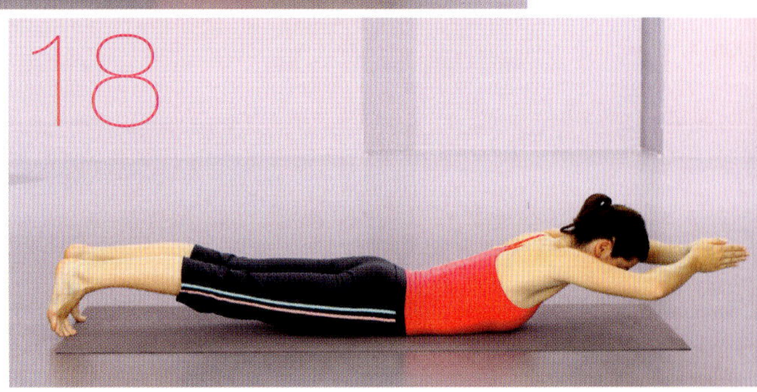

▲ **Estabilidade** Templo, pág. 30

resumo fortaleça as costas

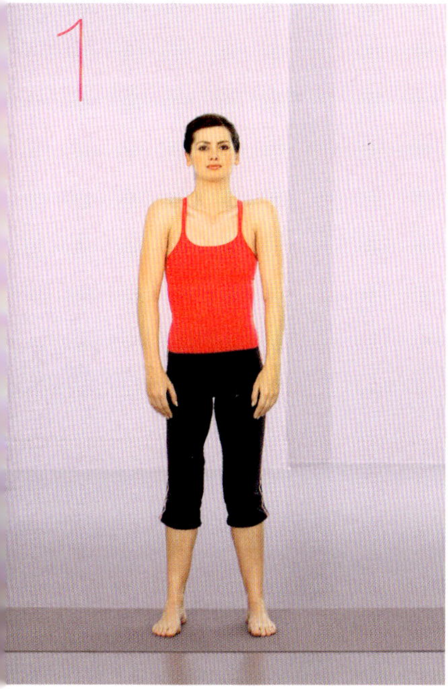

▲ **Aquecimento** Movimentos Circulares, pág. 22

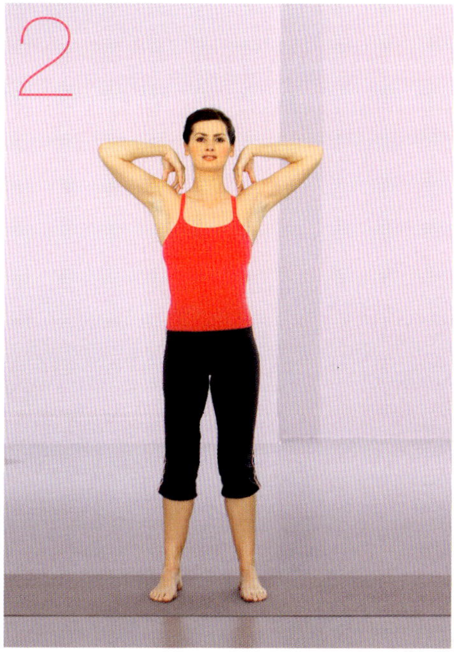

▲ **Aquecimento** Movimentos Circulares, pág. 22

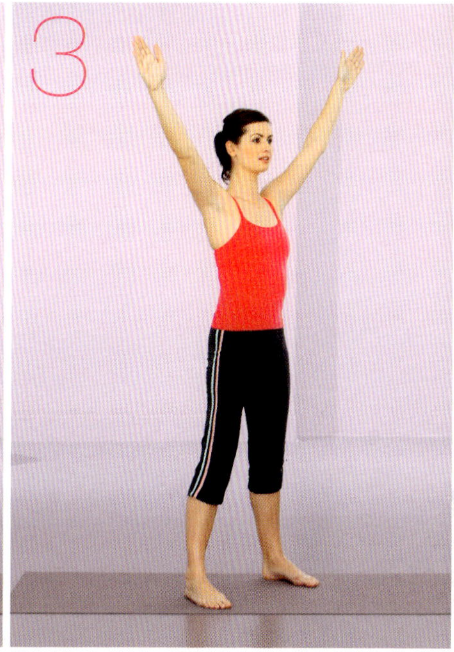

▲ **Alongamento** Desperte o Corpo, pág. 23

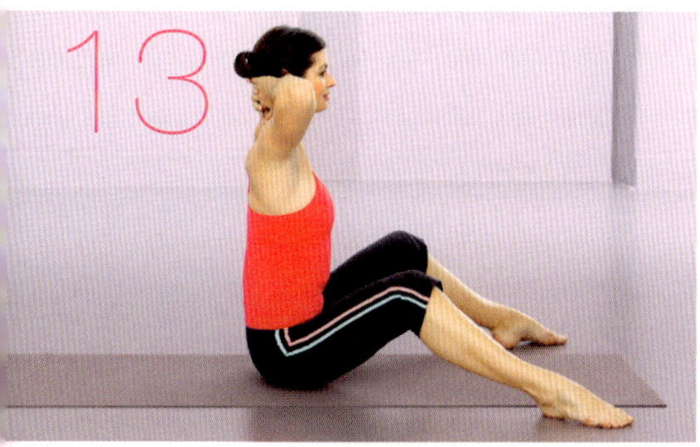

▲ **Articulação** Torção Lateral, pág. 28

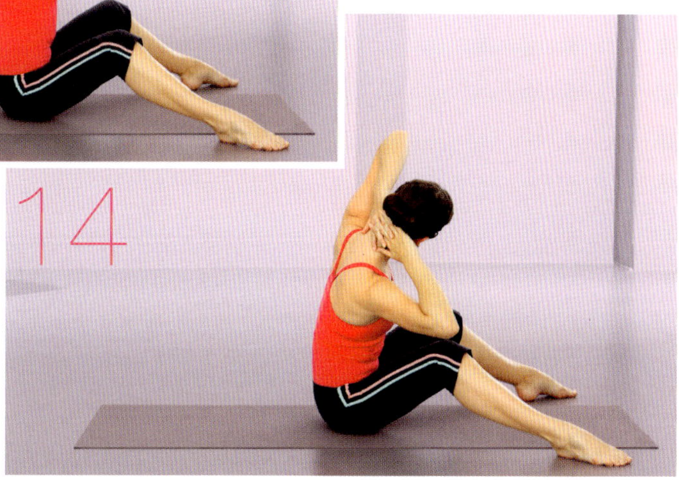

▲ **Articulação** Torção Lateral, pág. 28

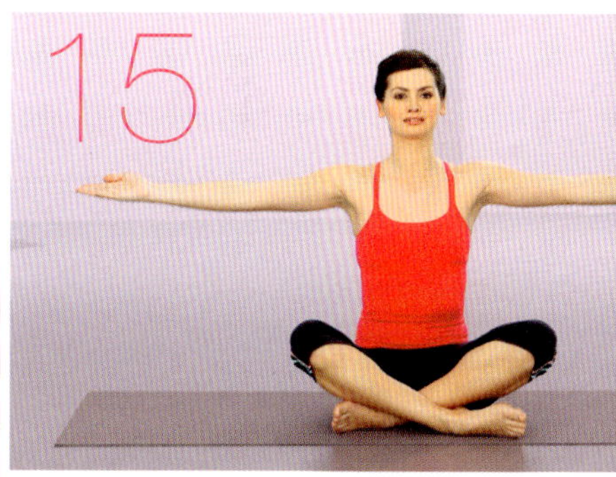

▲ **Alongamento** Braços a Postos, pág. 29

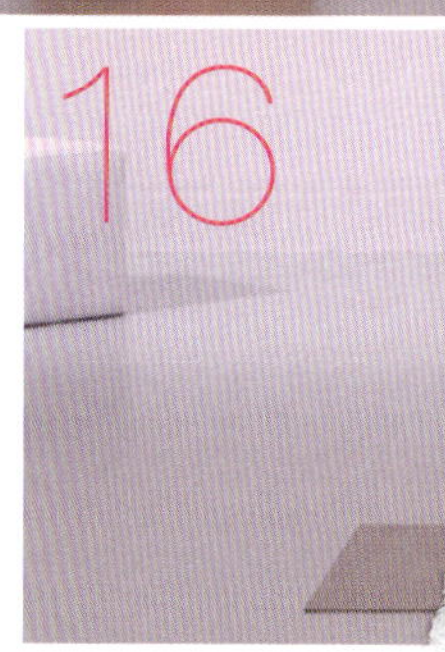

▲ **Alongamento** Br

fortaleça as costas

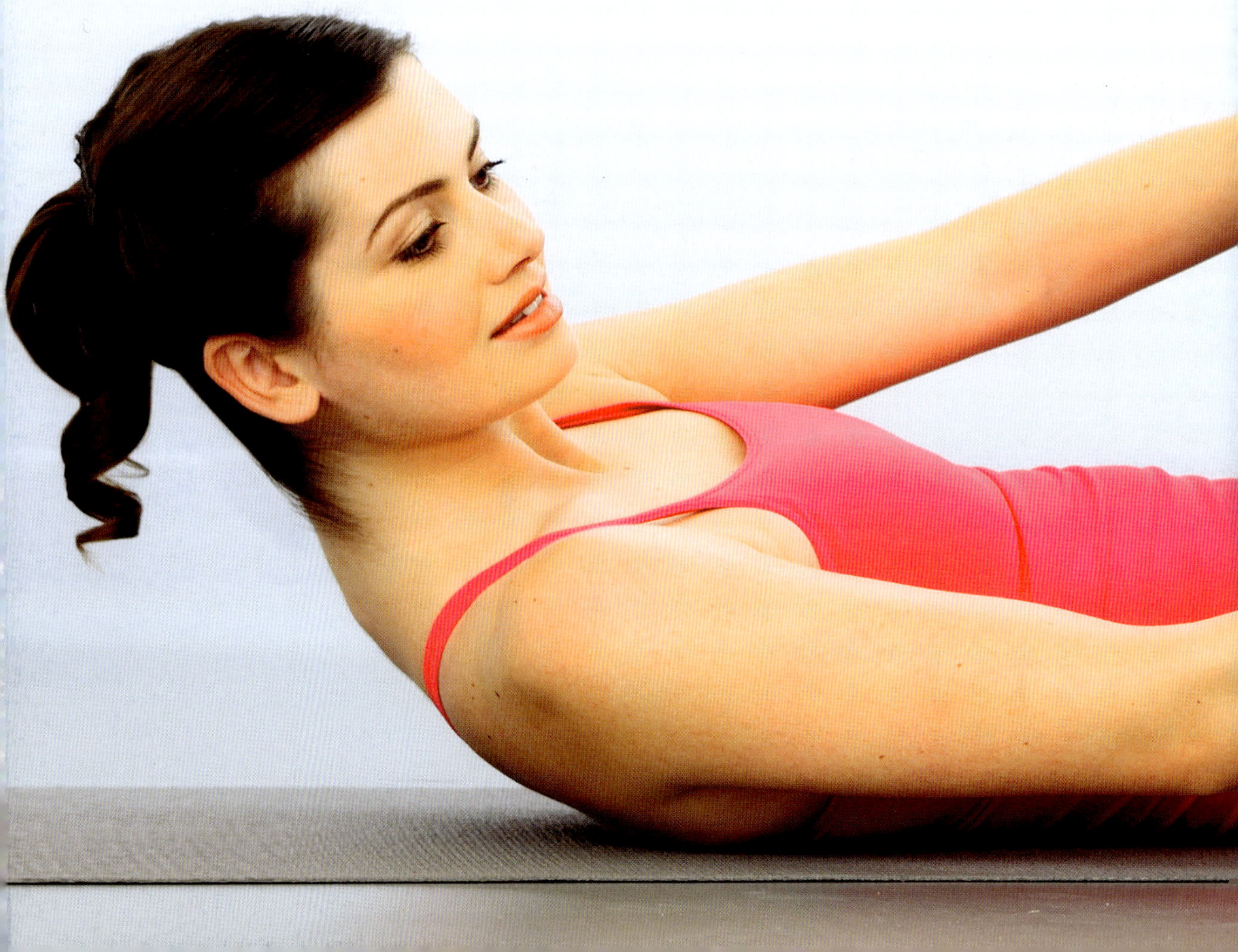

15 minutos **resumo**

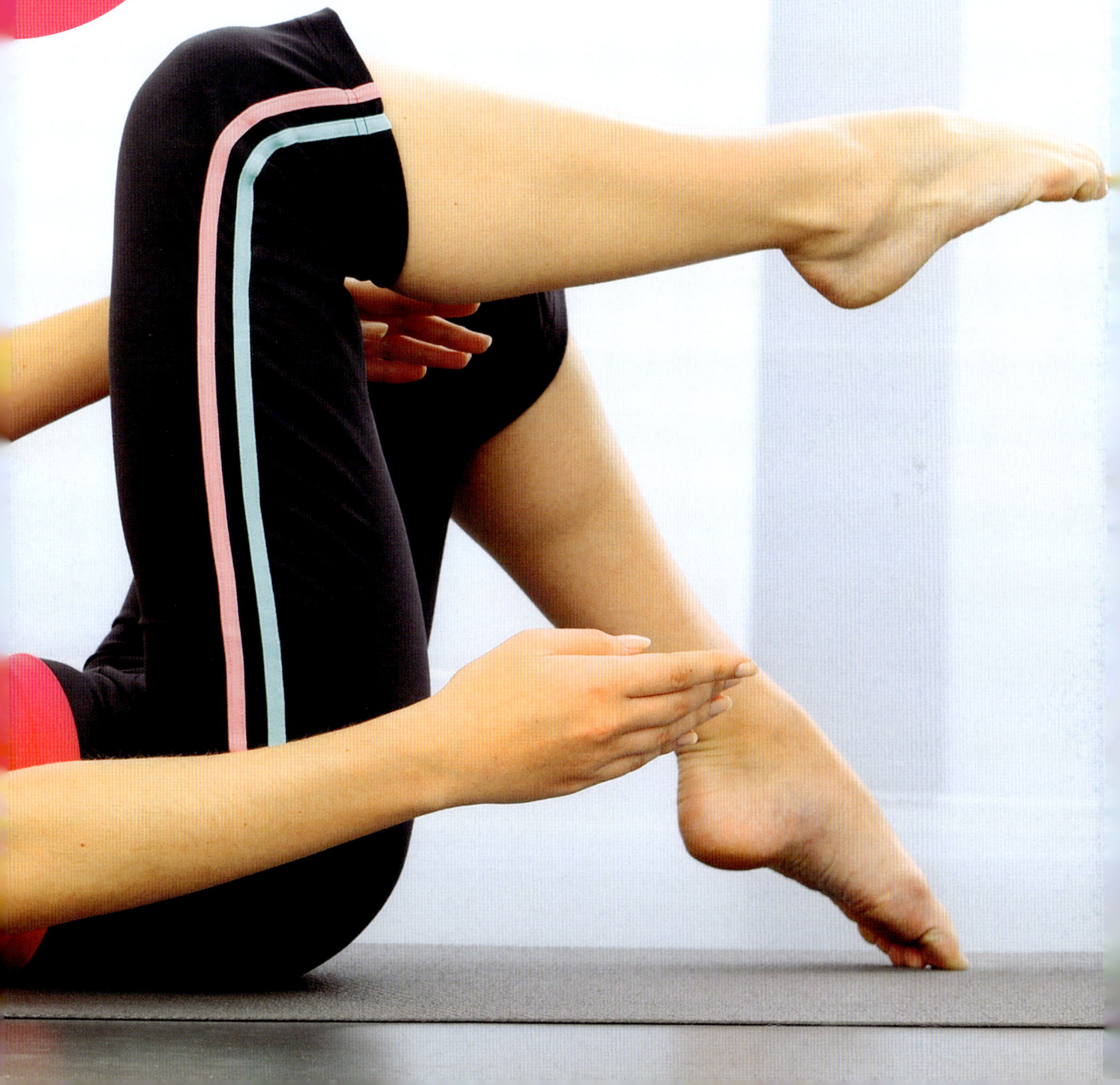

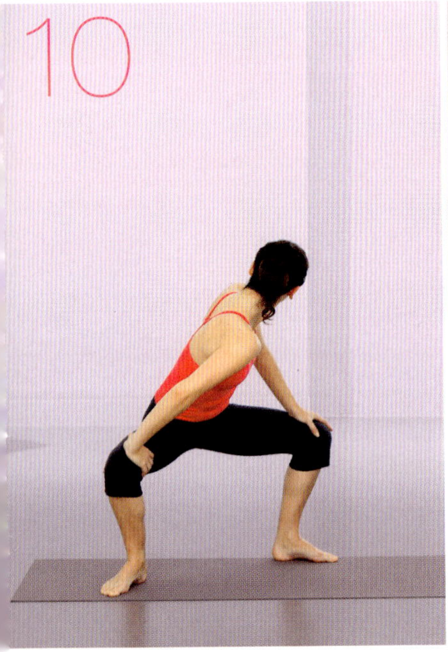

▲ **Força** Alongamento com Agachamento, pág. 26

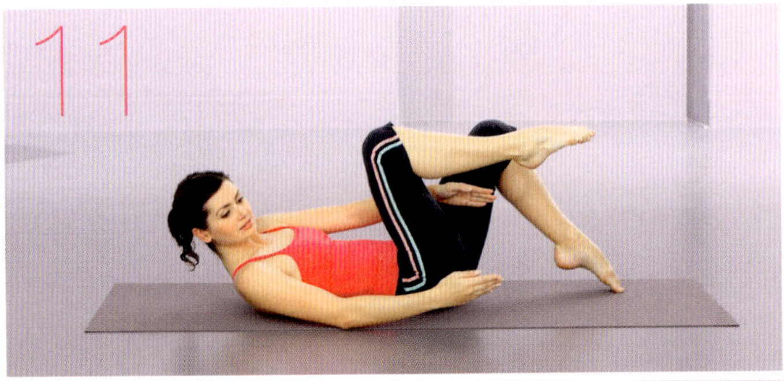

▲ **Coordenação** Toque com os Pés, pág. 27

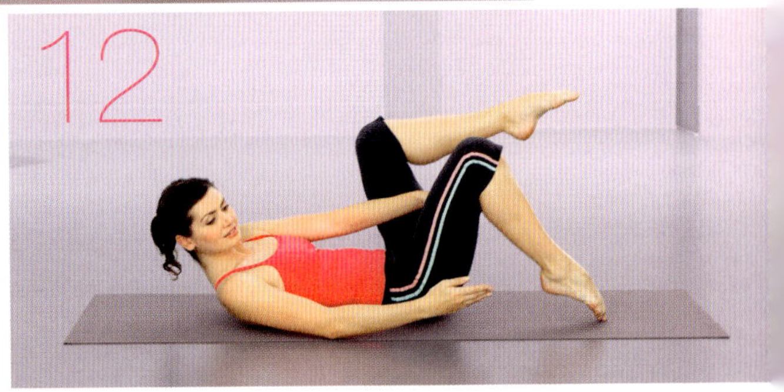

▲ **Coordenação** Toque com os Pés, pág. 27

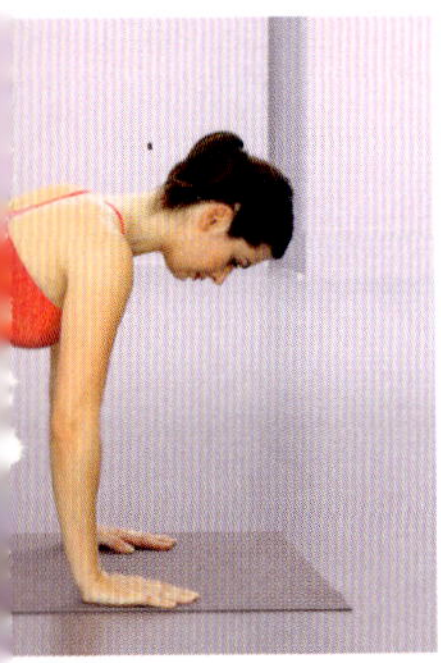

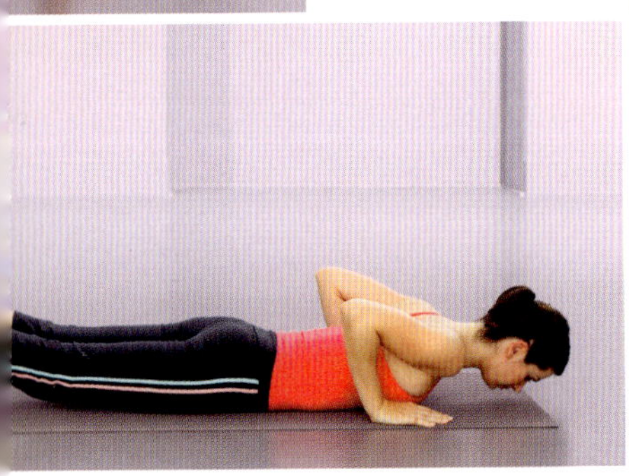

aço, pág. 32

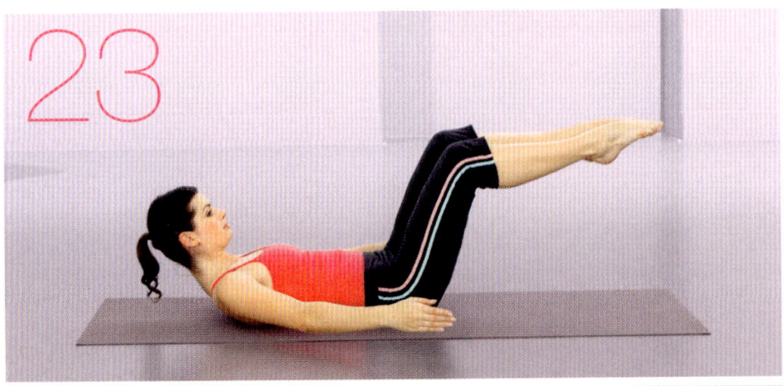

▲ **Estabilidade** Asas de Anjo, pág. 33

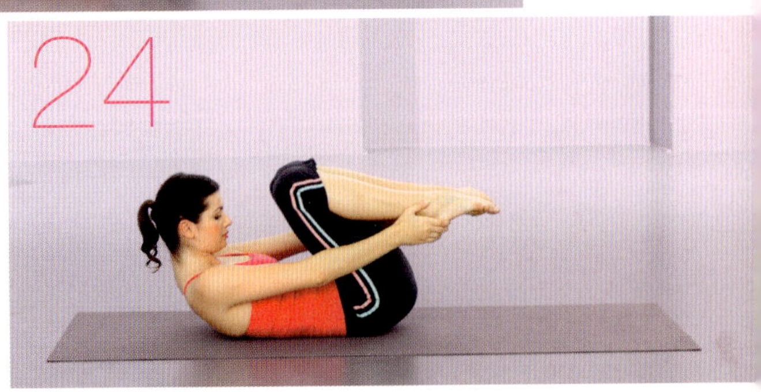

▲ **Estabilidade** Asas de Anjo, pág. 33

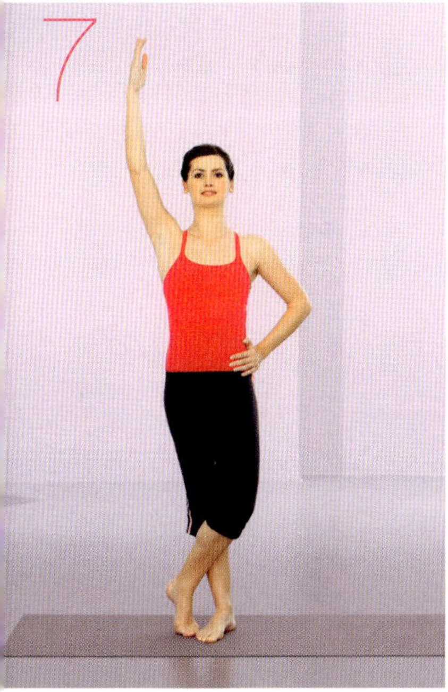

▲ **Alongamento** Crescimento Lateral 1, pág. 25

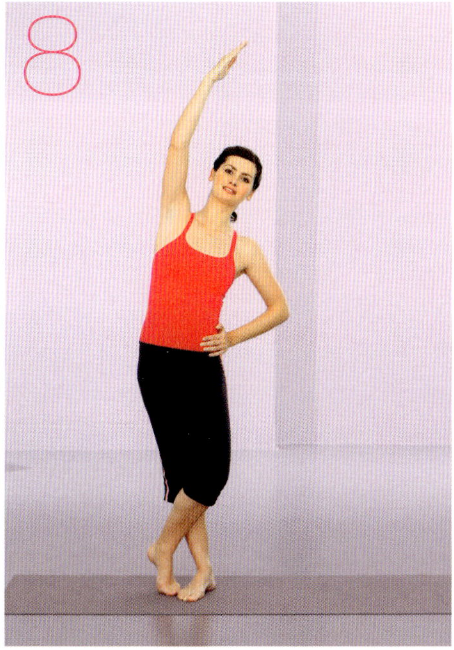

▲ **Alongamento** Crescimento Lateral 1, pág. 25

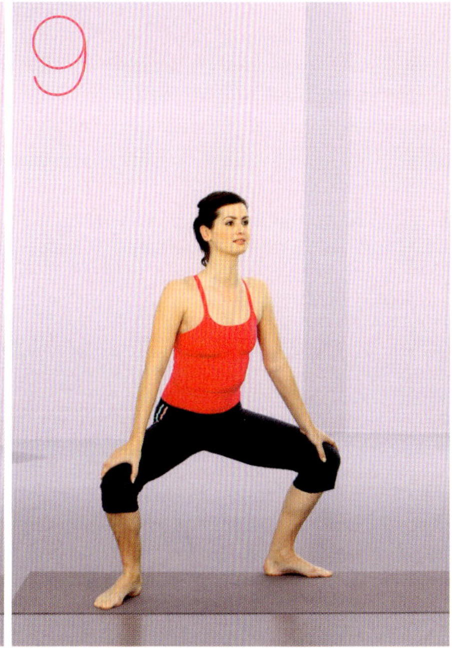

▲ **Força** Alongamento com Agachamento, pág. 26

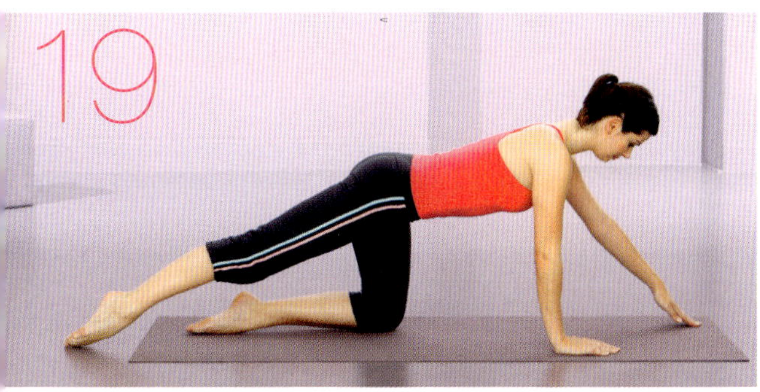

▲ **Equilíbrio** em Linha Reta, pág. 31

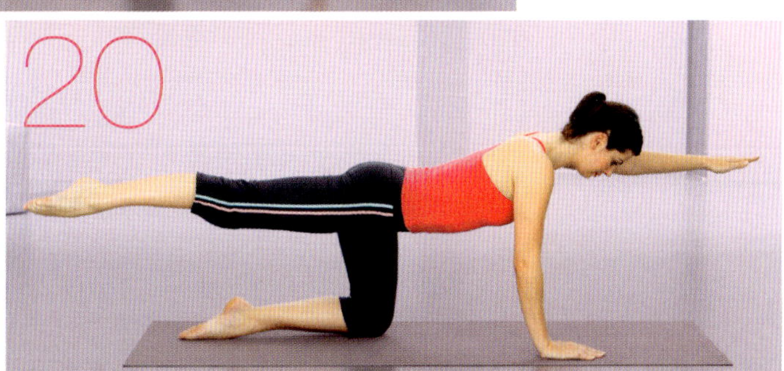

▲ **Equilíbrio** em Linha Reta, pág. 31

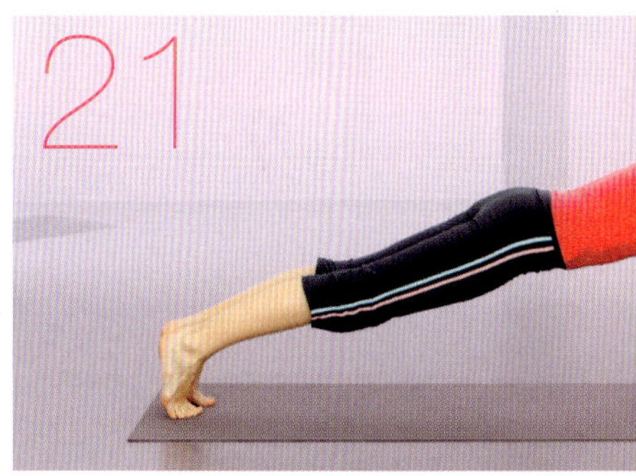

▲ **Força** Flexão de Braço, pág. 32

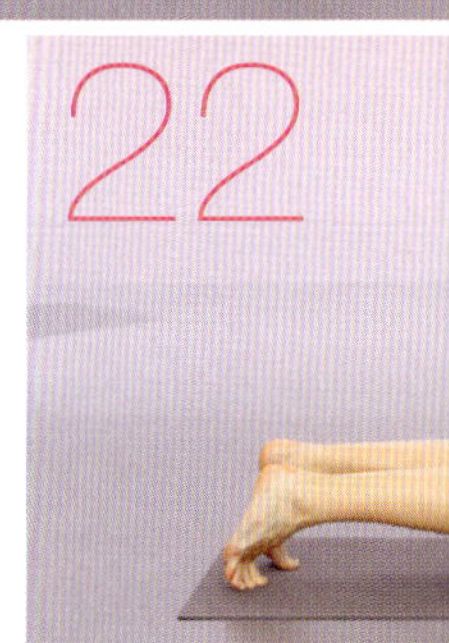

▲ **Força** Flexão de B

>> **perguntas** mais freqüentes

Antes de fortalecer as costas, aprenda a sentir cada parte. Aqui vão algumas dicas para ajudá-la a conhecer melhor seu corpo e entender como é importante ter costas mais fortalecidas e eretas. Acerte sua postura e as pessoas vão começar a elogiá-la e até parabenizá-la pela perda de peso! Costas alongadas fazem a silhueta toda crescer.

>> Sinto minhas costas afundarem no exercício **equilíbrio em linha reta**. O que devo fazer?

Este exercício pode parecer simples, mas exige cuidado para não afundar as costas. Siga todas as dicas antes de avançar da posição inicial, pois é muito fácil que o abdômen afunde em direção ao chão quando começar a movimentar os membros. Esse é um sinal de fragilidade do tronco. Uma dica: sinta como se existisse água embaixo do abdômen, ajudando-a a levantar do chão. Segure firme o tronco e deslize o braço e a perna cuidadosamente antes de elevá-los.

>> O **toque com os pés** é apenas um exercício abdominal?

Embora aparente ser apenas um exercício abdominal, ele trabalha outras partes importantes para o fortalecimento das costas. Fortalece os músculos flexores do quadril e faz com que as pernas aprendam a usar mais a força das costas do que as coxas quando estamos em pé ou caminhando. Ao usarmos mais as coxas do que as costas, essas ficam fragilizadas e acabamos nos inclinando para a frente a partir do quadril, o que resulta em uma aparência caída e pesada.

>> Como a **torção lateral** beneficia as costas?

O grande benefício dessa técnica é trabalhar não apenas os músculos abdominais oblíquos, mas também os longos músculos que percorrem ambos os lados das costas. O exercício estimula não só a contração, mas também o alongamento e é excelente para fortalecer as costas.

>> Por que o **alongamento com agachamento** é tão importante?

Este exercício permite sentir a parte inferior do tronco. É fácil sentir a coluna até a linha da cintura, mas poucos conseguem sentir o que ocorre na parte inferior do quadril. Para fortalecer as costas, você precisa senti-la integralmente. No início, esse exercício pode parecer um simples alongamento da parte interna da coxa, mas logo você conseguirá agachar-se mais e sentir os glúteos movendo-se em direção ao chão. A torção separa os lados direito e esquerdo da parte inferior da caixa torácica, alongando a parte média das costas.

>> Não entendo como o exercício **braços a postos** fortalece as costas se eu não preciso incliná-las...

Este exercício é excelente para o fortalecimento dos músculos posturais mais profundos. Também ensina como ficar ereta. Imagine as costas como uma sanfona. Quando a sanfona está inflada com ar, ela é bonita e alongada. Quando o ar sai, ela desincha e as dobras ficam visíveis. Essa imagem é muito similar aos ossos da coluna vertebral. Nossos ombros são muito pesados e podem pressionar as costas para baixo (esvaziamento da sanfona). Esforçar-se para sentar-se o mais ereta possível, apesar da pressão dos ombros empurrando as costas, é um excelente exercício. Recomendo que tente se sentar ereta, mesmo sem os braços elevados, algumas vezes durante o dia – quando estiver, por exemplo, à frente do computador ou no carro. Você se surpreenderá ao notar como a sua postura vai melhorar.

>> Sinto que minhas costas saem do chão no exercício **asas de anjo**. Isso está correto?

Normalmente, a parte de trás da caixa torácica é muito rígida, e as pessoas não conseguem colocar a parte posterior da cintura e da caixa torácica no chão ao mesmo tempo. Para conseguir fazer este exercício, talvez seja bom apoiar as costas inteiras – caixa torácica, cintura e quadril – no chão. Se treinar por uns dois meses, você provavelmente atingirá seu objetivo. Não deixe de completar o exercício, segurando nos calcanhares ou pernas enquanto eleva os ombros em direção aos joelhos. Isso ajudará a alongar as partes que permitem apoiar as costas inteiras no chão.

15 minutos

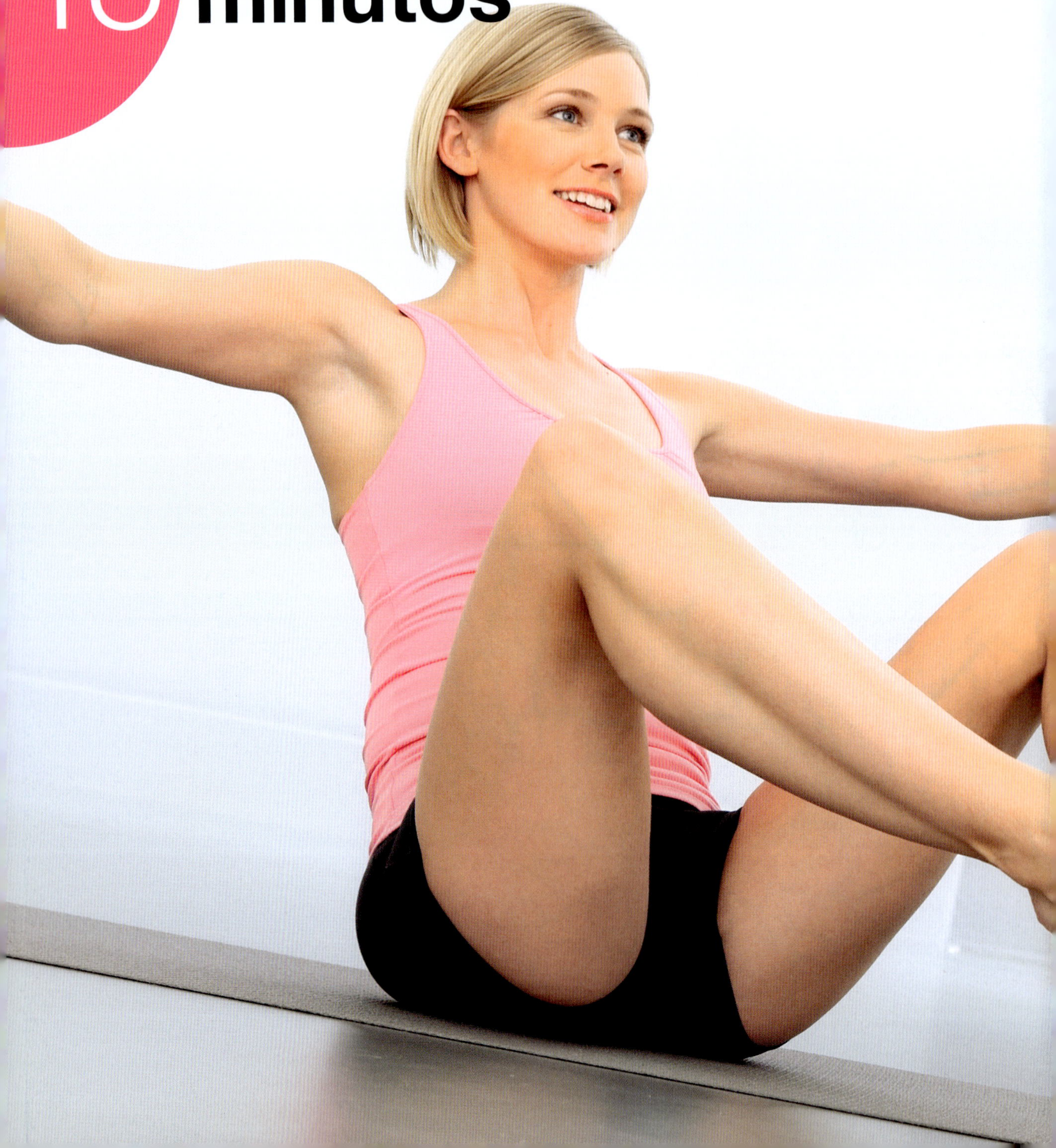

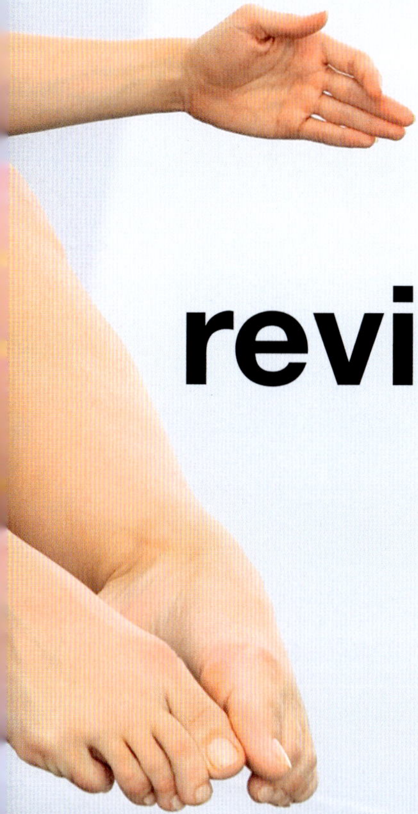

Um dos segredos para os exercícios surtirem efeito é ficar atenta à respiração. Oxigênio é tudo!

revitalize as costas >>

>> **revitalize** as costas

Todo mundo quer ter a saúde em dia. Para isso, é essencial renovar as células do corpo com uma dieta equilibrada e a prática de atividade física. Revitalizar as costas é um dos fundamentos da boa saúde, pois permite uma vida ativa por mais tempo.

Revitalizar significa literalmente restaurar a vida, trazer vitalidade. A respiração revitaliza-nos. Nossos pulmões têm potencial para segurar grandes quantidades de oxigênio. Nos exercícios a seguir, variamos os padrões de respiração por meio do ritmo dos exercícios para que se possa sentir essa abundância de oxigênio. Embora os exercícios orientem sua respiração, lembre-se sempre de inspirar pelo nariz e expirar vagarosamente pela boca. Não inspire com muita força, pois pode sobrecarregar as narinas. Em vez disso, mantenha-as abertas e deixe o ar fluir em direção à parte posterior da cavidade nasal, como se estivesse inalando um bom perfume. Ao expirar, você deve quase produzir o som "ha".

Os exercícios

O programa de revitalização faz repetições rápidas para estimular o corpo a partir de diferentes ângulos. A estrutura dos exercícios estabelece a base dos ritmos, que regulará sua respiração enquanto você se exercita. Note que os exercícios Balanço de Braços e Balanço de Pernas lembram uma valsa. Marcha no Lugar tem ritmo de marcha. Círculos com as Pernas é rápido e intenso.

No exercício Tapinhas no Peito, você literalmente vocaliza as expiração. A sustentação no Equilíbrio em "O" requer seu próprio fluxo interno.

Este programa também inclui o Balançando o Corpo, com alto grau de dificuldade, e um dos mais exigentes exercícios de flexão – Flexão com os Cotovelos. Ambos geram calor interno, que irá esquentar o processo de revitalização. Contudo, lembre-se de não forçar demais ou segurar a respiração. Se o Balançando o Corpo lhe parecer difícil no início, apenas eleve as mãos e os pés do chão e não balance. Na Flexão com os Cotovelos, não é necessário levantar os pés.

Agora, respire fundo e revitalize o corpo com estes exercícios. É como abrir a janela e deixar a brisa entrar.

>> **dicas** para a revitalizar as costas

- **Cada exercício tem seu próprio ritmo**. Acentue o ritmo enquanto se exercita, como se estivesse mostrando a um amigo como fazê-lo.
- **Note como a sua respiração** muda sutilmente de exercício para exercício. Deixe o corpo acompanhar o ritmo. Às vezes até é bom cantarolar durante os exercícios.
- **Inspire pelo nariz**. Direcione o ar para a parte posterior da garganta. Abra os lábios e expire lentamente pela boca.
- **Faça modificações quando necessário** para adaptar o exercício ao seu ritmo.

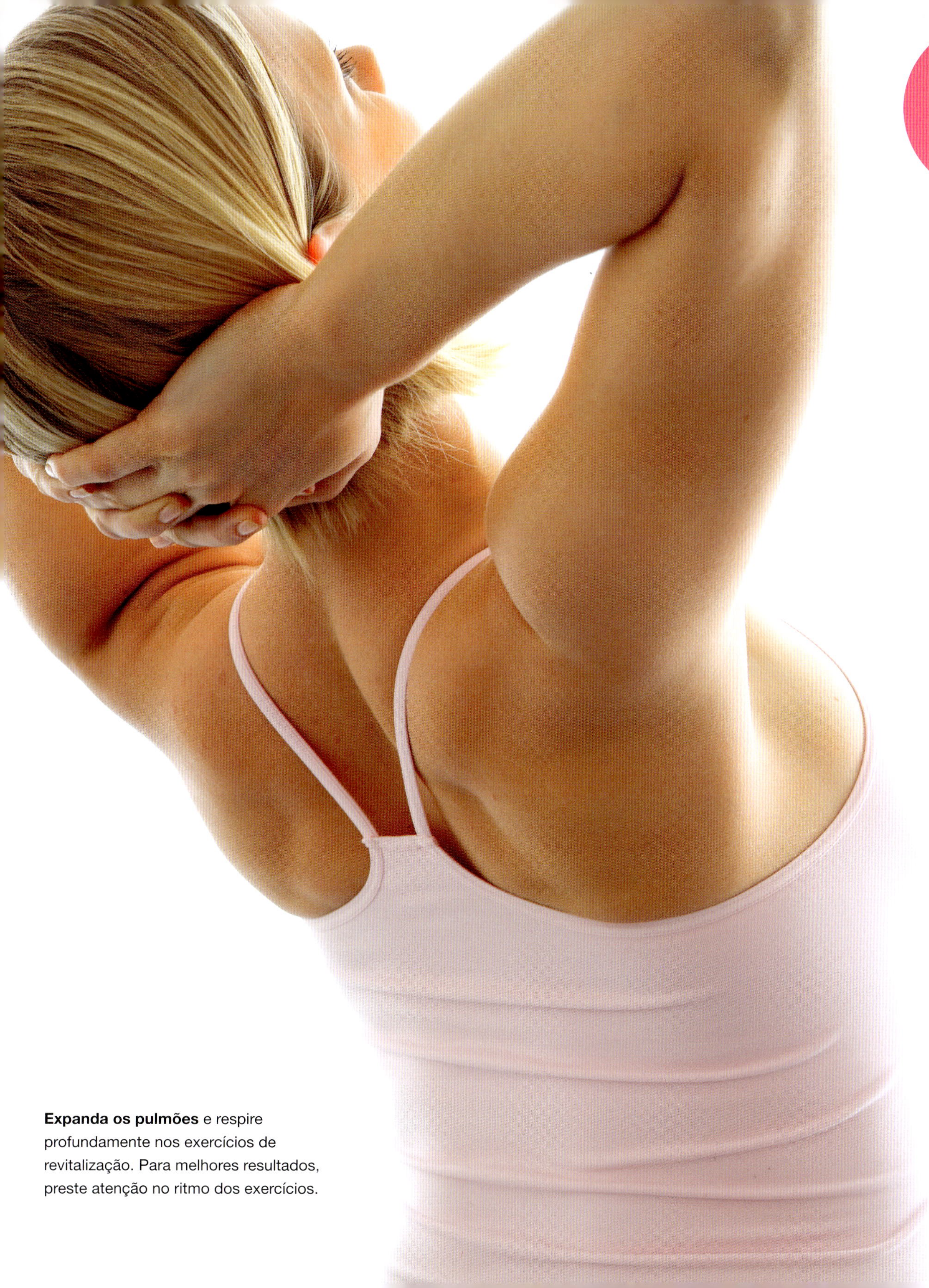

Expanda os pulmões e respire profundamente nos exercícios de revitalização. Para melhores resultados, preste atenção no ritmo dos exercícios.

>> **abertura** balanço de braços

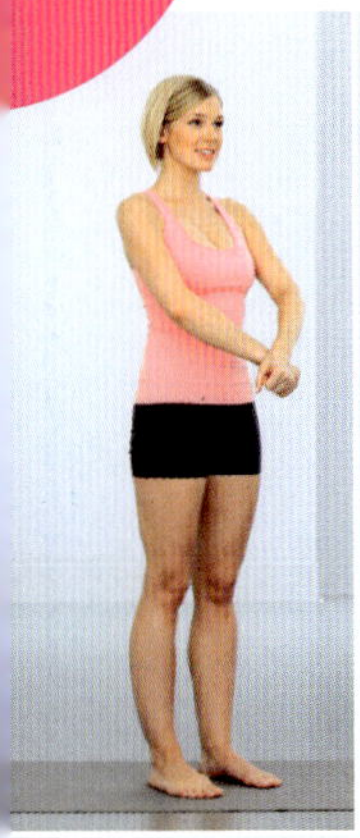

1 Pés afastados pouco mais que a largura dos ombros. Encaixe o quadril e mantenha os pés firmes no chão. Cruze os punhos à frente e leve-os acima da cabeça com a palma das mãos para a frente.

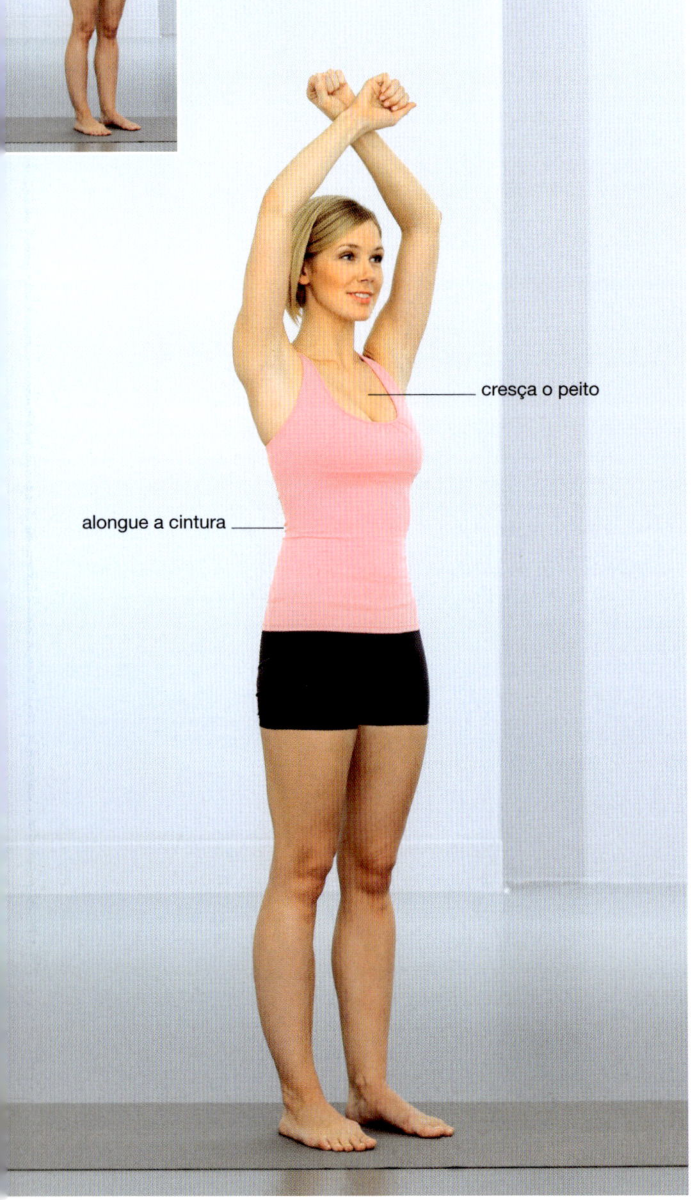
cresça o peito
alongue a cintura

2 Volte as mãos e coloque-as para trás, na altura do quadril, até se tocarem. Repita mais 7 vezes o movimento de elevar as mãos e depois levá-las para trás.

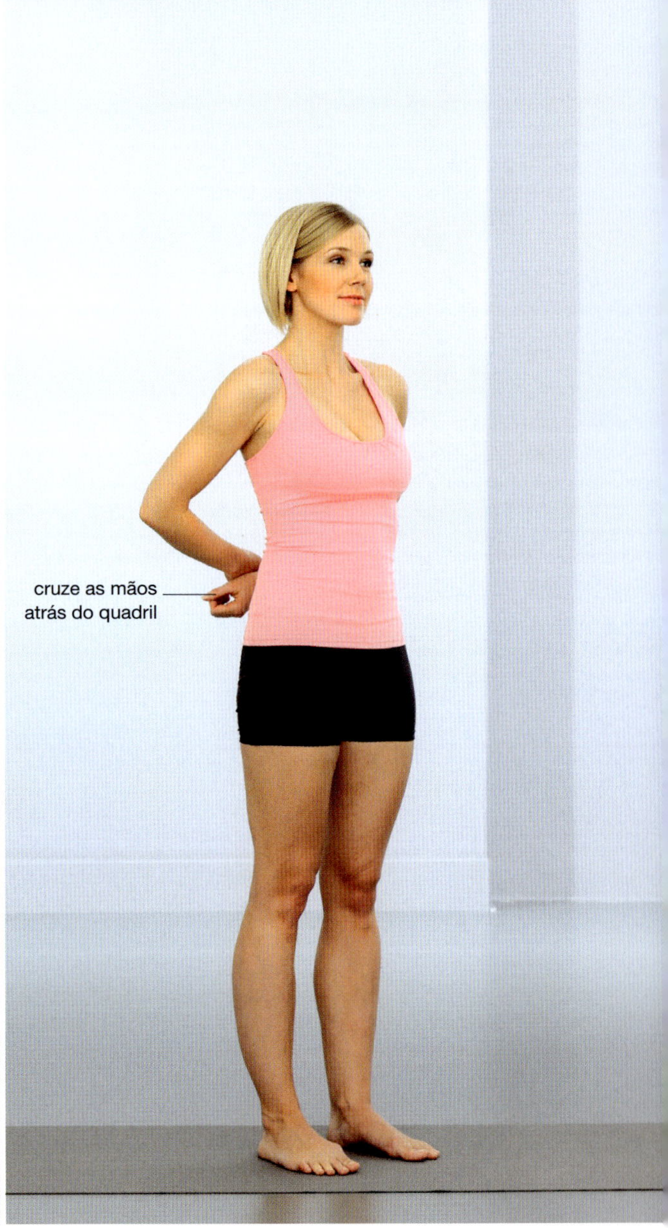
cruze as mãos
atrás do quadril

>> **equilíbrio** balanço de pernas

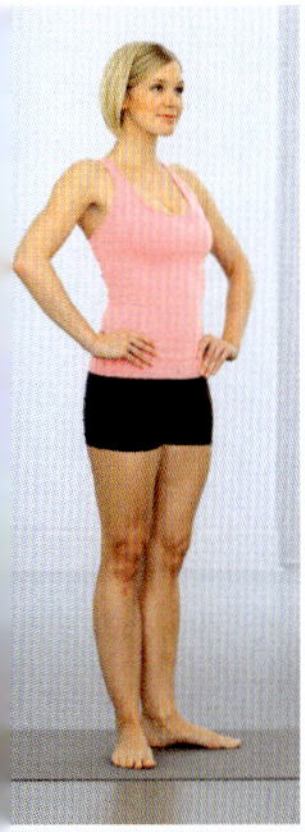

3 Mantenha a coluna reta e deixe as mãos no quadril. Equilibre-se no pé direito, apoiando-se em um móvel se precisar. Mantenha o quadril firme e cresça o peito. Leve a perna esquerda para a frente, com a ponta do pé voltada para baixo.

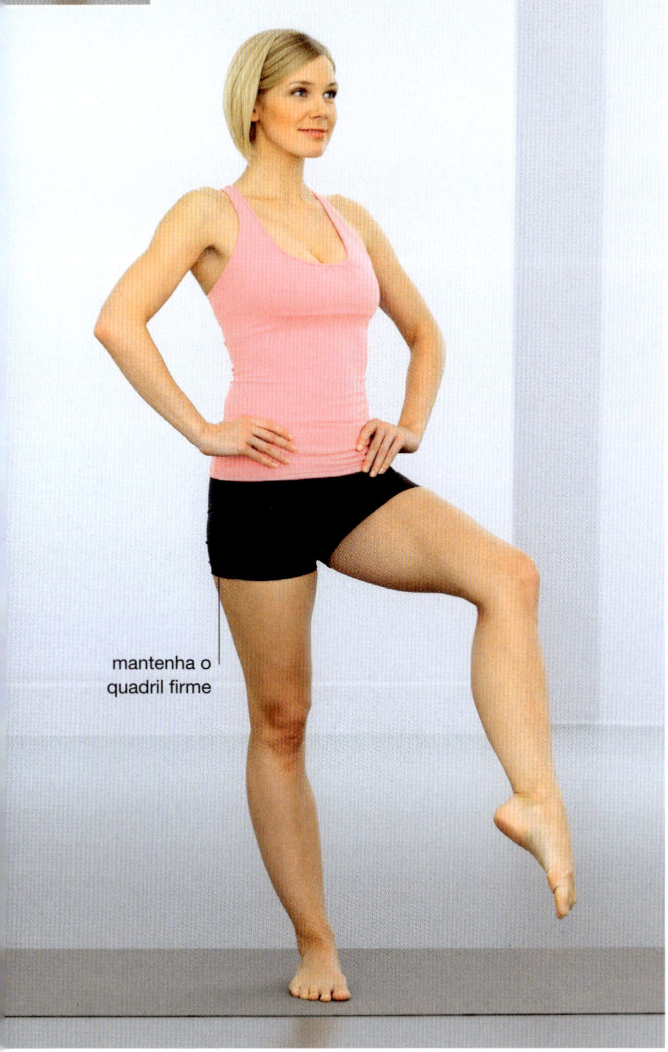

4 Leve o pé esquerdo para trás. Repita mais 7 vezes esse movimento para a frente e para trás. Em seguida, equilibre-se no pé esquerdo e repita o exercício com o pé direito.

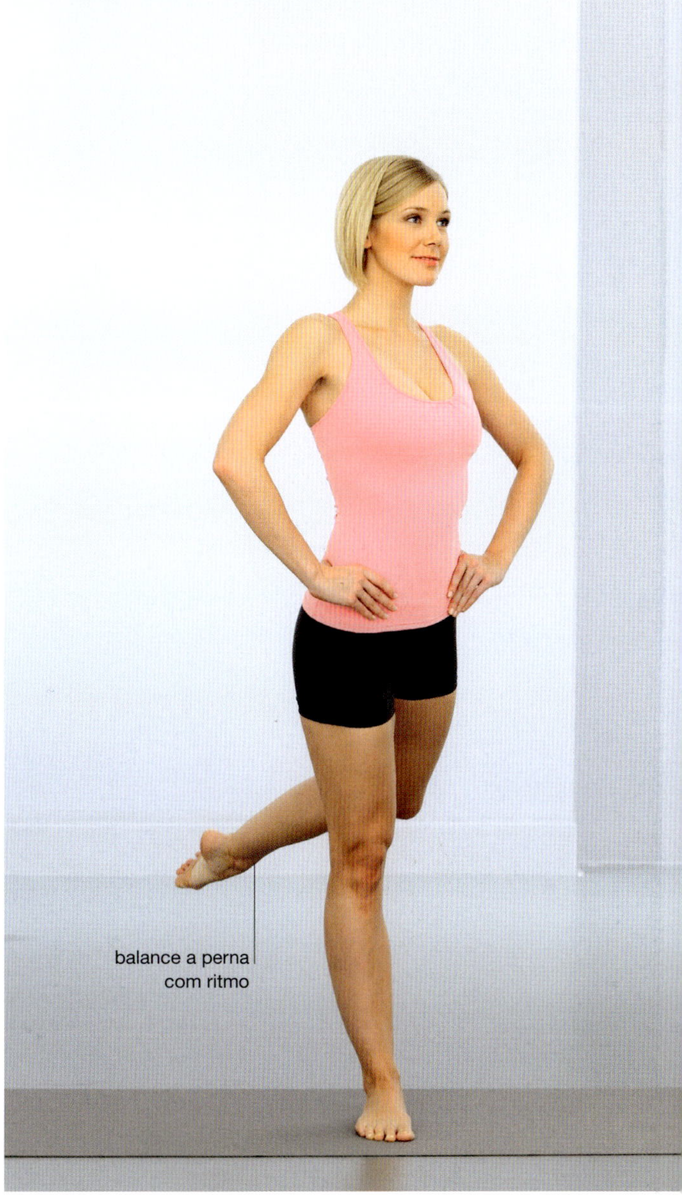

>> **estímulo** marcha no lugar

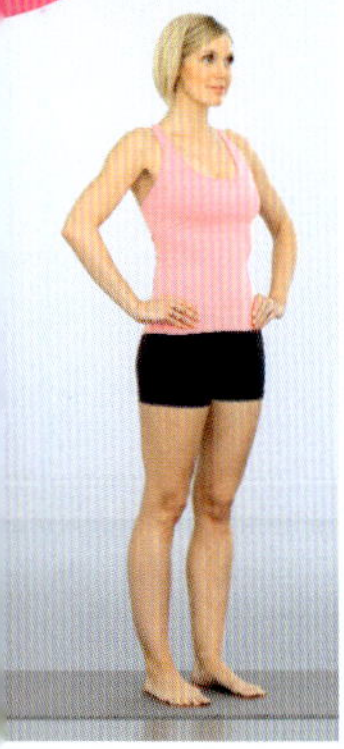

5 Deixe a coluna reta, os pés afastados um pouco menos que a largura do quadril, e as mãos no quadril. Mantenha a cabeça na linha do quadril. Contraia o abdômen, empurrando o umbigo em direção à coluna. Aproveite o impulso e fique na ponta dos pés.

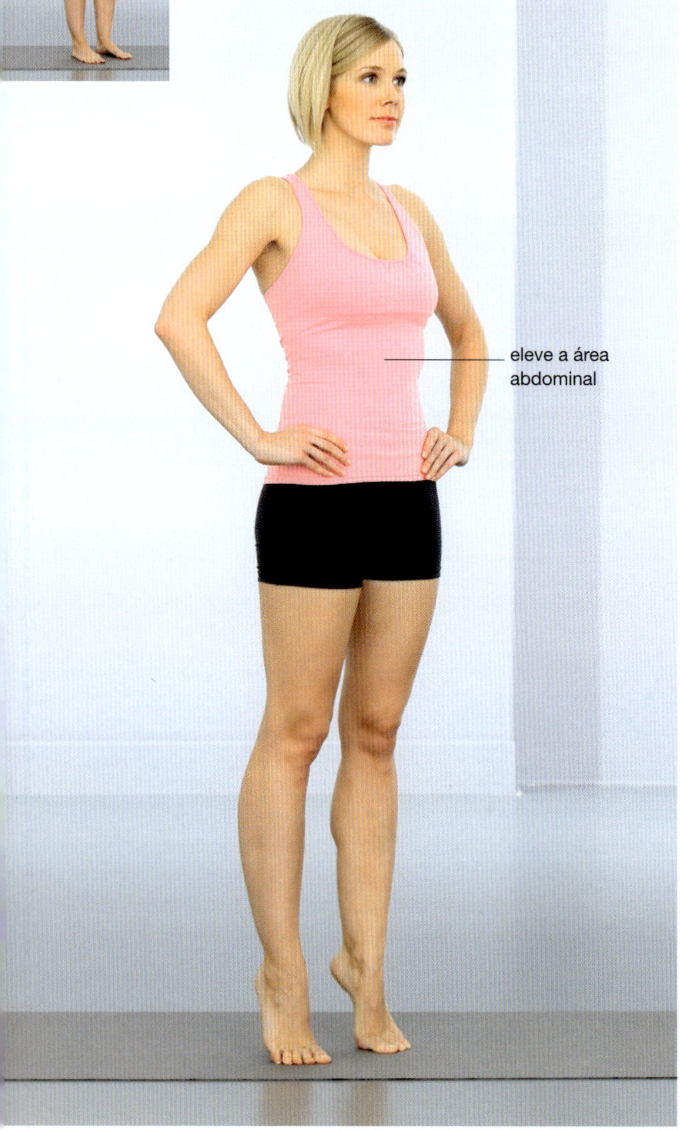

6 Coloque o calcanhar direito no chão. Eleve-o novamente e apóie o outro calcanhar no chão, como se estivesse marchando. Repita a marcha 32 vezes.

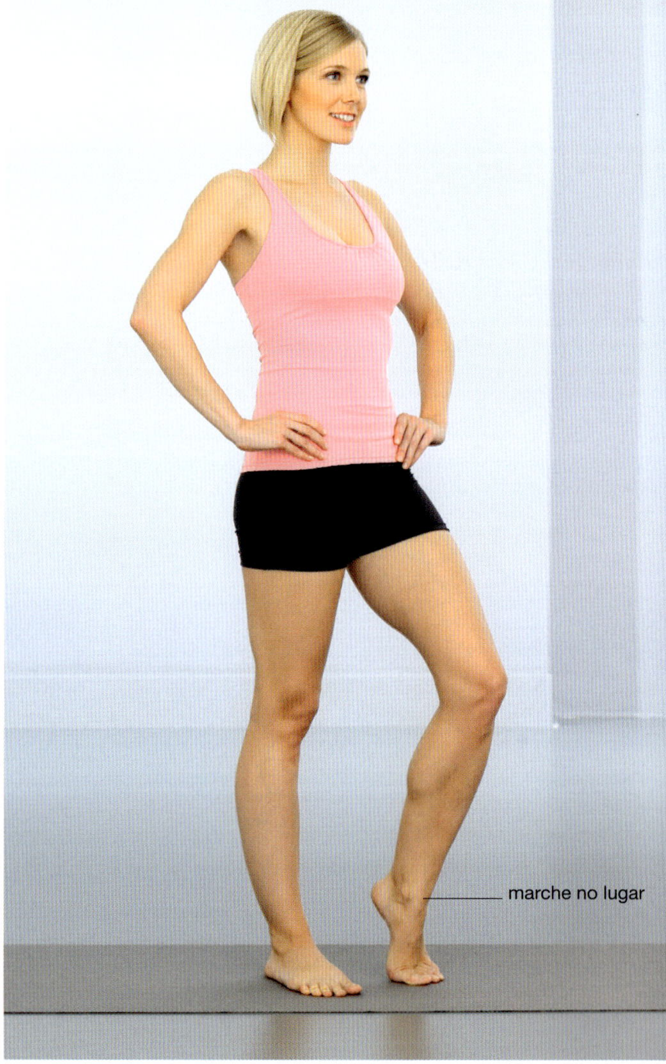

>> **abertura** tapinhas no peito

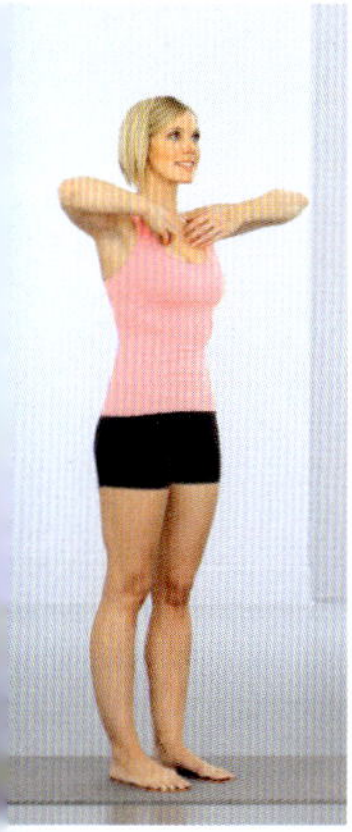

7 Deixe a coluna reta e os pés afastados um pouco menos que a largura do quadril. Mantenha a cabeça na linha do tronco, contraia o umbigo em direção à coluna e eleve o abdômen. Leve as duas mãos ao peito. Dê tapinhas leves no peito com os dedos enquanto expira e diz “ha, ha, ha, ha”.

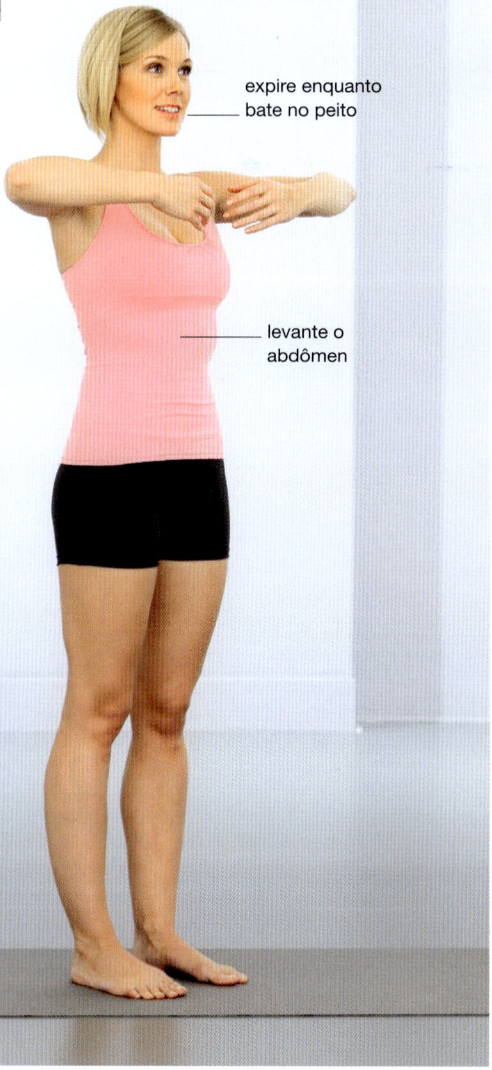

8 Agora inspire enquanto abre os braços, formando dois grandes arco-íris para cima e para os lados. Leve as mãos novamente ao peito e repita o movimento mais 4 vezes, alternando o “ha, ha, ha, ha” com o arco-íris.

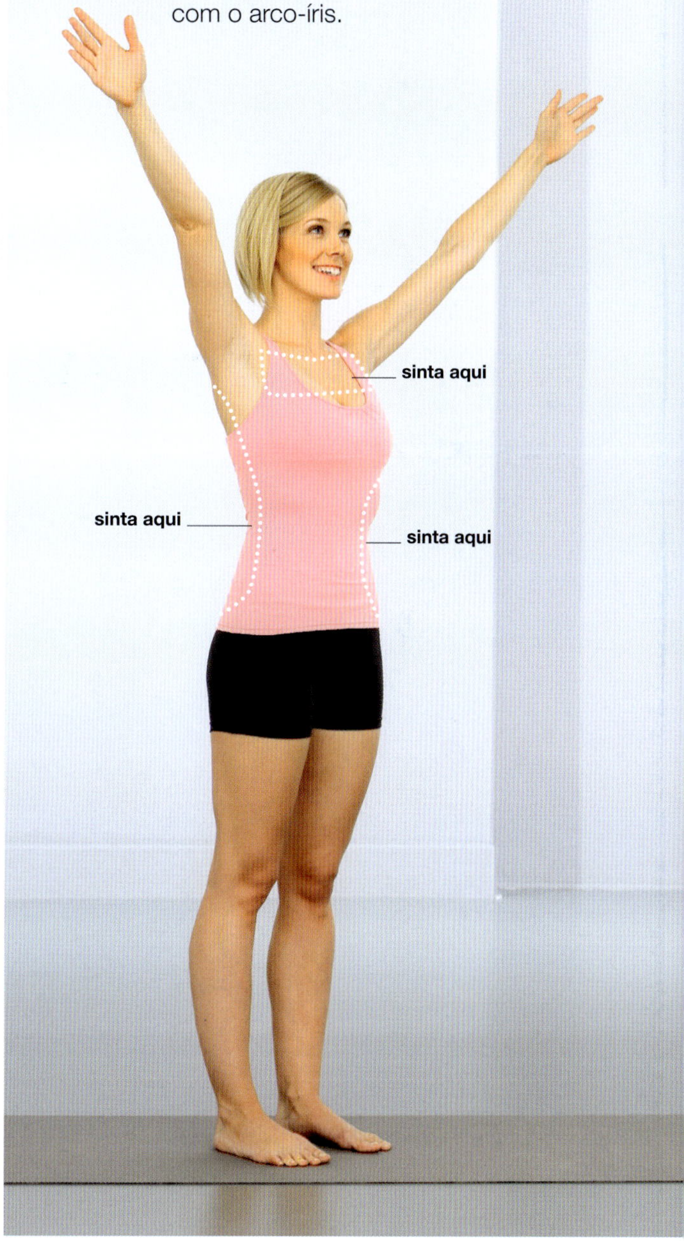

>> **alongamento** crescimento lateral 2

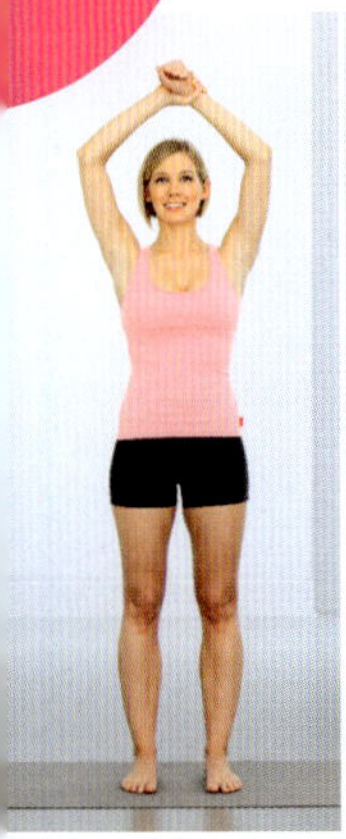

9 Eleve os braços acima da cabeça com os pés afastados na largura do quadril. Fixe bem o pé esquerdo no chão enquanto segura o punho esquerdo com a mão direita. Alongue e puxe o punho para cima.

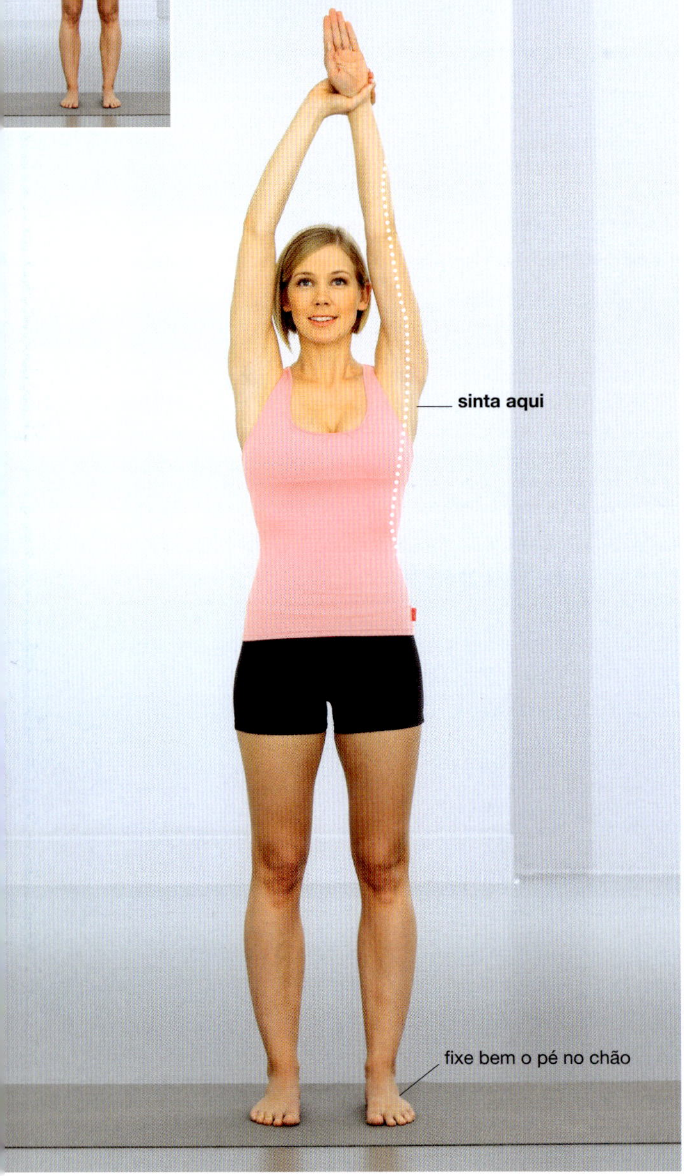

10 Inspire enquanto se alonga para a direita. Permaneça nessa posição, expire e alongue. Em seguida, inspire, fique mais um pouco na posição, expire e retorne ao centro, fixando bem o pé esquerdo no chão e alongando a cintura. Abaixe os braços e repita para o outro lado.

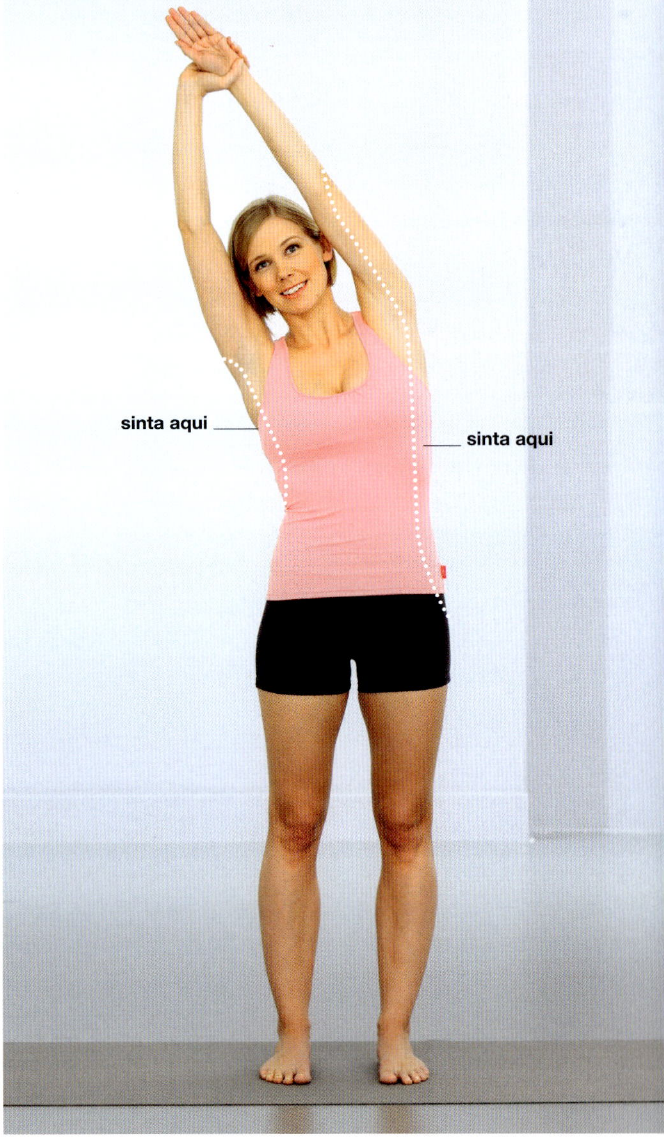

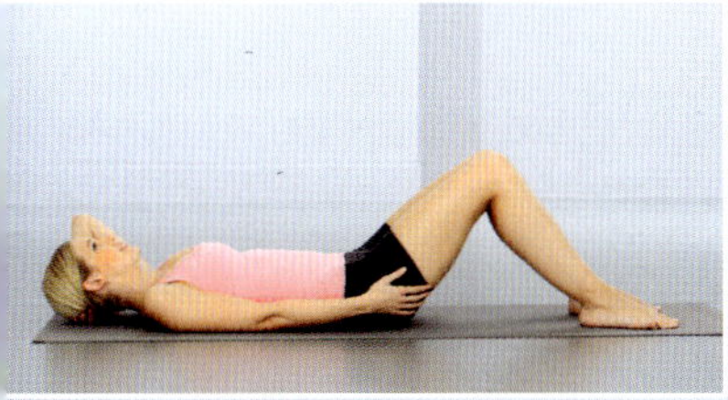

11 Deite de costas e flexione os joelhos. Afaste os pés na largura dos ombros. Coloque a mão esquerda atrás da cabeça e a mão direita na lateral da coxa. Expire, levando o queixo em direção ao peito, levantando a parte superior do corpo. Use o braço esquerdo para subir mais.

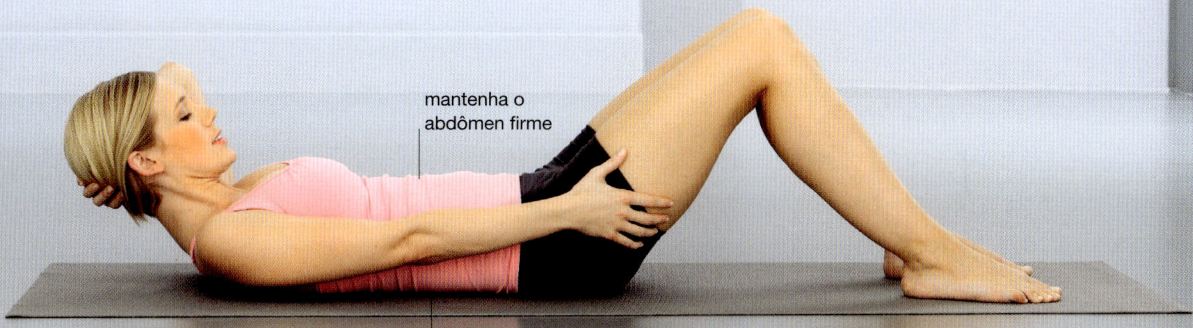
mantenha o abdômen firme
pressione a parte inferior das costas no chão

12 Leve a mão direita em direção ao joelho direito, fazendo um movimento de baixo para cima, como se estivesse acariciando um gato. Repita 6 vezes. Retorne ao chão e faça com o outro lado.

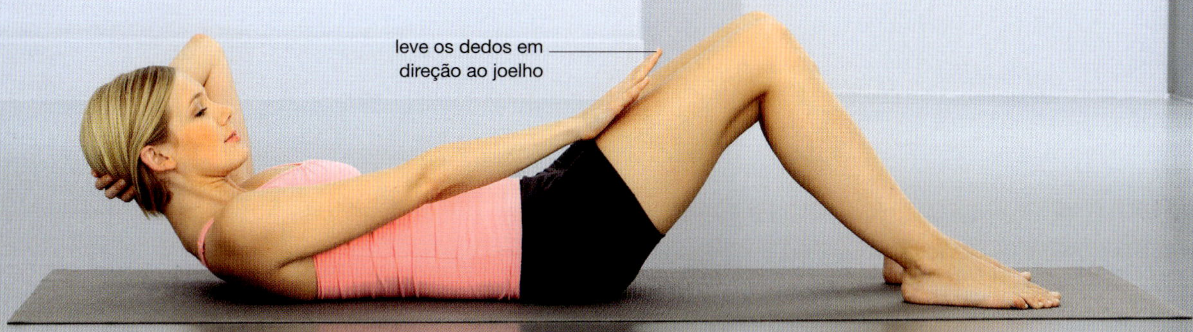
leve os dedos em direção ao joelho

>> **coordenação** círculos com as pernas

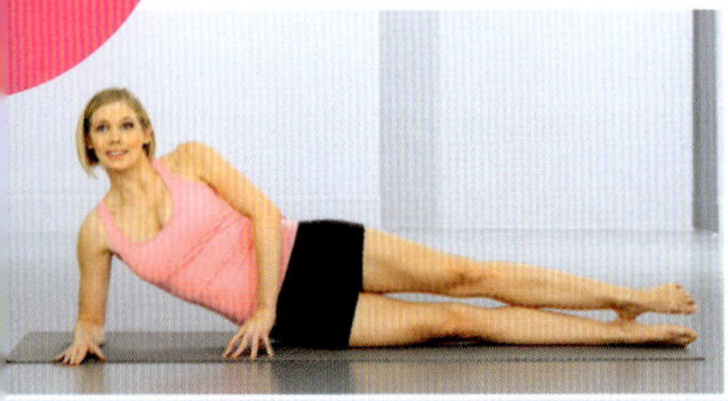

13 Deite sobre o lado direito do corpo em linha reta. Eleve o tronco apoiando-se no antebraço direito e usando a mão esquerda para se equilibrar. Se não conseguir, apóie-se nos ombros com o braço flexionado e a mão em torno do pescoço formando um "travesseiro". Expire e levante as pernas do chão. Gire-as formando um "V" com os pés.

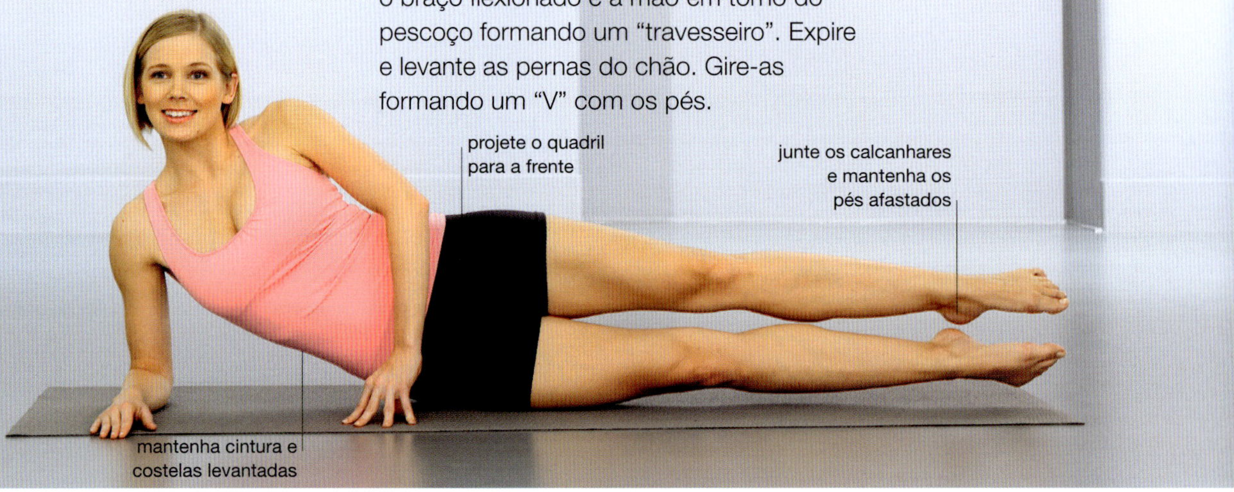

14 Agora faça pequenos círculos com a perna esquerda. Faça 2 séries de 10 repetições em uma mesma direção. Inverta a direção e faça mais 2 séries de 10 repetições. Deite sobre o outro lado do corpo e repita o exercício.

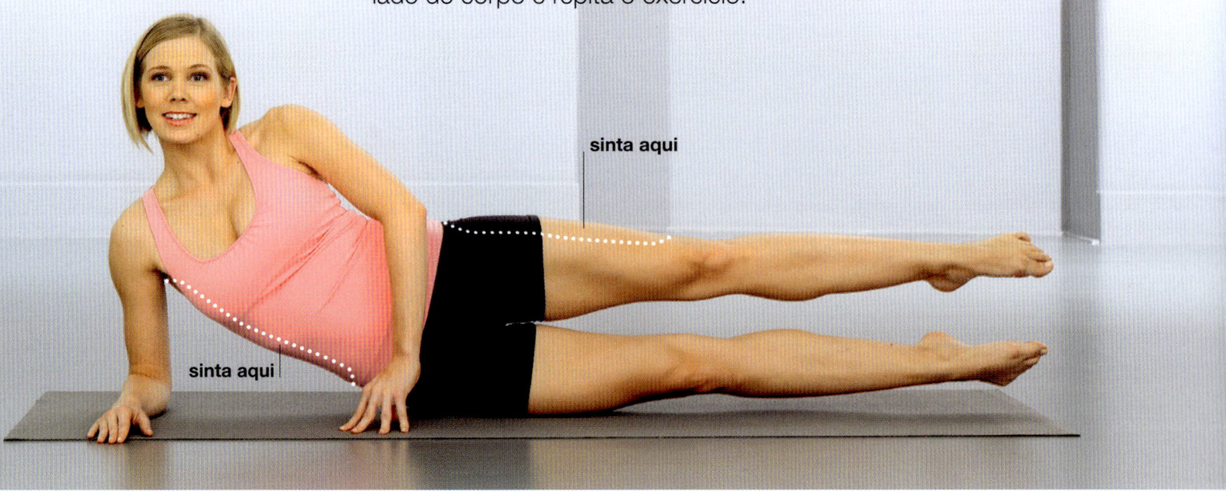

>> **sustentação** equilíbrio em “O”

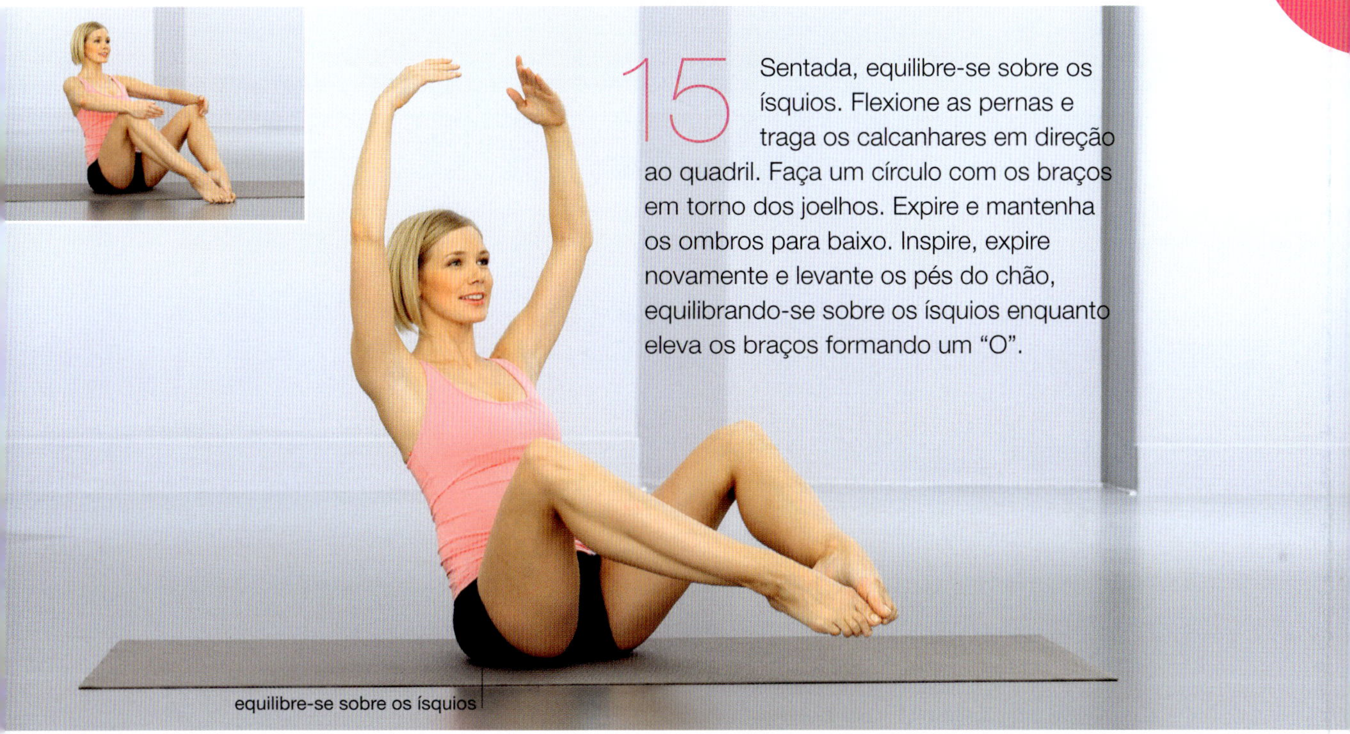

15 Sentada, equilibre-se sobre os ísquios. Flexione as pernas e traga os calcanhares em direção ao quadril. Faça um círculo com os braços em torno dos joelhos. Expire e mantenha os ombros para baixo. Inspire, expire novamente e levante os pés do chão, equilibrando-se sobre os ísquios enquanto eleva os braços formando um “O”.

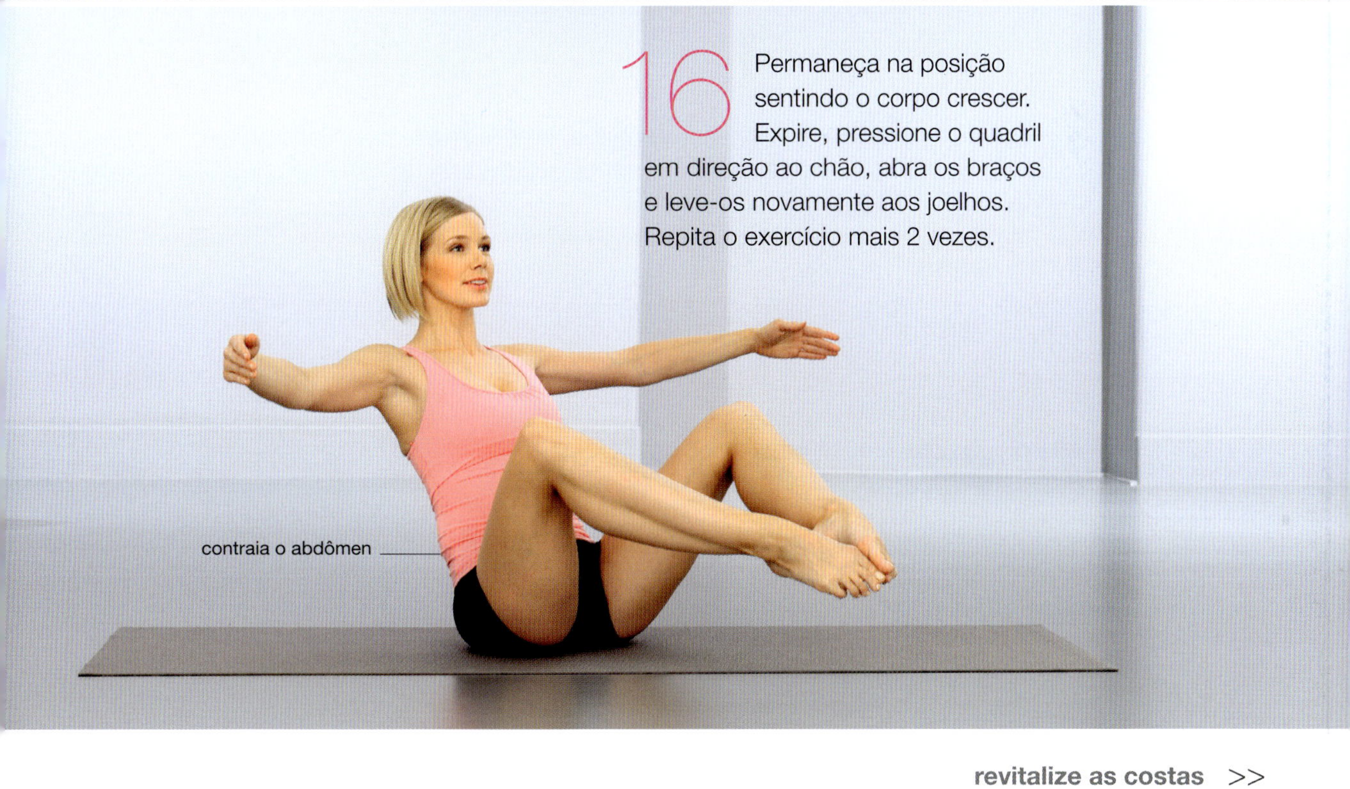

16 Permaneça na posição sentindo o corpo crescer. Expire, pressione o quadril em direção ao chão, abra os braços e leve-os novamente aos joelhos. Repita o exercício mais 2 vezes.

>> **equilíbrio** balançando o corpo

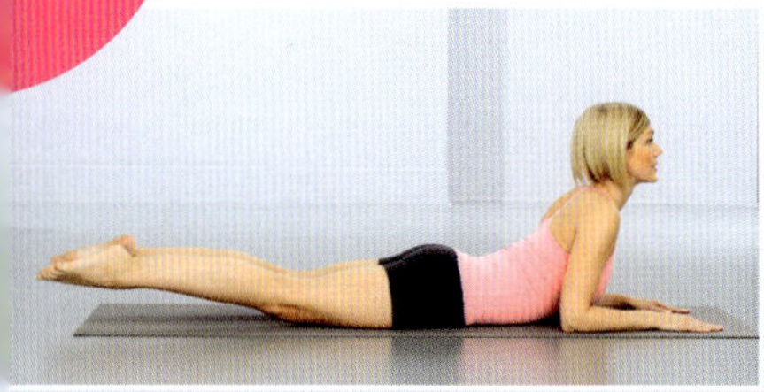

17 Deitada de bruços, deixe as mãos estendidas para a frente na largura dos ombros, com a palma para baixo. Expire e puxe as mãos em direção ao peito em posição de esfinge (detalhe). Tire os pés do chão e leve as mãos à frente para balançar o corpo. As suas pernas se elevarão um pouco mais.

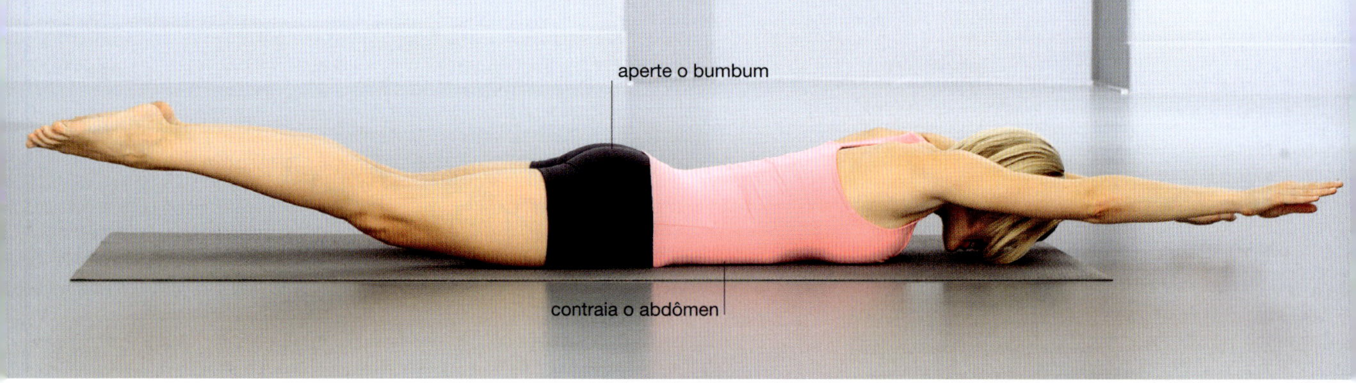

18 Eleve a cabeça e impulsione as costas para cima apoiando-se sobre as mãos. Suas pernas irão abaixar. Repita o movimento balançando o corpo para a frente e para trás mais 5 vezes. Segure a última posição para estabilizar o corpo e então relaxe.

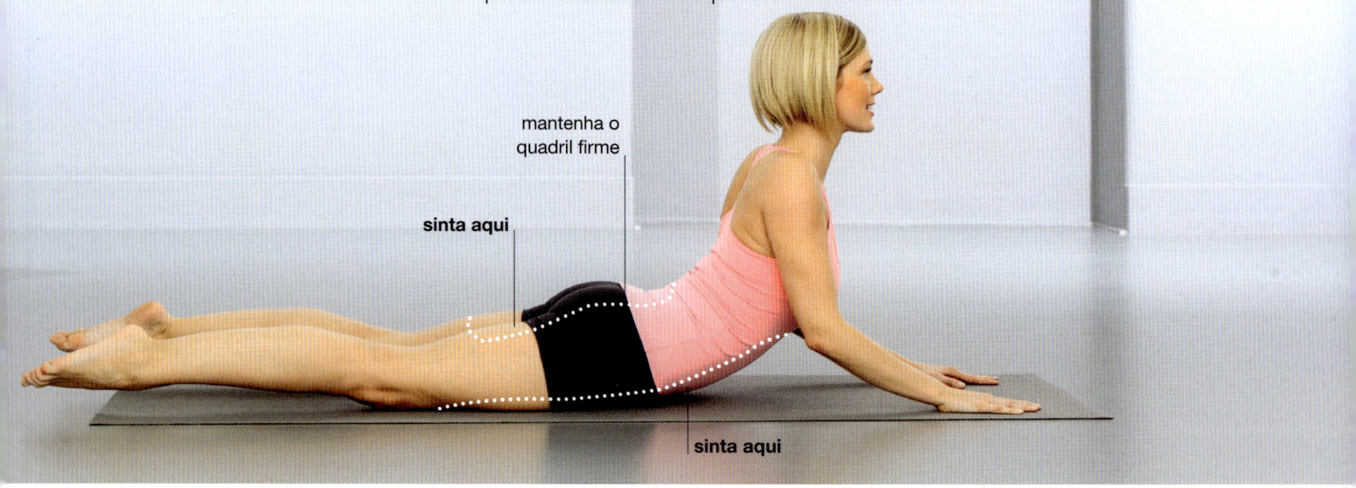

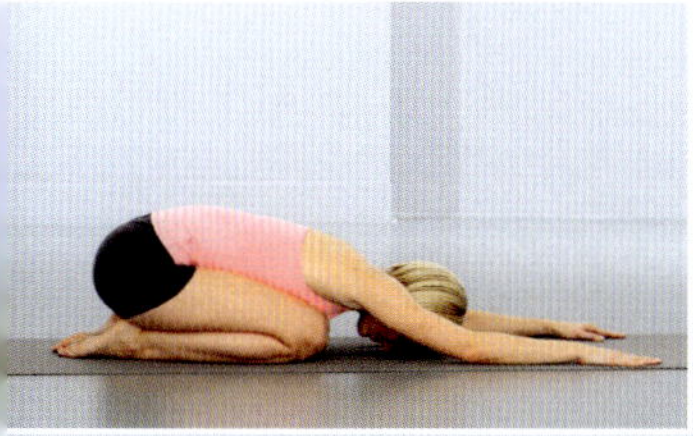

19 Ajoelhe e projete o corpo para a frente, alongando os braços. Empurre o quadril para trás, deixando os joelhos se afastarem um pouco. Coloque as mãos uma sobre a outra embaixo da testa.

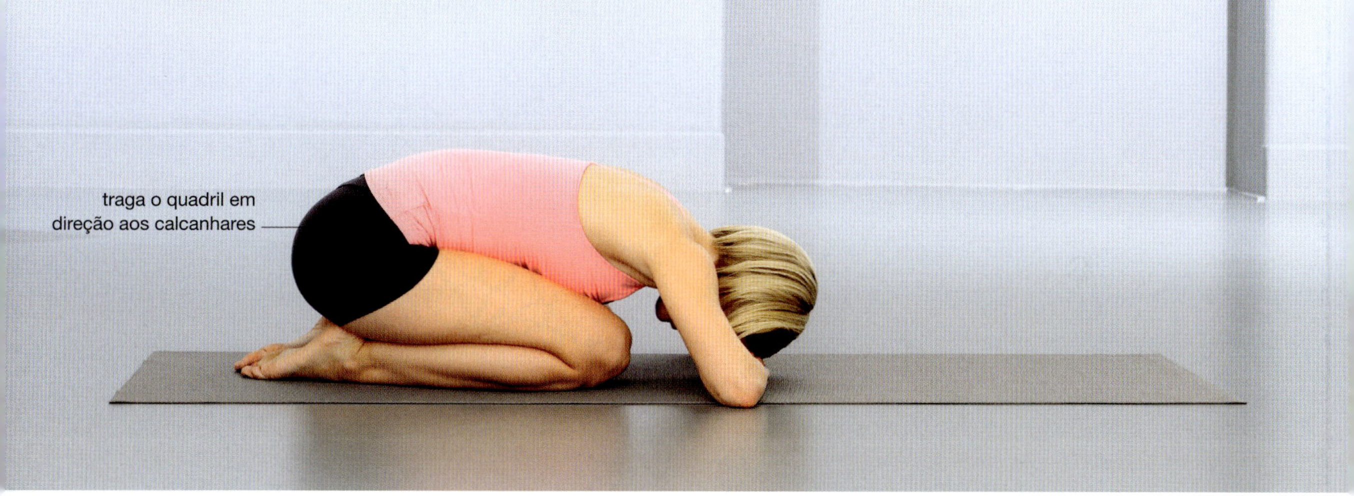
traga o quadril em
direção aos calcanhares

20 Inspire, pressione as mãos para baixo, curve a cabeça e arredonde as costas, inspirando enquanto conta até 3. Deixe o quadril elevar-se. Olhe para o umbigo. Expire, abaixe o quadril e leve a cabeça novamente ao chão. Repita mais 3 vezes, inspirando e expirando enquanto faz o movimento de subida e descida.

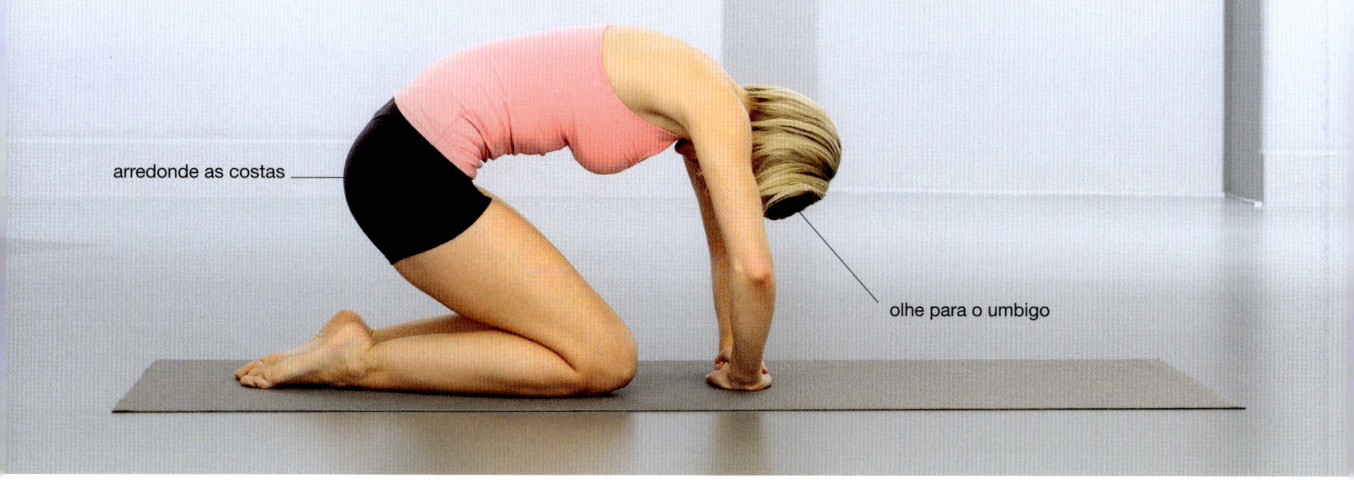
arredonde as costas
olhe para o umbigo

>> **força** flexão com os cotovelos

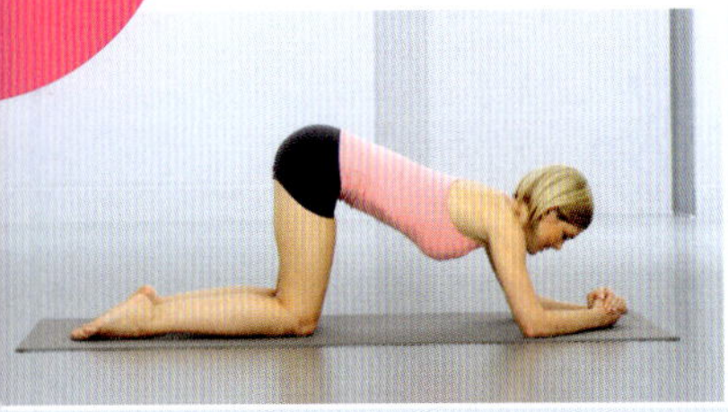

21 Em seis apoios (cotovelos, joelhos e pés no chão), mantenha as mãos juntas. Leve o pé direito para trás até estender o joelho. Em seguida, leve o pé esquerdo para trás. Flexione os pés para servir de apoio.

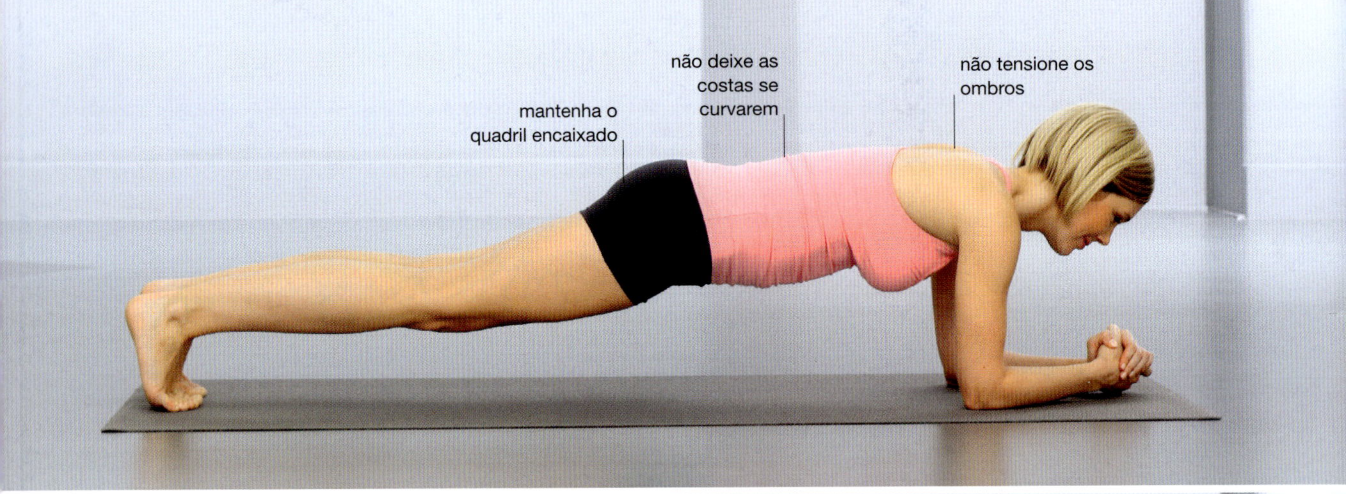
mantenha o quadril encaixado
não deixe as costas se curvarem
não tensione os ombros

22 Equilibre-se na perna esquerda, expire e aponte os dedos do pé direito para trás. Inspire, segure na posição, expire e coloque os dedos do pé direito novamente no chão. Repita do outro lado, equilibrando-se na perna direita. Depois, faça mais uma vez o exercício para cada lado.

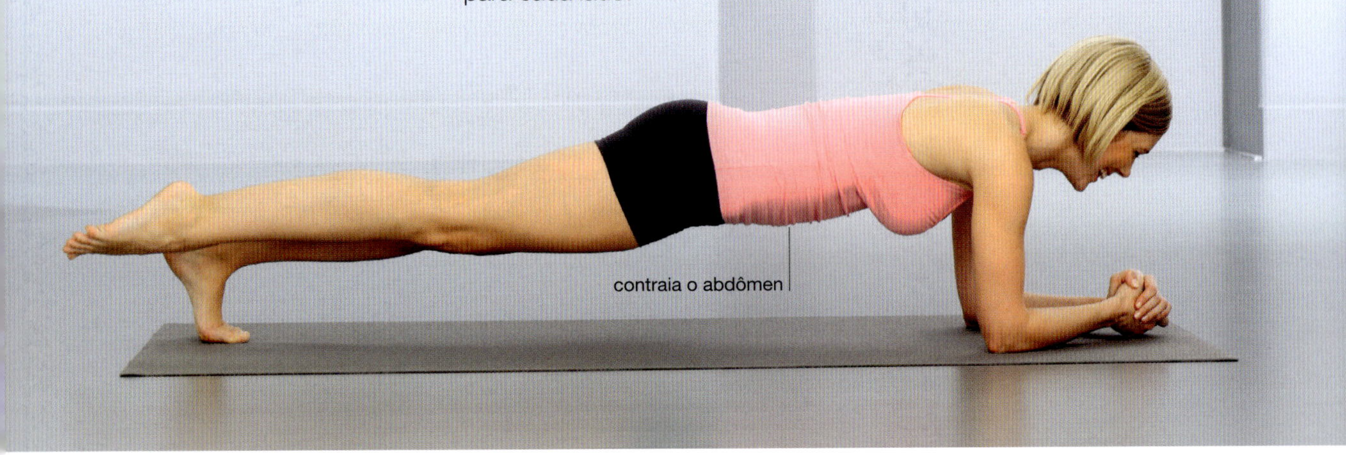
contraia o abdômen

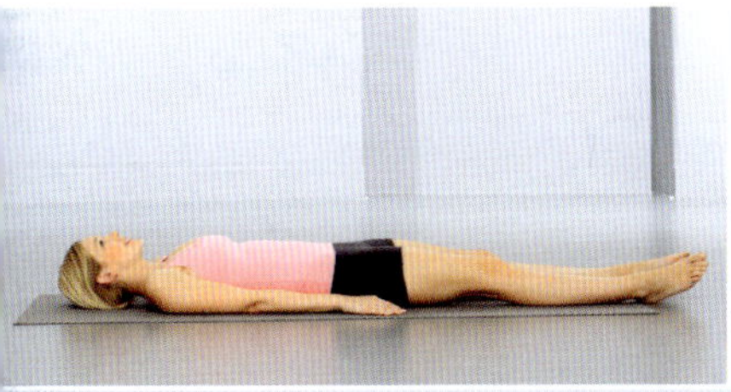

23 Deitada de costas, inspire, leve os braços acima da cabeça e junte as mãos. Simultaneamente, flexione bem os pés como se estivesse alongando os calcanhares.

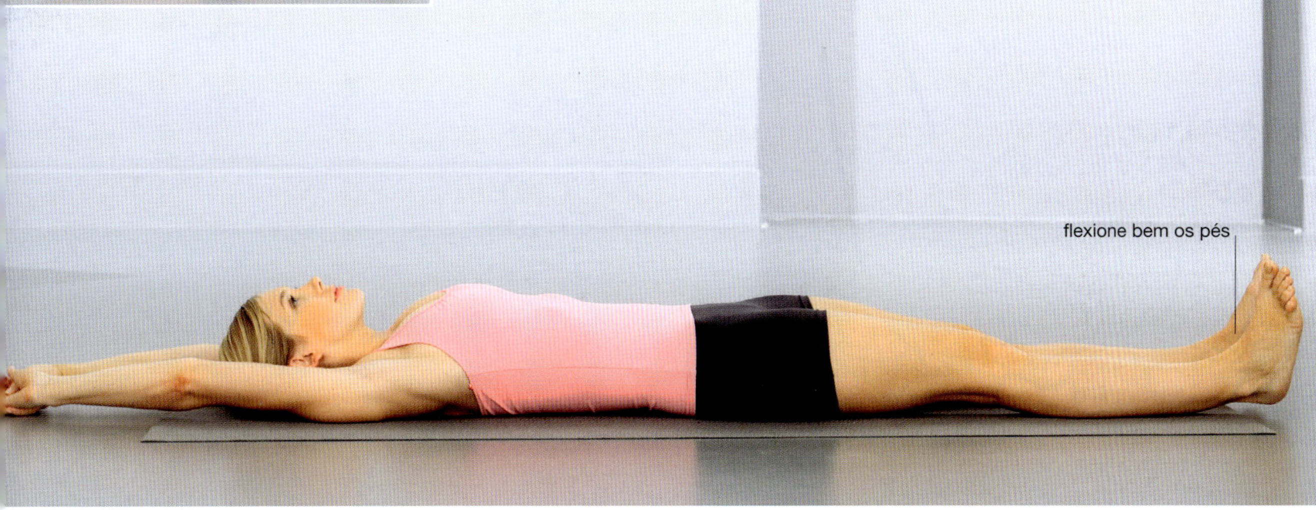

24 Devagar, deslize os braços e as pernas para o lado direito, formando a letra "C". Alongue bem. Repita deslizando o corpo para o lado esquerdo e alongue novamente. Repita mais 3 vezes para cada lado.

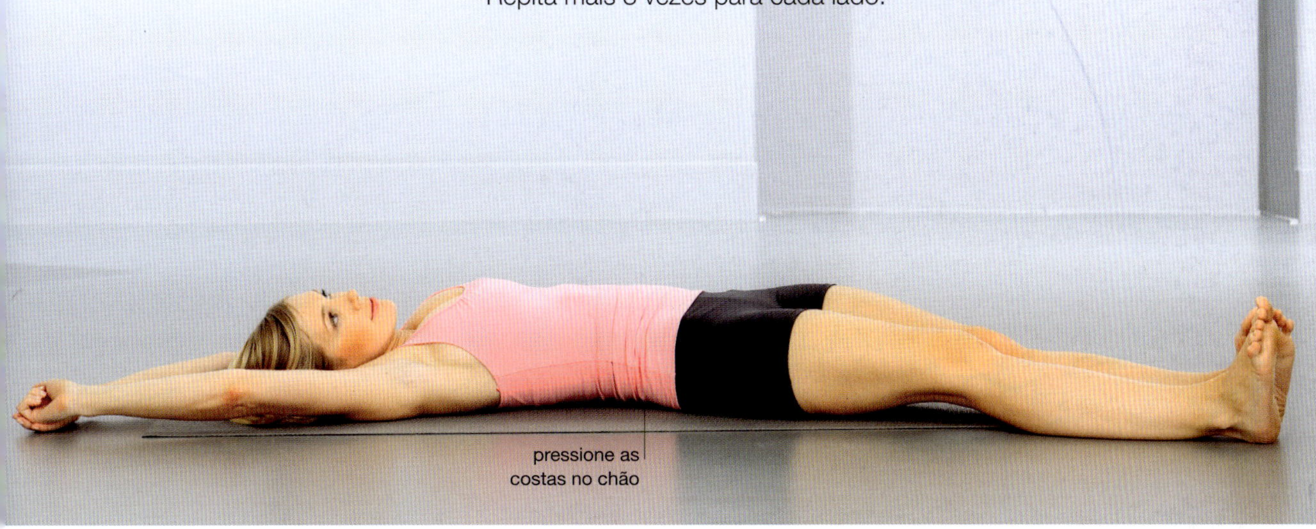

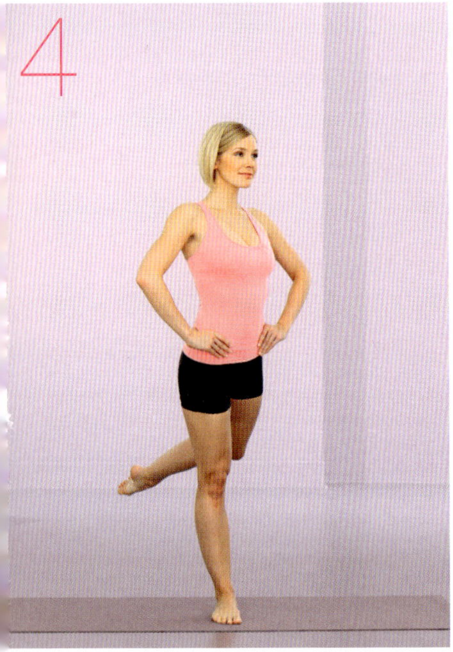

▲ **Equilíbrio** Balanço de Pernas, pág. 47

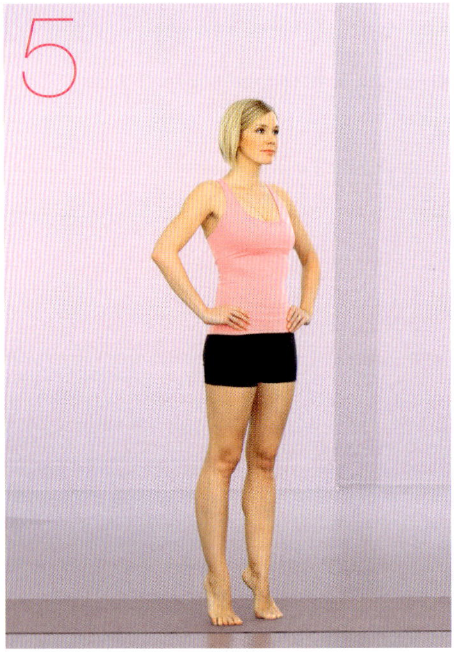

▲ **Estímulo** Marcha no Lugar, pág. 48

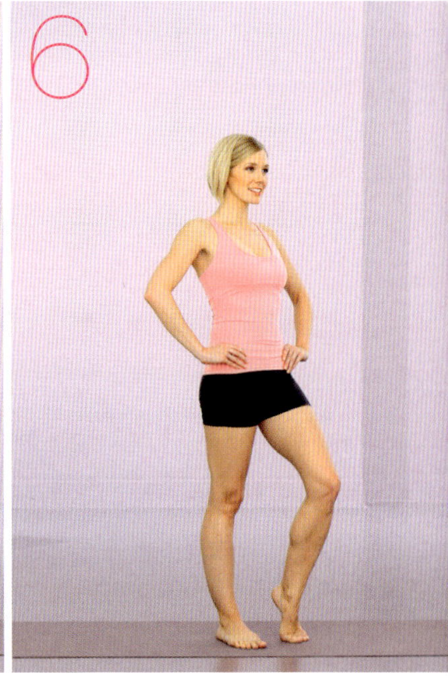

▲ **Estímulo** Marcha no Lugar, pág. 48

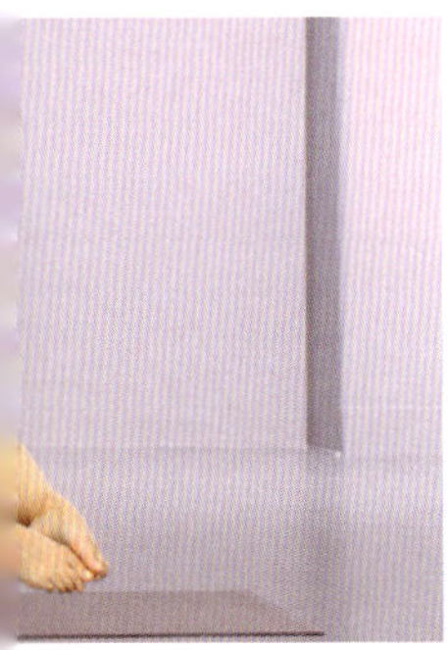

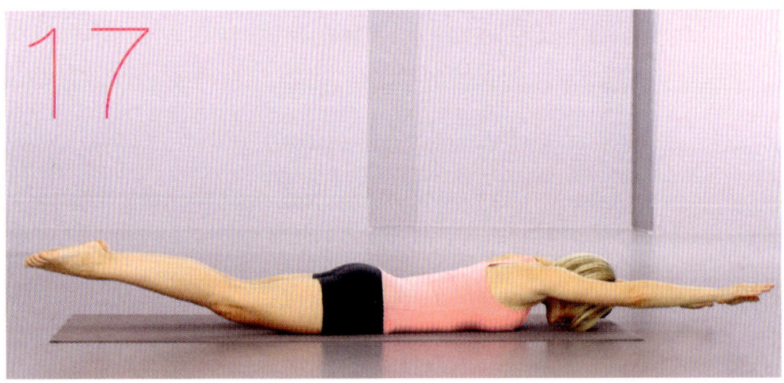

▲ **Equilíbrio** Balançando o Corpo, pág. 54

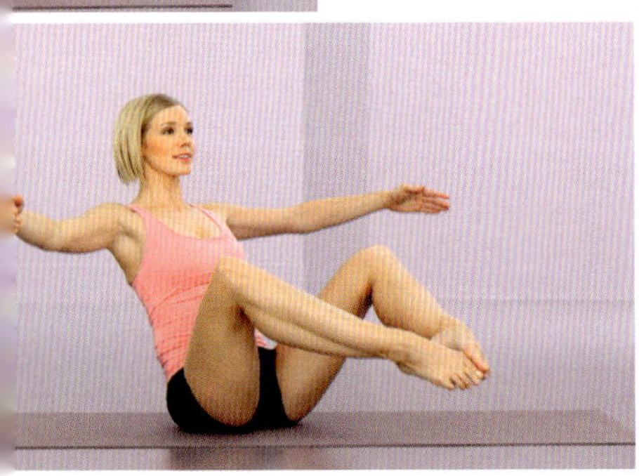

íbrio em "O", pág. 53

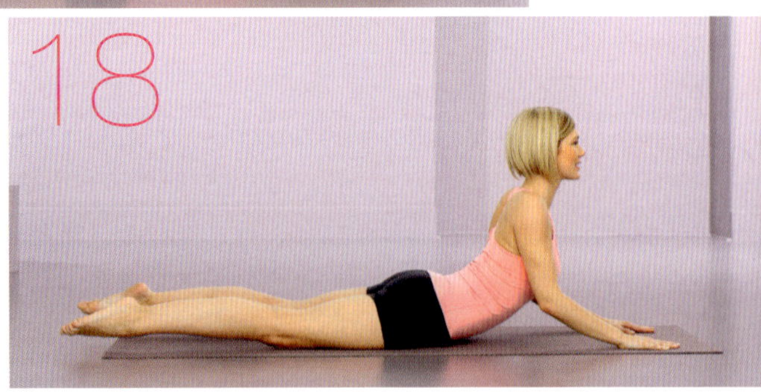

▲ **Equilíbrio** Balançando o Corpo, pág. 54

resumo revitalize as costas

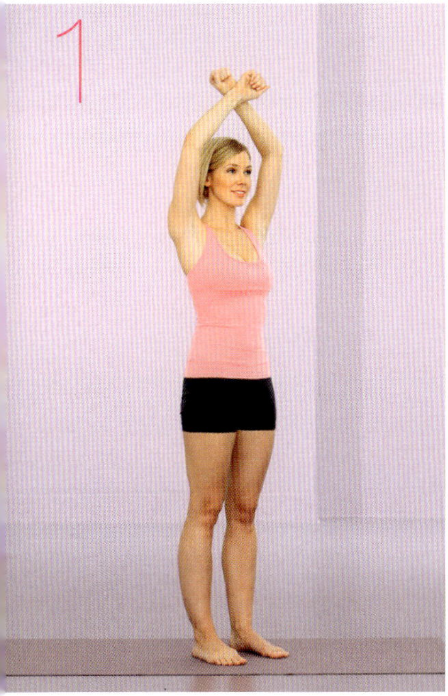

▲ **Abertura** Balanço de Braços, pág. 46

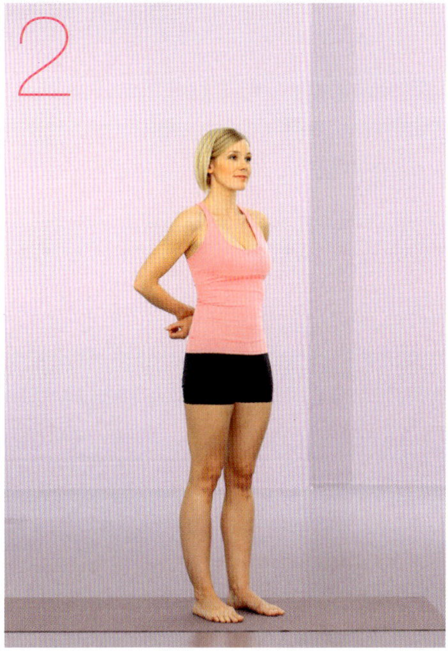

▲ **Abertura** Balanço de Braços, pág. 46

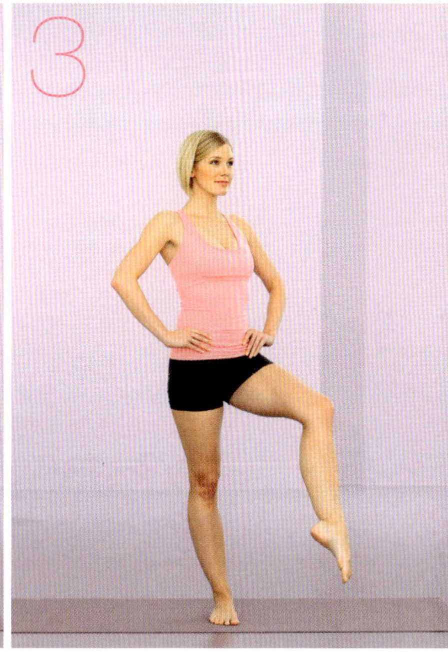

▲ **Equilíbrio** Balanço de Pernas, pág. 47

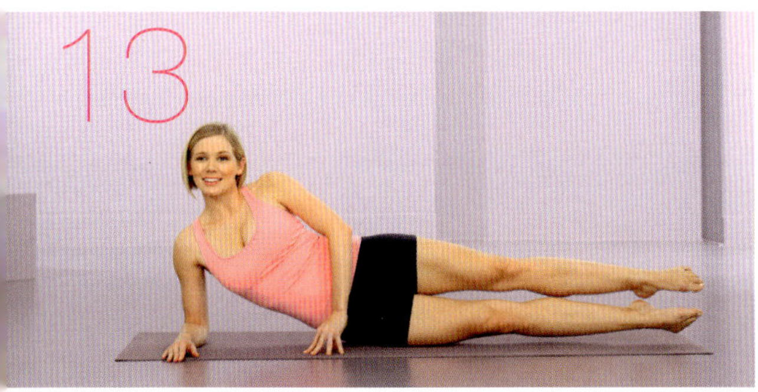

▲ **Coordenação** Círculos com as Pernas, pág. 52

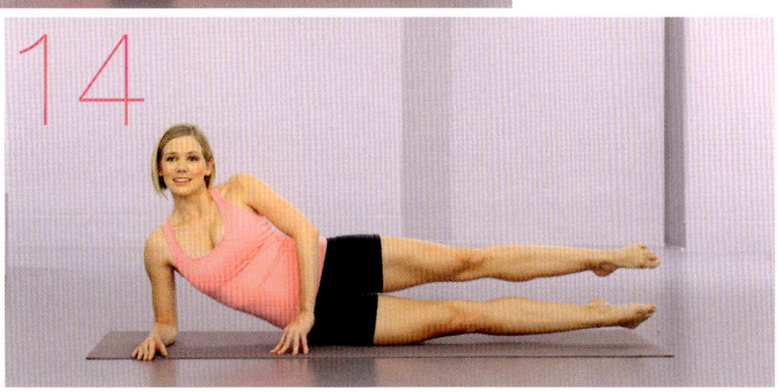

▲ **Coordenação** Círculos com as Pernas, pág. 52

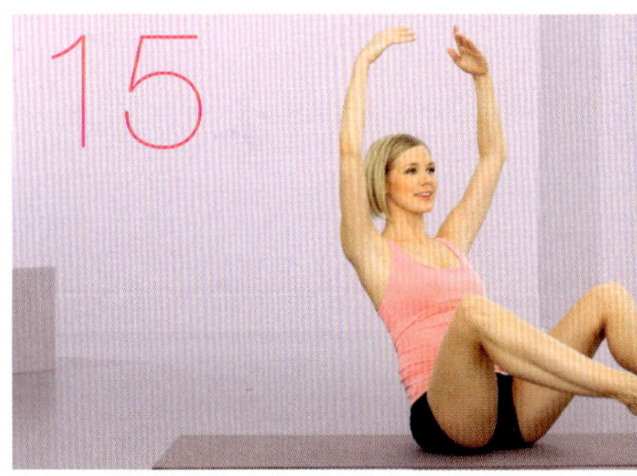

▲ **Sustentação** Equilíbrio em "O", pág. 53

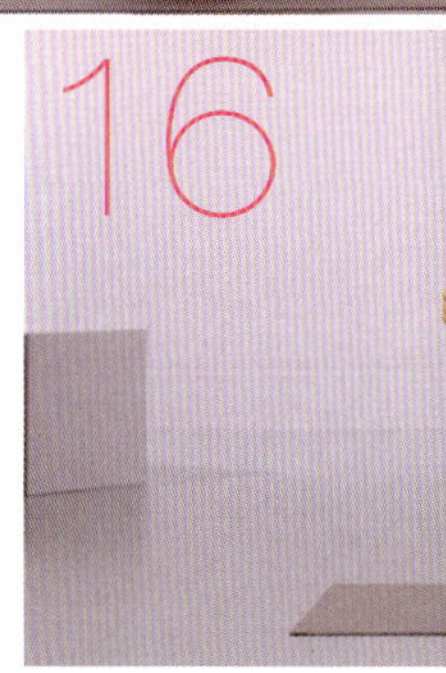

▲ **Sustentação** Equi

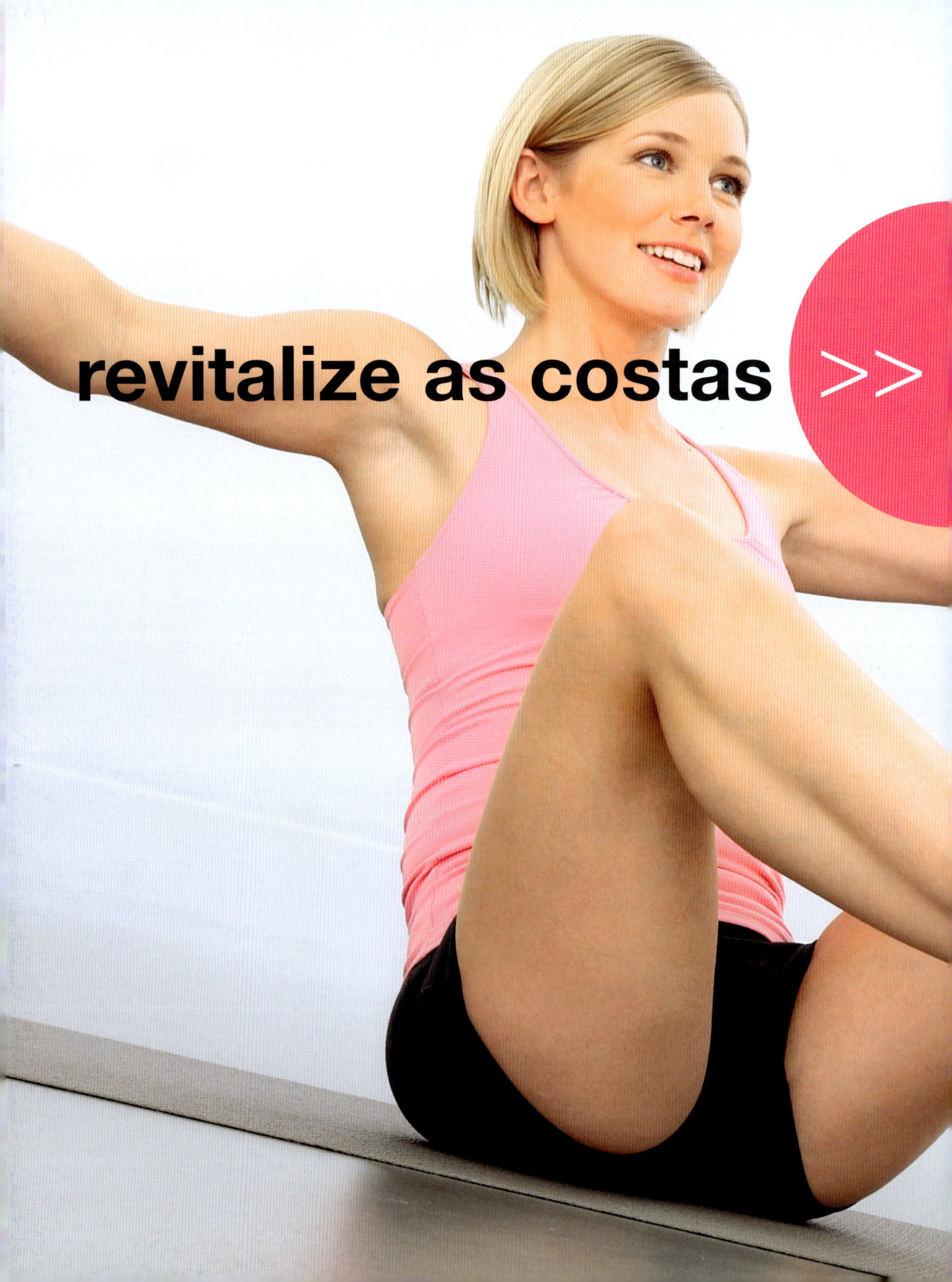

revitalize as costas >>

15 minutos **resumo**

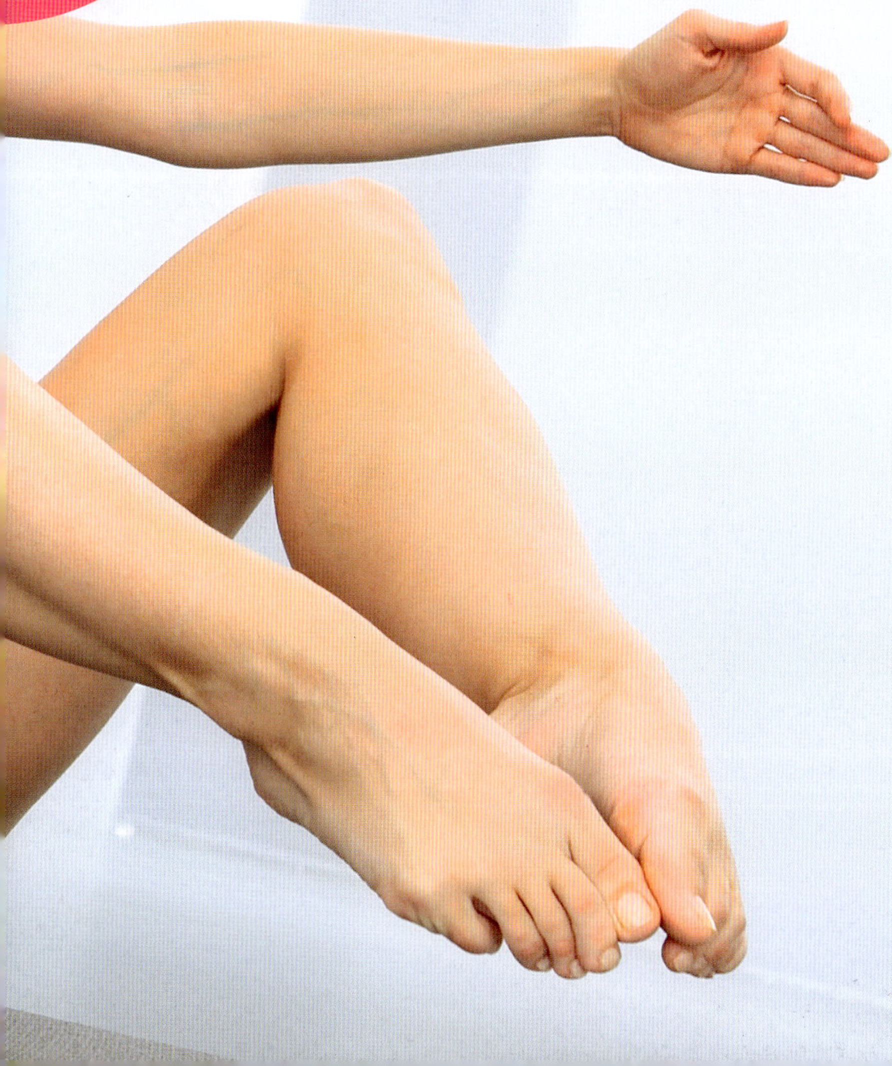

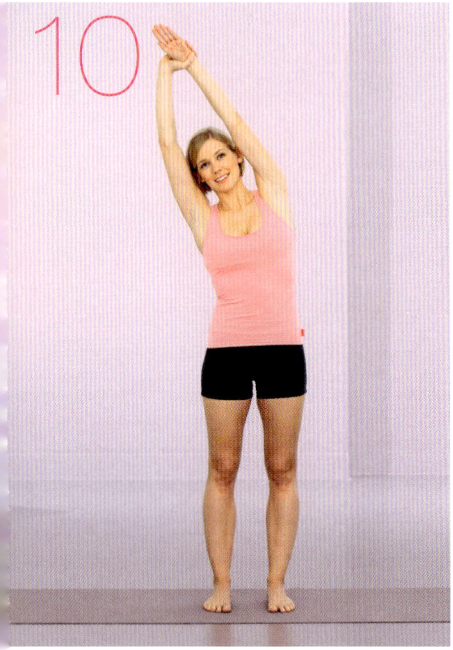

▲ **Alongamento** Crescimento Lateral 2, pág. 50

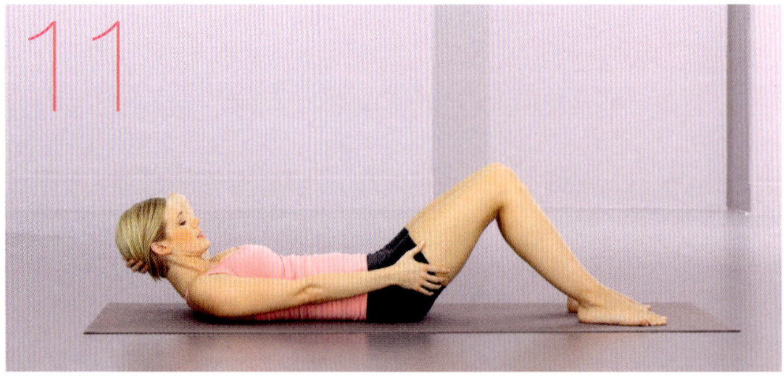

▲ **Centralização** Acariciando um Gato, pág. 51

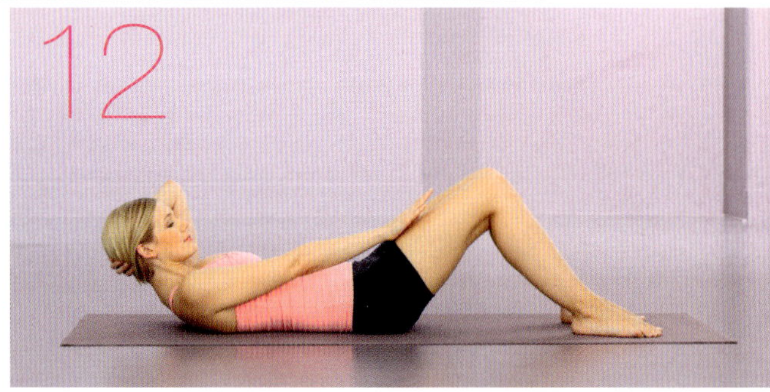

▲ **Centralização** Acariciando um Gato, pág. 51

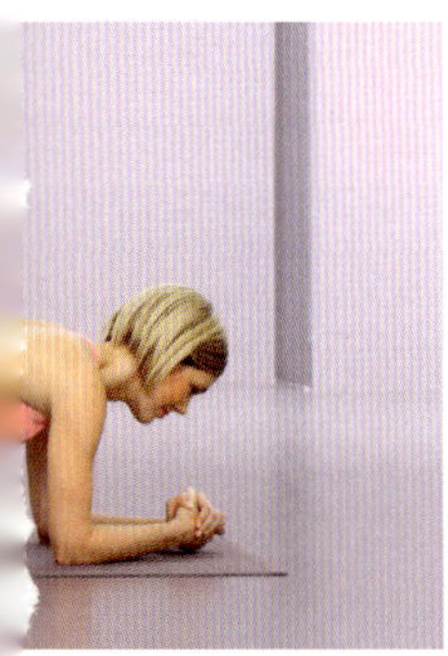

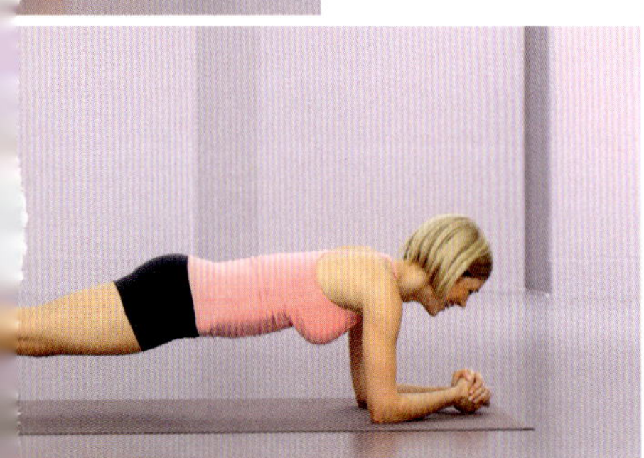

ɔs Cotovelos, pág. 56

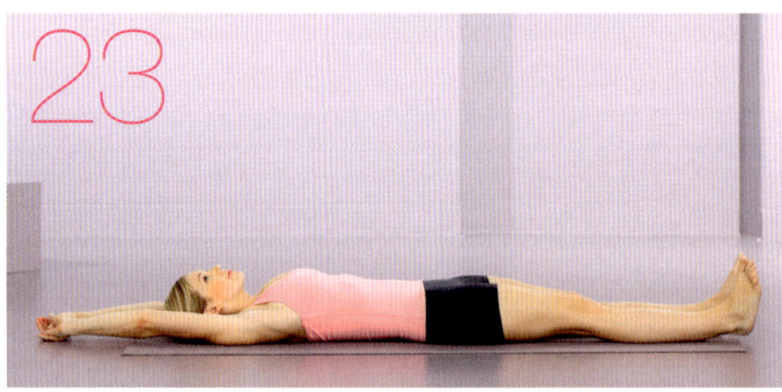

▲ **Centralização** Exercício em "C", pág. 57

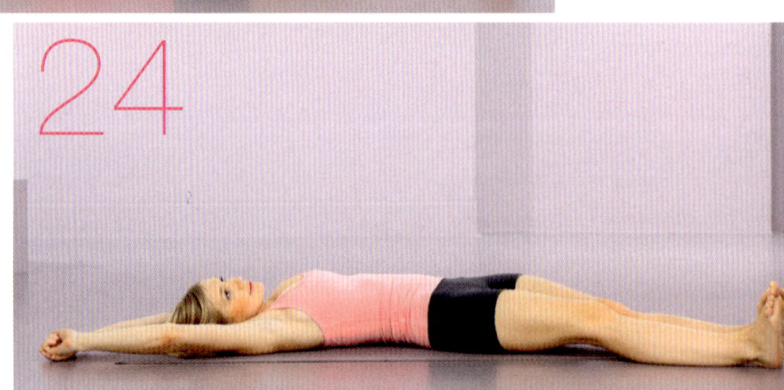

▲ **Centralização** Exercício em "C", pág. 57

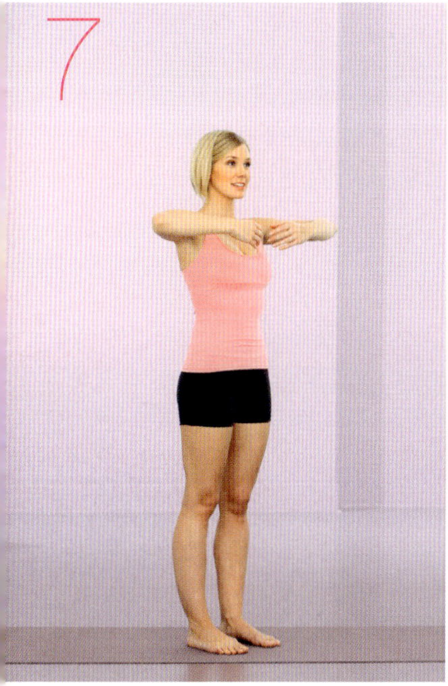

▲ **Abertura** Tapinhas no Peito, pág. 49

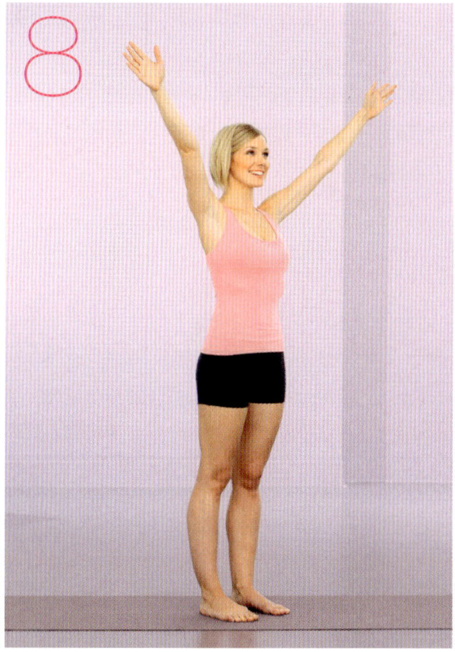

▲ **Abertura** Tapinhas no Peito, pág. 49

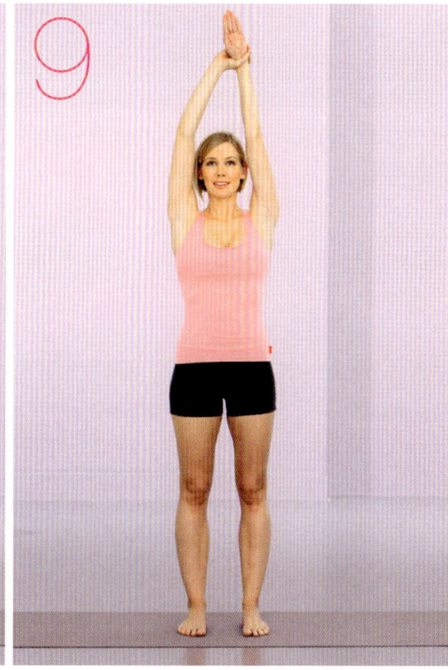

▲ **Alongamento** Crescimento Lateral 2, pág. 50

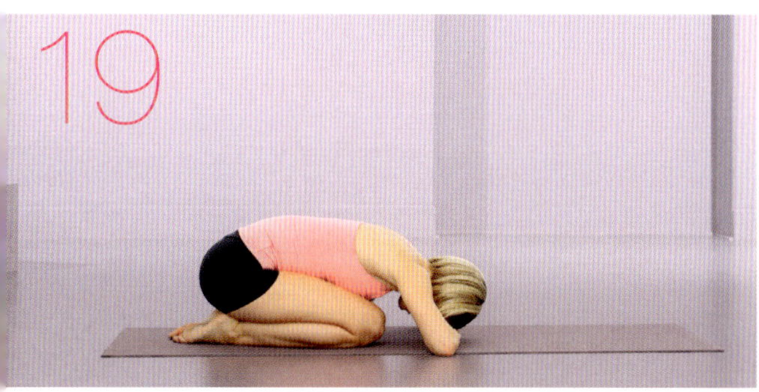

▲ **Desaceleração** Pausa para Descansar, pág. 55

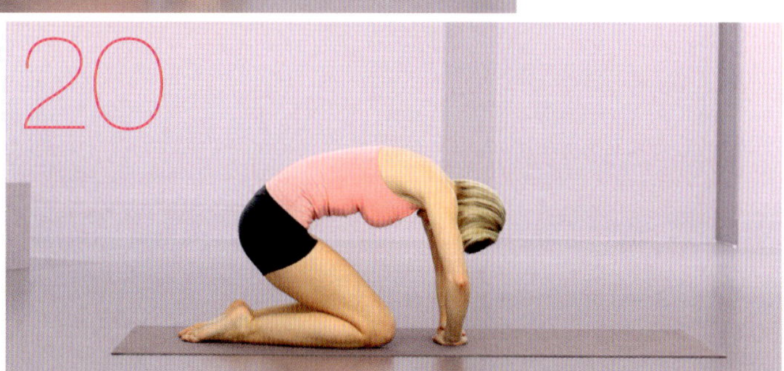

▲ **Desaceleração** Pausa para Descansar, pág. 55

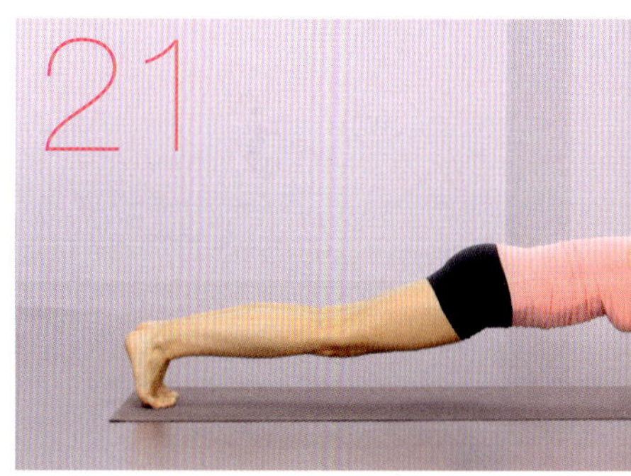

▲ **Força** Flexão com os Cotovelos, pág. 56

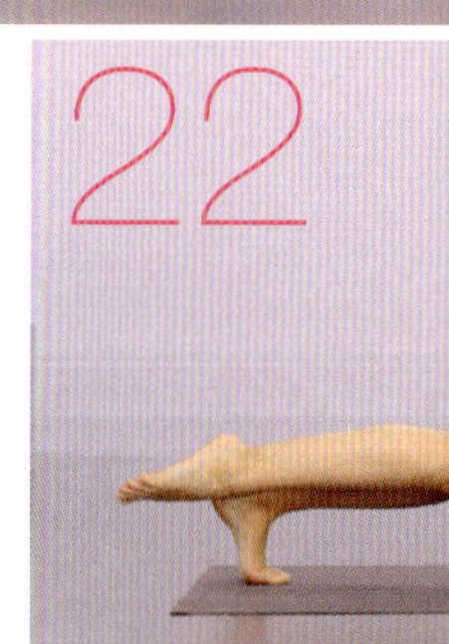

▲ **Força** Flexão com

>> **perguntas** mais freqüentes

A revitalização concentra-se na respiração e na oxigenação do corpo e das costas. A respiração apresenta nuanças sutis. Essas nuanças podem ser imperceptíveis para os outros, mas costumam ser importantes para os exercícios. Aprenda a se concentrar nelas enquanto se exercita e alcance um efeito mais profundo e duradouro no fortalecimento das costas!

>> Como o **balanço de braços** e o **balanço de pernas** podem ajudar a melhorar a respiração?

O simples fato de levantar e abaixar o braço força o ar para dentro e para fora dos pulmões e produz um efeito ondulatório nas vértebras da parte superior e média das costas. Comprove isso colocando os dedos na parte superior das costas logo abaixo do pescoço, na linha do ombro. Movimente o outro braço para cima e para baixo e sentirá uma sutil atividade muscular. O Balanço de Pernas gera atividade muscular em torno das vértebras da parte inferior das costas e força alterações na respiração.

>> Com que força devo bater no peito no exercício **tapinhas no peito**?

Dar tapinhas no peito estimula os pulmões e o coração. Também mobiliza levemente as articulações entre o osso esterno e as costelas. Quando você relaxa as articulações do esterno, também relaxa as partes superior e média das costas, uma vez que as costelas conectam os dois. Eu gosto de bater forte o suficiente de modo a produzir um som oco, mas isso requer certa prática. Vá somente até onde se sentir confortável. Os tapinhas são tapinhas, não murros. Eles não devem deixar hematomas.

>> Como o **acariciando um gato** pode me revitalizar?

Isso acontece graças ao efeito dominó. É uma ótima maneira de arredondar completamente as costas, permitindo trabalhar os músculos abdominais superiores. Esse exercício expande a parte média e superior das costas, o que, por sua vez, expande o diafragma – o principal músculo usado na respiração. A contração das partes superior e média das costas impede a parte posterior do diafragma de trabalhar adequadamente, diminuindo a reserva de oxigênio.

>> O **balançando o corpo** impede a respiração durante o exercício? O que devo fazer para que isso não aconteça?

É sempre um desafio e requer prática aprender a respirar enquanto está deitada sobre o abdômen. Além disso, ter de contrair o abdômen, levar os ísquios em direção aos calcanhares e fazer as linhas do sorriso pode parecer demais. Mas lembre-se que nosso desempenho varia e cada vez será diferente. Primeiro, alinhe o corpo antes de balançar. Quando balançar o corpo para a frente, será automático expirar pela boca. Quando se apoiar sobre as mãos, imagine a inspiração elevando os ombros. É mais natural expirar quando for balançar o corpo para a frente e inspirar quando elevar os ombros.

>> Tenho problema nos joelhos. Como posso fazer o **pausa para descansar** sem me apoiar neles?

Uma forma de modificar o exercício é ficar ajoelhada. Outra opção é deitar de lado e segurar os joelhos. Também é possível deitar de costas, segurar os joelhos e fazer pequenos círculos com eles.

>> Não entendo como o **flexão com os cotovelos** pode ajudar na revitalização. Outra dúvida: como ele usa a respiração?

Esse exercício é bastante intenso, desafia a respiração e aumenta a temperatura do corpo. Você precisa respirar mais forte apenas para manter a posição. Da mesma forma que os outros programas, o objetivo do Revitalize as Costas é prepará-la para os exercícios mais difíceis. Os exercícios anteriores terão trabalhado os músculos respiratórios, de modo que quando chegar neste exercício estará preparada. Se quiser modificá-lo, principalmente se perceber que está segurando a respiração, mantenha os dois pés apoiados no chão. Outra opção é manter os joelhos no chão.

15 minutos

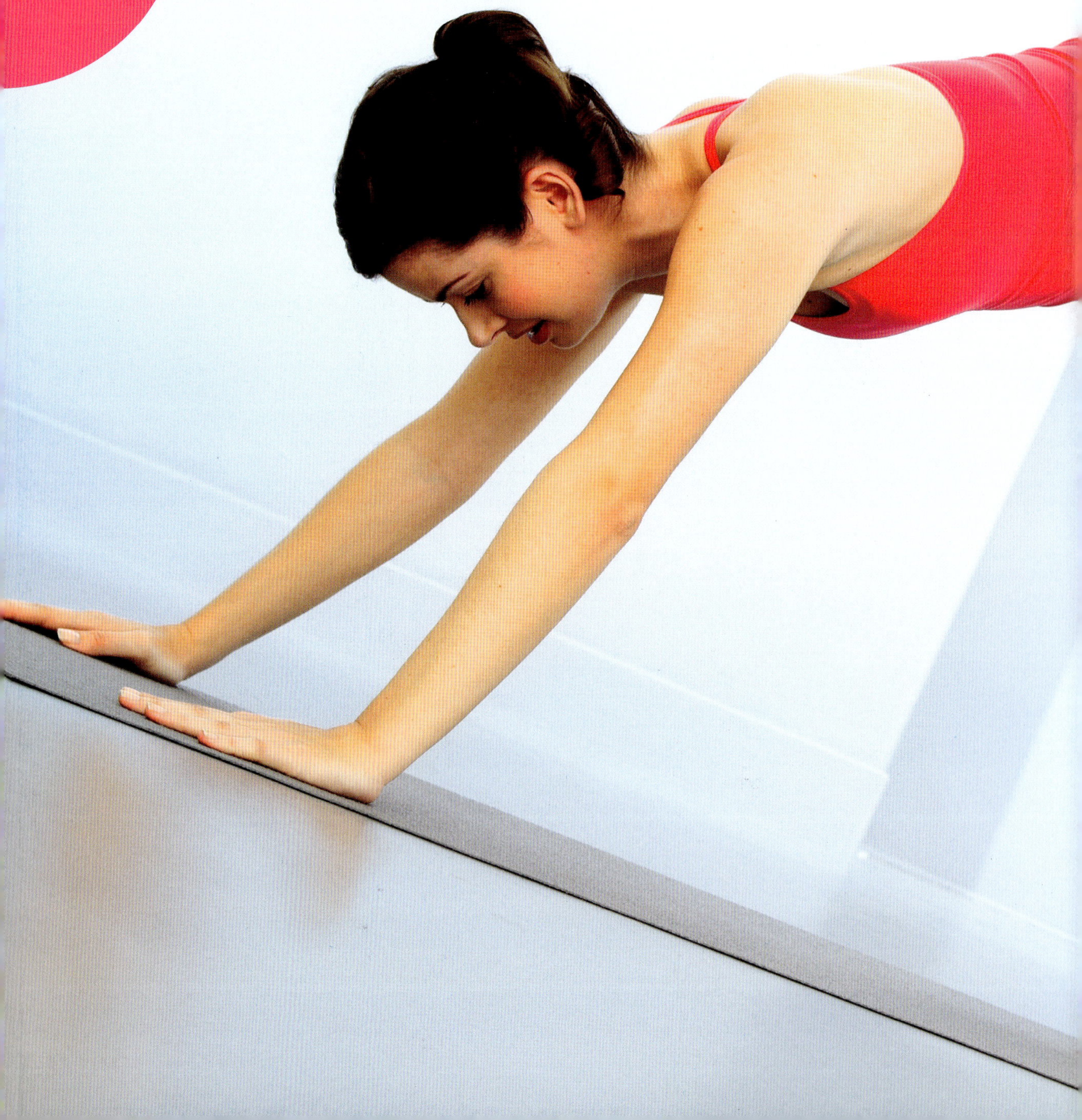

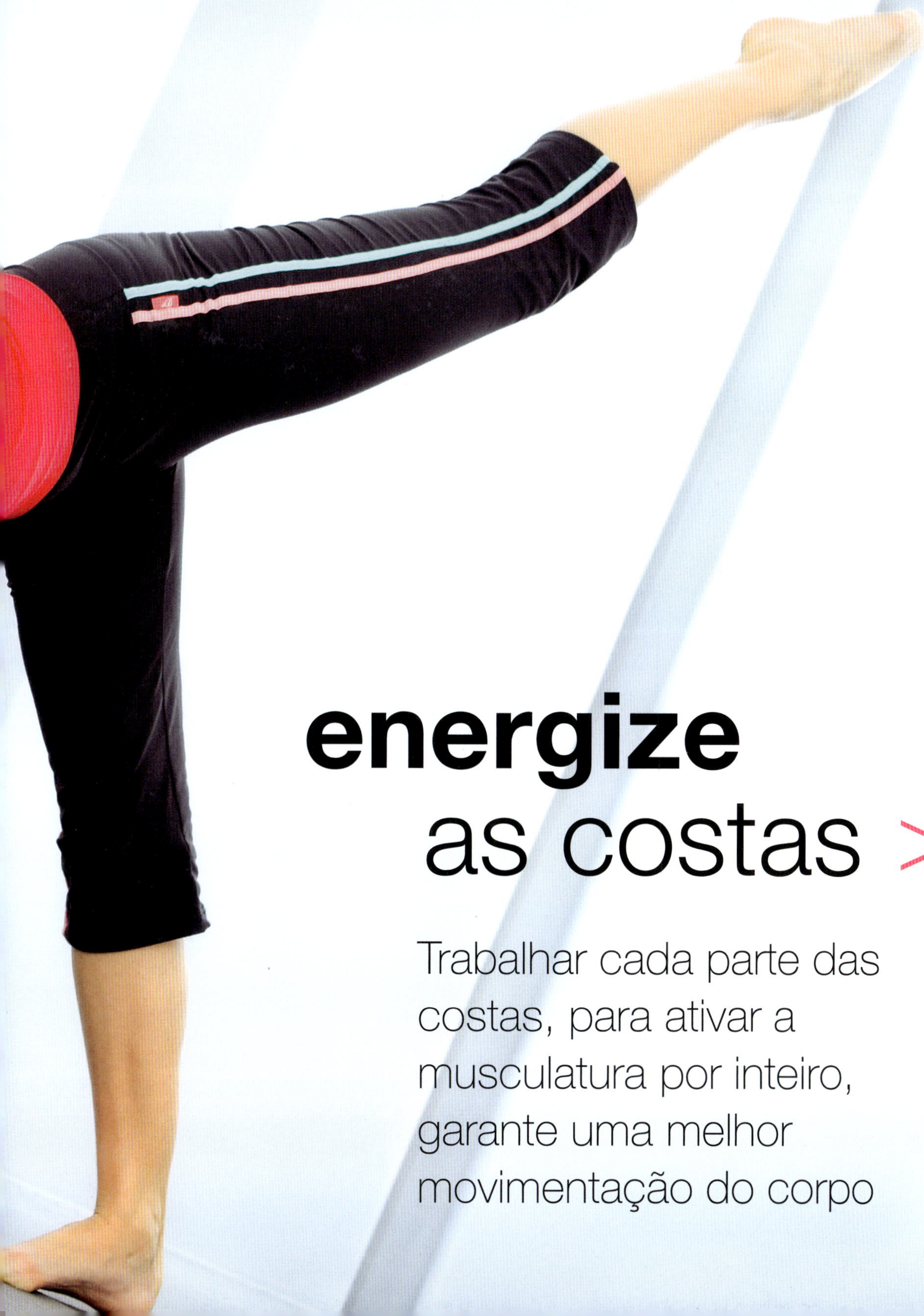

energize as costas >>

Trabalhar cada parte das costas, para ativar a musculatura por inteiro, garante uma melhor movimentação do corpo

>> **energize** as costas

A energização das costas significa o seu trabalho sem exagero ou abuso. A coluna é o comando central de todos os movimentos. Neste programa, ela será ativada completamente, como se cada célula muscular fosse conectada a um fio elétrico. Resultado: a melhor movimentação de todo corpo.

A melhor forma de energizar as costas é ativar e trabalhar todos os músculos. Fazemos isso coordenando a respiração com exercícios para a musculatura do abdômen e das costas. Invista neste programa se estiver em busca de desafios. Insista, mesmo que tenha de modificar os exercícios ou esforçar-se para fazer todas as repetições. Este programa é importante para iniciantes, pois aprenderão quais músculos precisam ser trabalhados para o fortalecimento das costas. Mas a nossa aula também trabalha as pernas, que estão ligadas e atuam com os músculos das costas e do abdômen. O resultado é o trabalho integrado do corpo todo.

Os exercícios

Os movimentos circulares de braços, quadril, punhos e joelhos energizam e preparam o corpo para os exercícios mais intensos de contração muscular. Os exercícios Elevação de Quadril e Natação são uns dos melhores para o fortalecimento das costas. Modifique o Elevação de Quadril afastando as pernas e pressionando os pés para baixo enquanto eleva o quadril. Pressionar os pés e o antebraço para baixo, especialmente lateralmente, exerce mais pressão sobre os ossos. Quanto mais pressão exercemos sobre eles, mais fortalecidos ficarão. As viagens espaciais demonstraram os efeitos nocivos da ausência de pressão atmosférica sobre a densidade óssea. Portanto, intensifique os exercícios e não se arrependerá quando levar um tombo. O exercício Natação gera resistência. Se as suas costas ficarem rígidas, pare, respire, relaxe e só então comece novamente. O exercício Compressões trabalha toda a parte da frente do corpo e ativa a musculatura das costas e do abdomên. Para o alinhamento e coordenação desses músculos e da parte interna das coxas – nossa "segunda coluna" –, faça os exercícios Abdominais em Posição Inicial e Abdominais Cachorrinho.

>> **dicas** para energizar as costas

- **Sinta as costas cada vez mais**. Veja se consegue identificar cada parte delas.
- **Respire conscientemente** durante as partes mais intensas dos exercícios.
- **Sinta** tanto o lado direito quanto o lado esquerdo do corpo durante os exercícios.
- **Imagine um fio condutor** ligando os pensamentos conscientes aos movimentos de cada exercício. Isso aumentará a relação corpo-mente, energizando completamente as costas.

Quando as costas estão energizadas, os músculos trabalham ativa e intensamente junto com os músculos do abdômen e das pernas, assegurando uma boa movimentação do corpo todo.

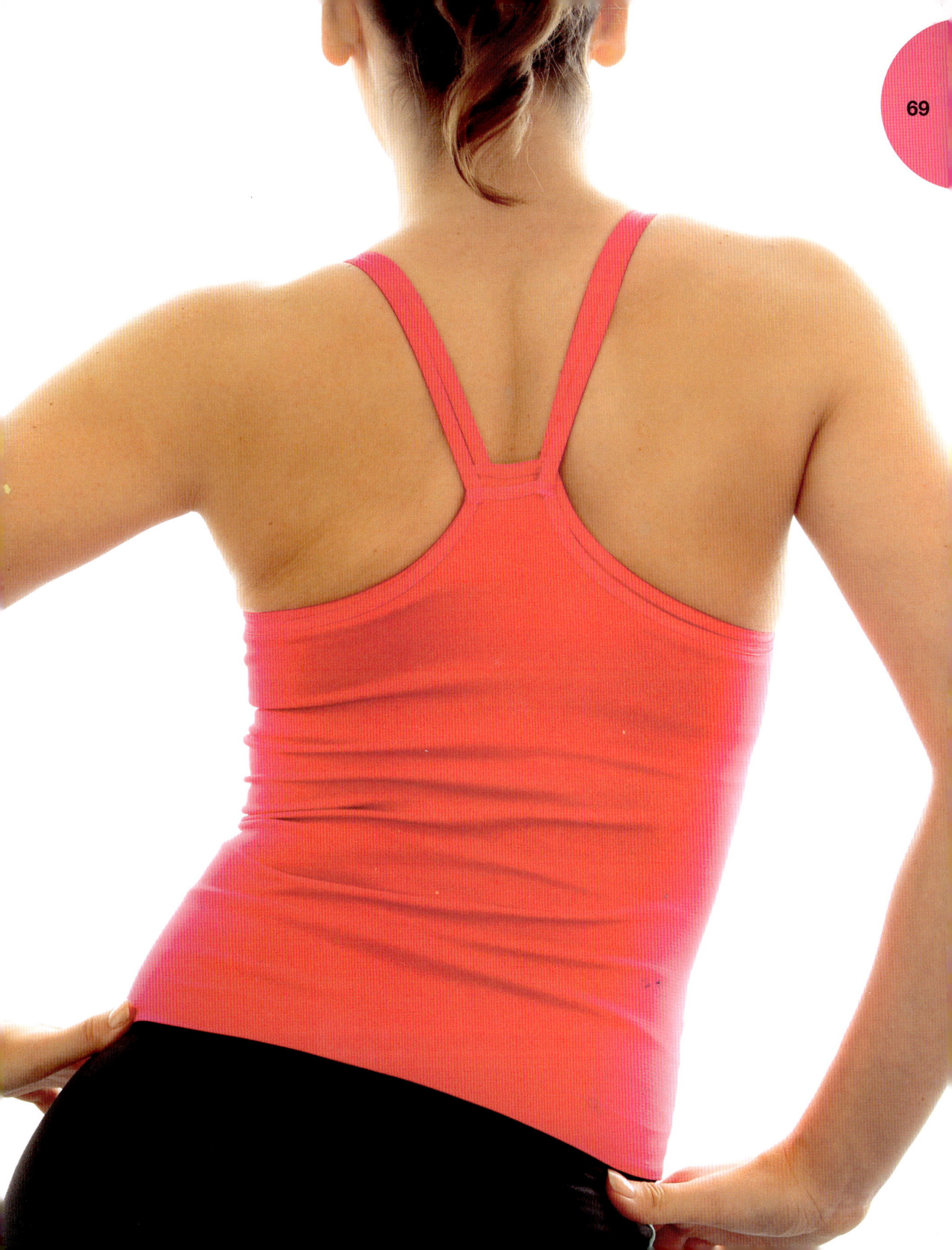

>> **aquecimento** círculos com os braços

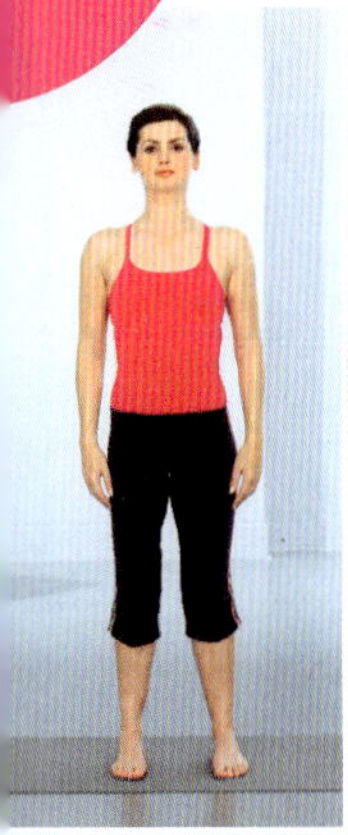

1 Fique em pé, pernas afastadas na largura dos ombros. Eleve os braços acima da cabeça e entrelace os dedos. Alongue os ísquios em direção ao chão. Faça 4 movimentos circulares com os braços. Retorne ao centro.

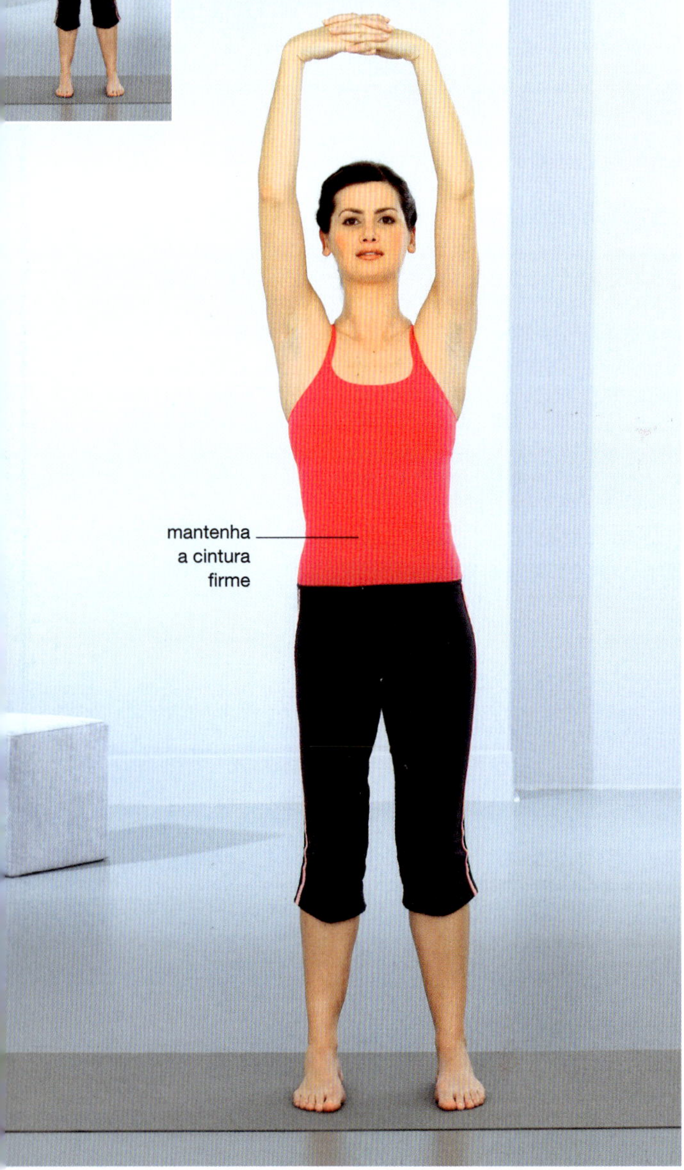

2 Faça o mesmo movimento 4 vezes com as mãos no sentido contrário, como se estivesse desenhando círculos no teto. Repita o movimento 4 vezes para cada lado. Traga os braços para baixo.

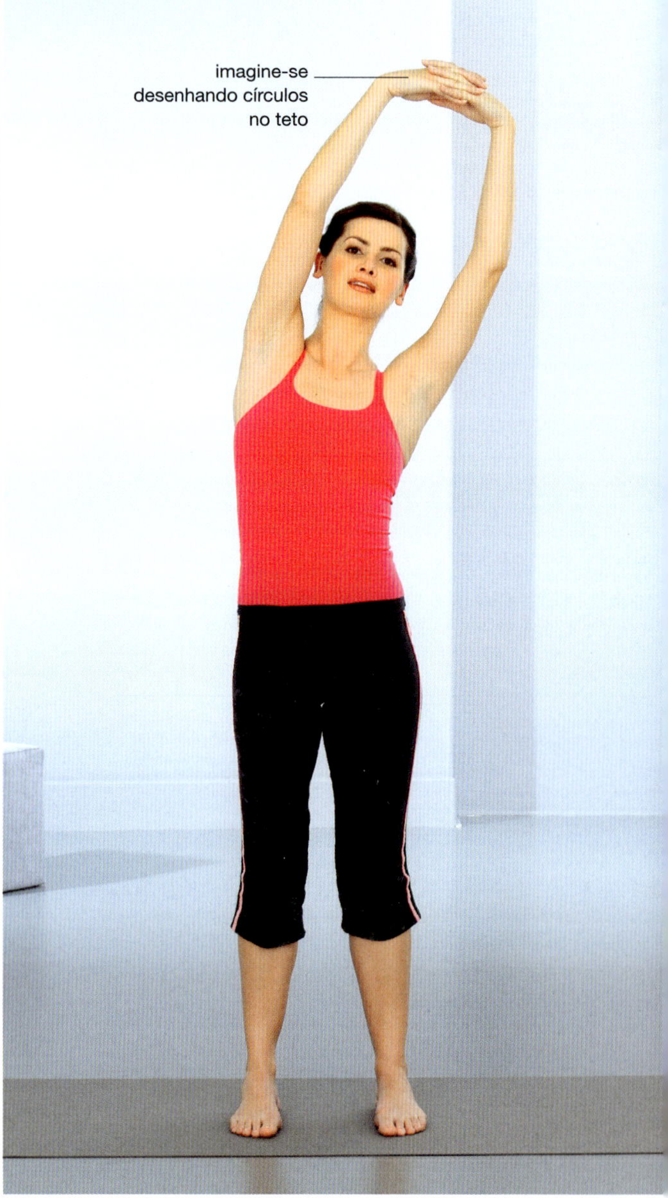

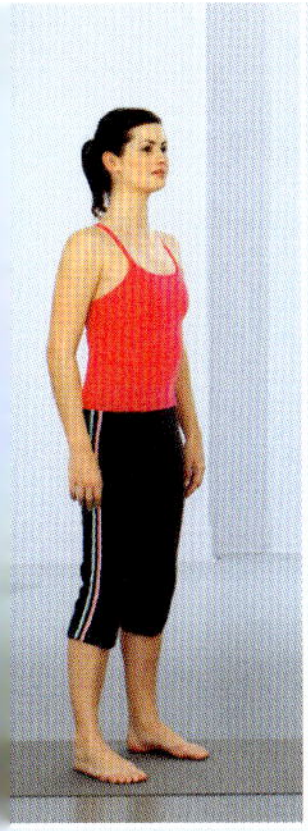

3 Fique de pé, pernas afastadas na largura dos ombros. Coloque as mãos no quadril. Comece mexendo o quadril em movimentos circulares. Repare que os joelhos também acompanham os movimentos. Mantenha-os um pouco flexionados. Deixe a cintura firme. Faça 5 movimentos circulares com o quadril para um mesmo lado.

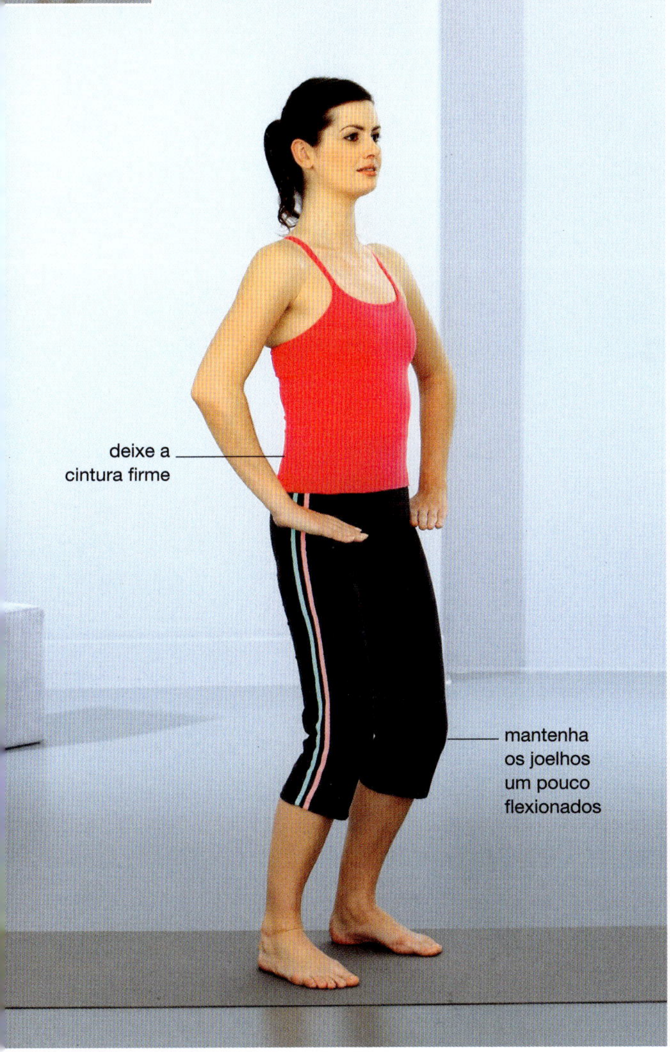

4 Em seguida, faça 5 movimentos circulares com o quadril para o outro lado. Repita o movimento mais 5 vezes para cada lado.

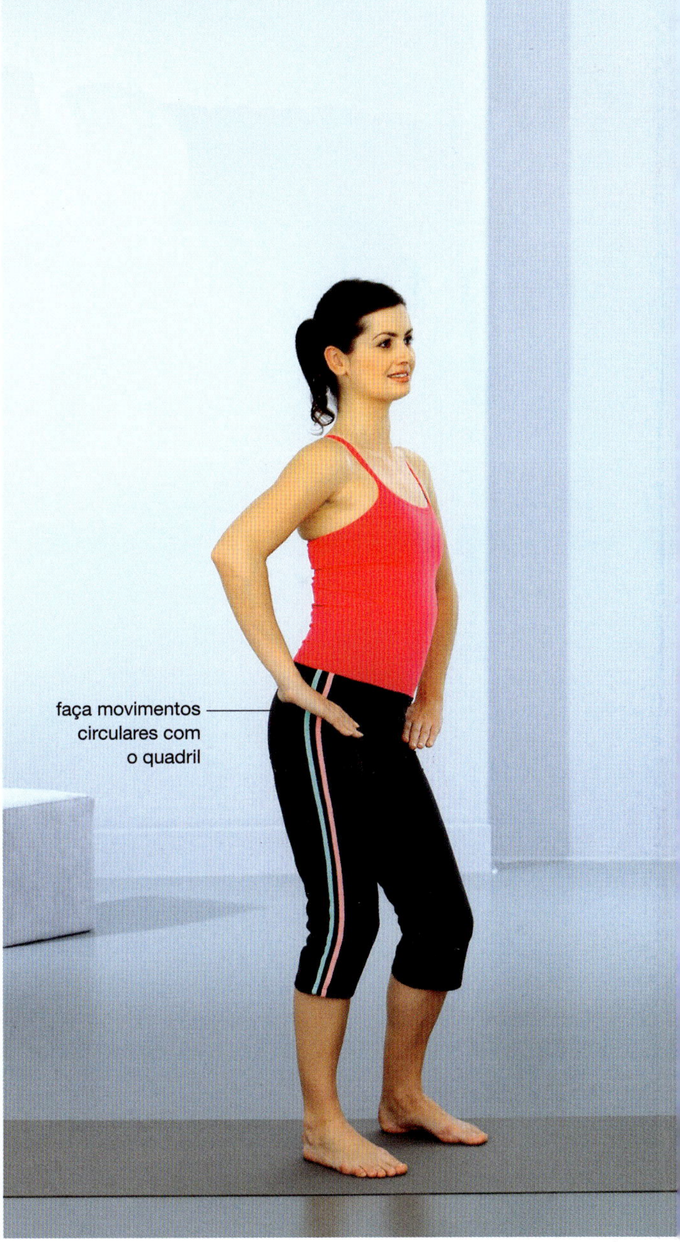

>> **equilíbrio** círculos com os tornozelos

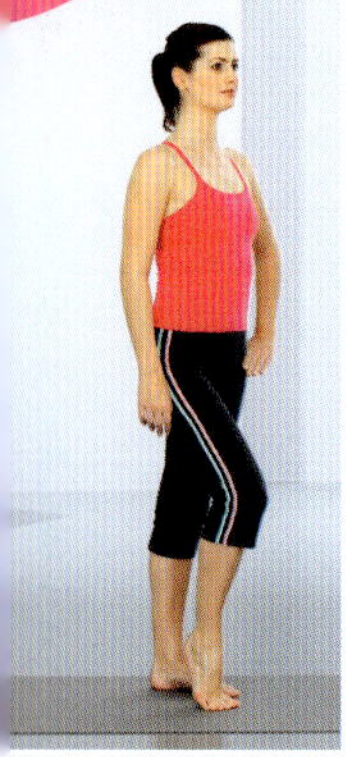

5 Fique de pé, pernas afastadas na largura dos ombros. Apóie a mão esquerda no quadril. Apóie-se devagar sobre a perna esquerda, eleve a perna direita e equilibre-se nessa posição. Contraia o abdômen e o bumbum para se equilibrar melhor ou segure em uma cadeira. Pressione o pé esquerdo contra o chão.

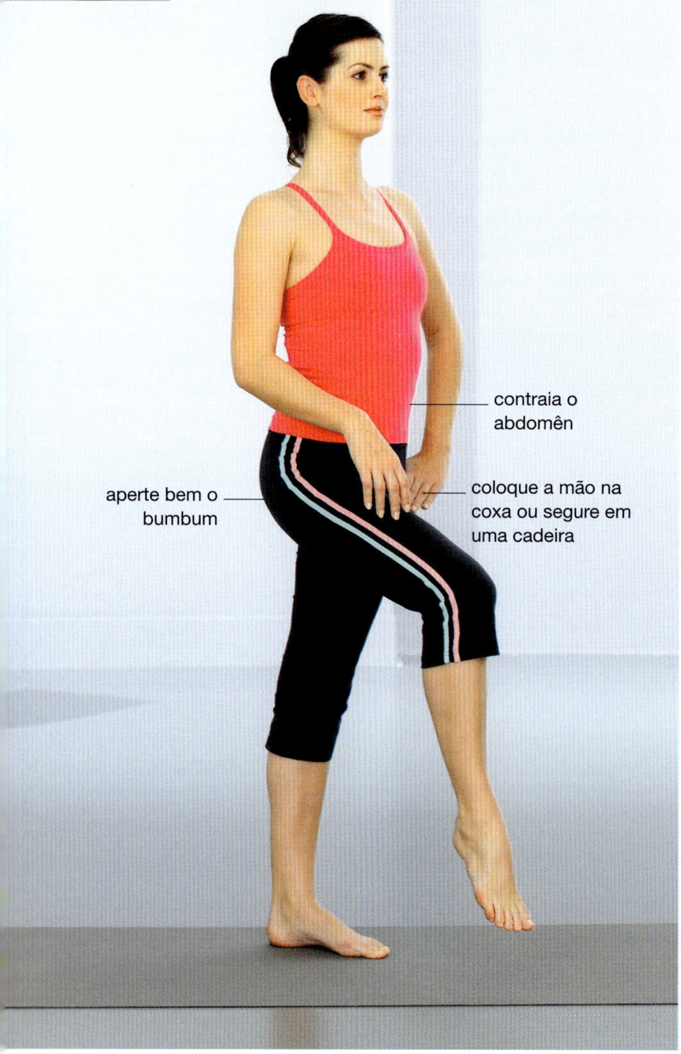

6 Faça movimentos circulares com o tornozelo direito e o punho direito ao mesmo tempo. Realize 5 movimentos circulares para um lado e 5 para o outro. Repita mais uma vez. Troque de perna e faça o exercício com a mão e o pé esquerdos.

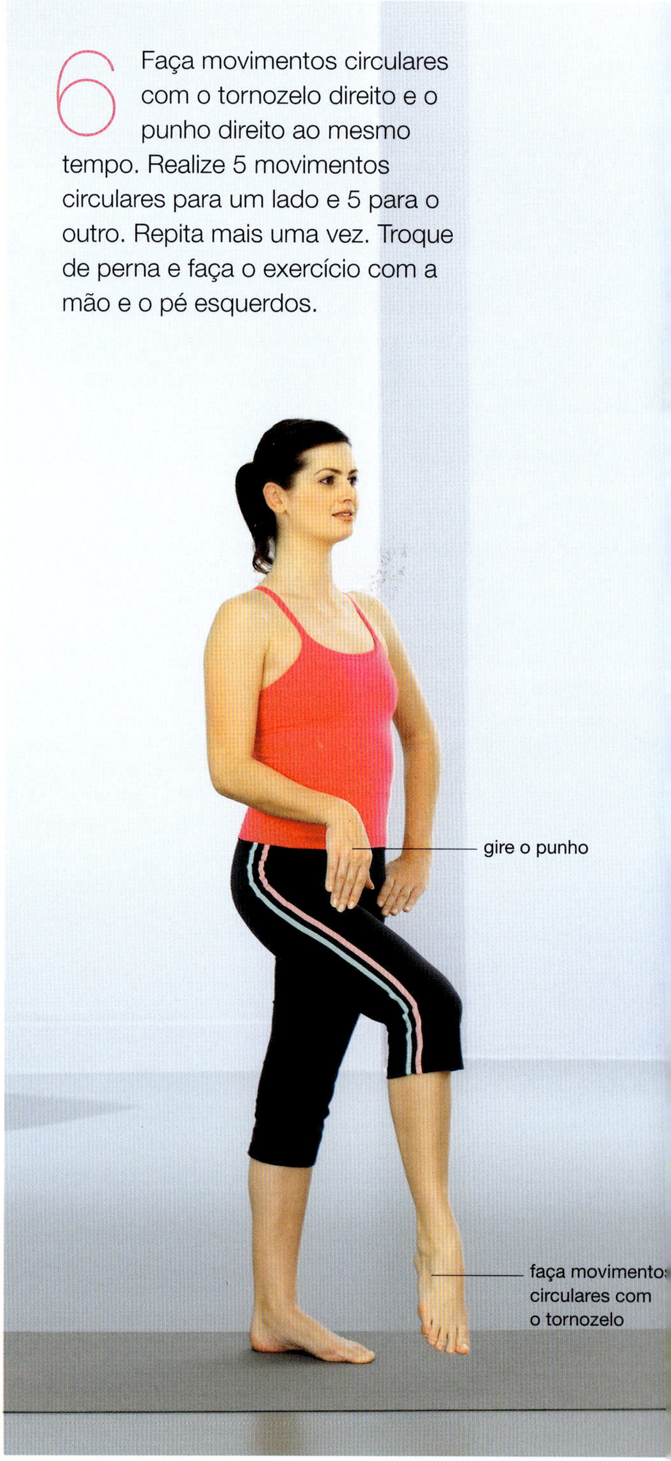

>> **alongamento** abertura de peito

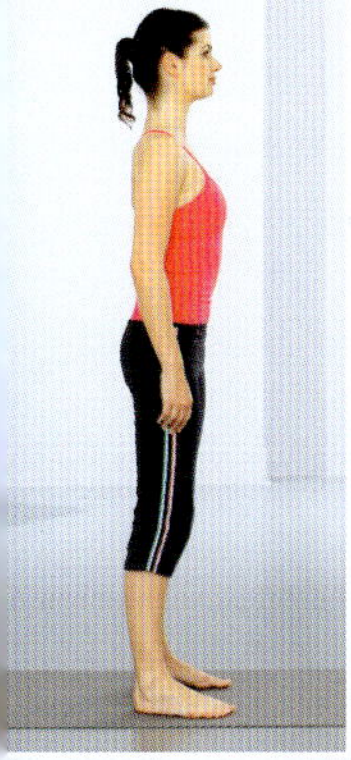

7 Deixe a coluna reta e os pés afastados pouco menos que a largura do quadril. Mantenha a cabeça na linha do quadril. Contraia o abdômen, como se levasse o umbigo em direção à coluna. Feche as mãos e apóie os nós dos dedos na parte inferior das costas. Inspire enquanto eleva o peito diagonalmente em direção ao teto.

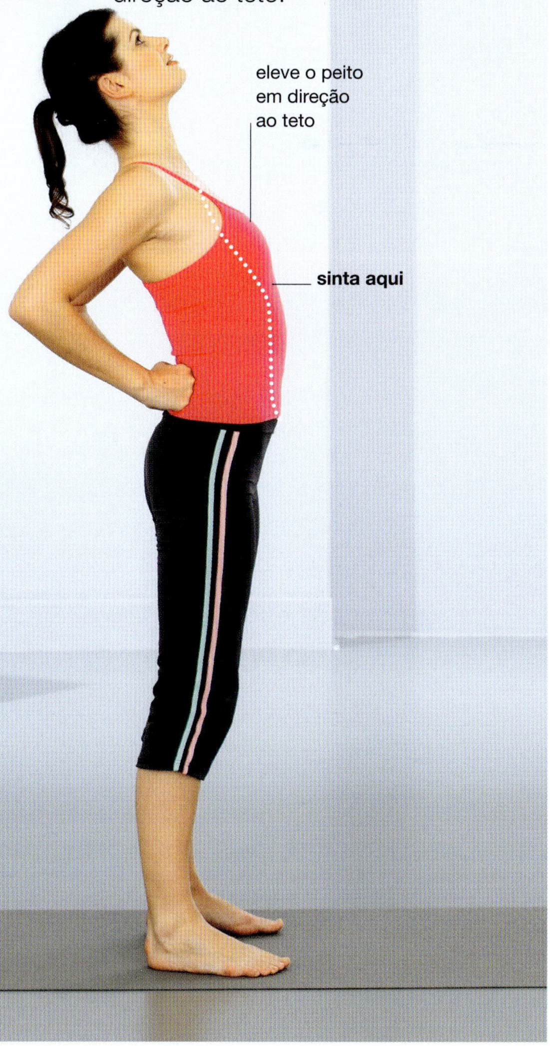
eleve o peito
em direção
ao teto
sinta aqui

8 Expire, retorne à posição inicial e olhe novamente para a frente. Repita o exercício mais 3 vezes, inspirando enquanto eleva o peito em direção ao teto e expirando para retornar. Enquanto eleva o peito, imagine um gancho puxando-o em direção ao teto.

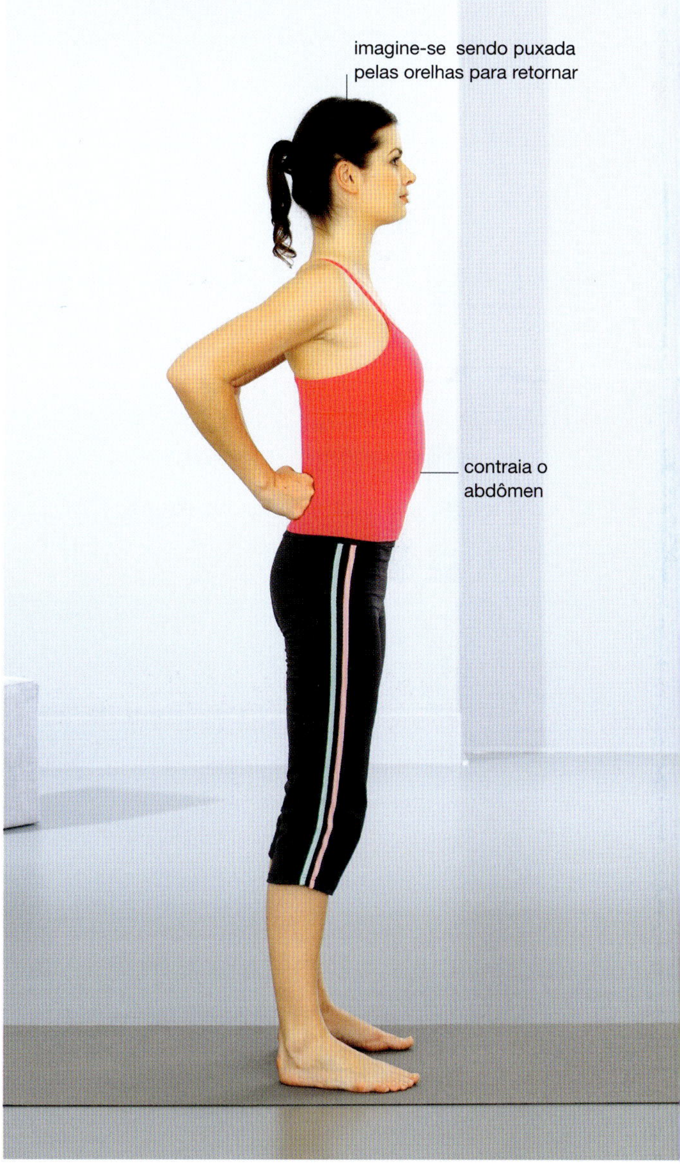
imagine-se sendo puxada
pelas orelhas para retornar
contraia o
abdômen

alongamento crescimento lateral 3

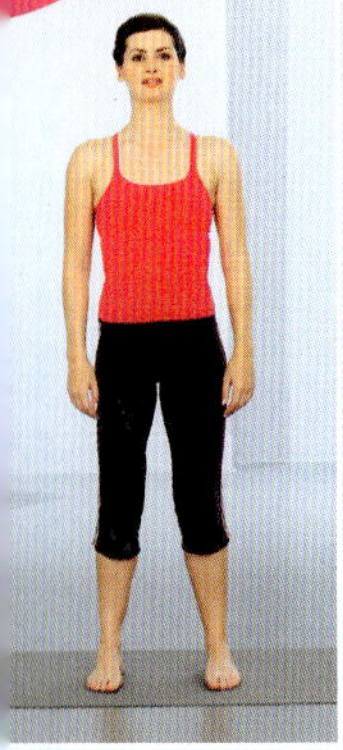

9 Deixe os pés afastados na largura do quadril. Contraia o abdômen, empurre o umbigo em direção à coluna e os ísquios para baixo. Flexione um pouco os joelhos. Eleve o braço direito, apontando os dedos em direção ao teto.

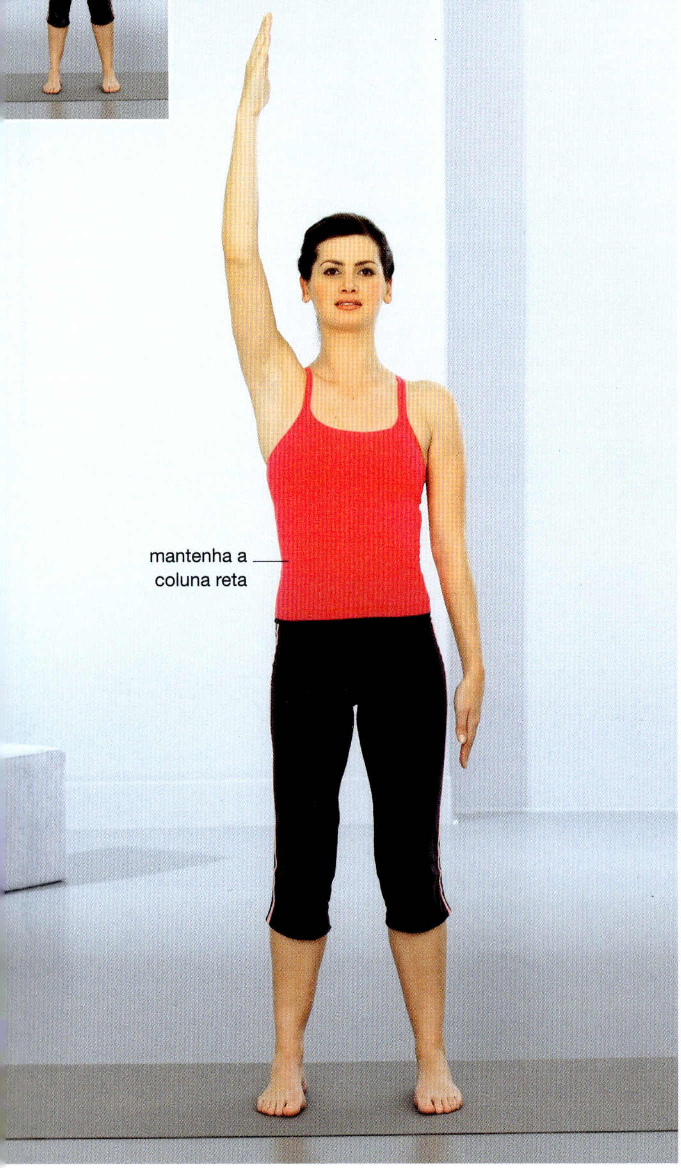

10 Olhe para baixo à esquerda e deixe os dedos da mão esquerda apontados para o chão. Enquanto isso, aponte os dedos direitos para o alto. Alongue todo o lado direito do corpo. Inspire e expire 2 vezes e retorne ao centro. Repita do outro lado.

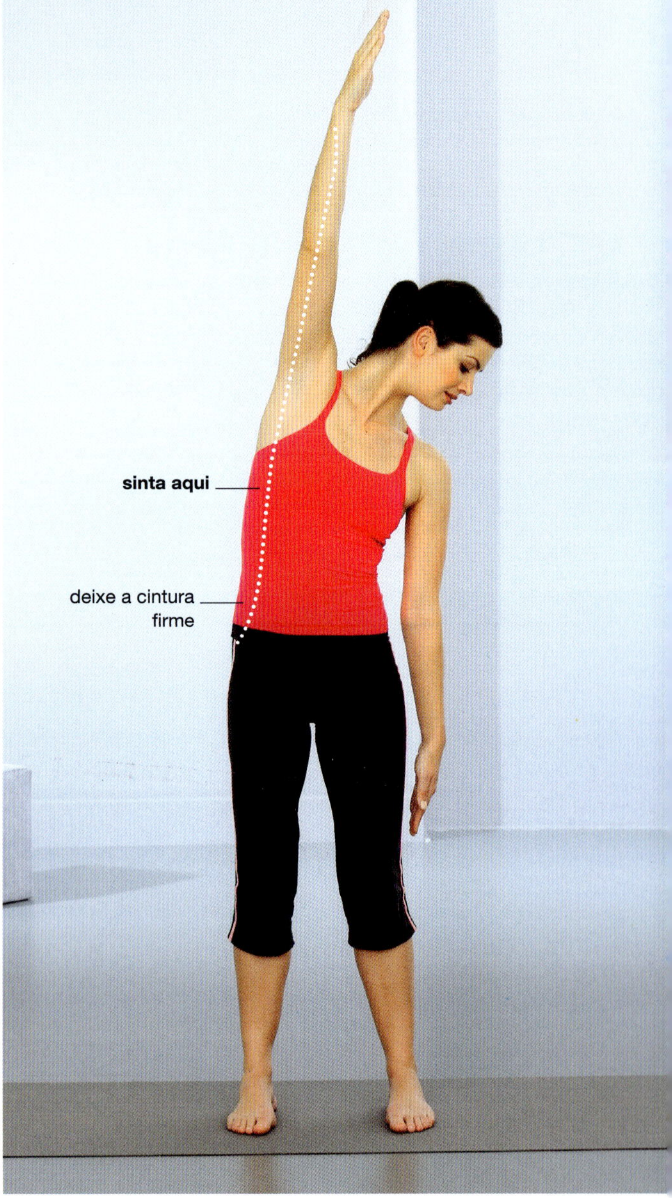

>> **articulação** compressões

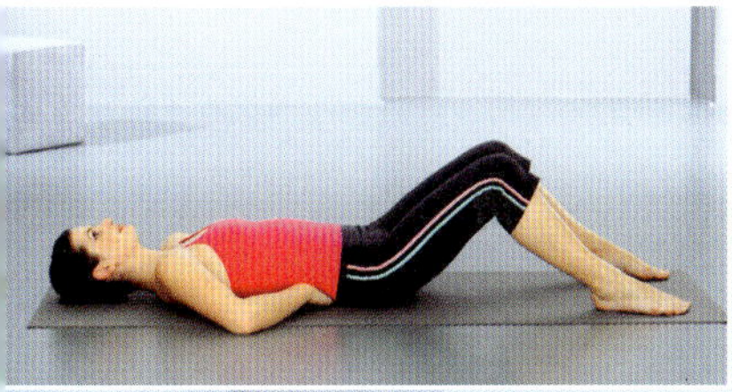

11 Deitada de costas, mantenha os joelhos flexionados e a sola dos pés no chão. Os pés deverão estar afastados na largura dos ombros. Coloque as mãos na região púbica e no abdômen para sentir o movimento. Comprima as costas no chão em seqüência: primeiro, a região púbica; depois, a parte inferior das costas; e então, a parte média das costas. Empurre o umbigo em direção à coluna durante o movimento.

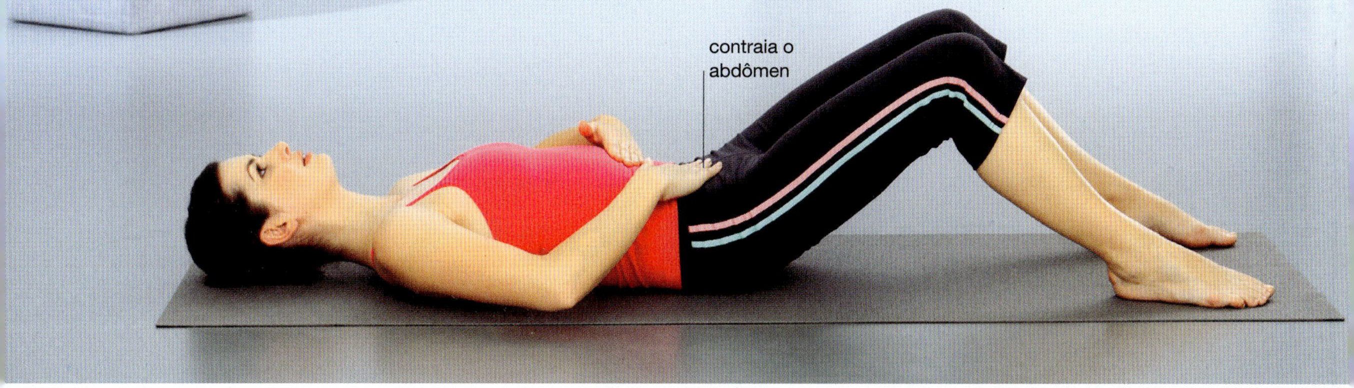

12 Pressione bem as costas no chão. Abaixe um pouco, o queixo, fazendo uma leve compressão. Segure contando até 4. Relaxe e repita. Alongue as pernas no chão e leve os braços para trás da cabeça. Repita as compressões nessa posição 4 vezes e relaxe.

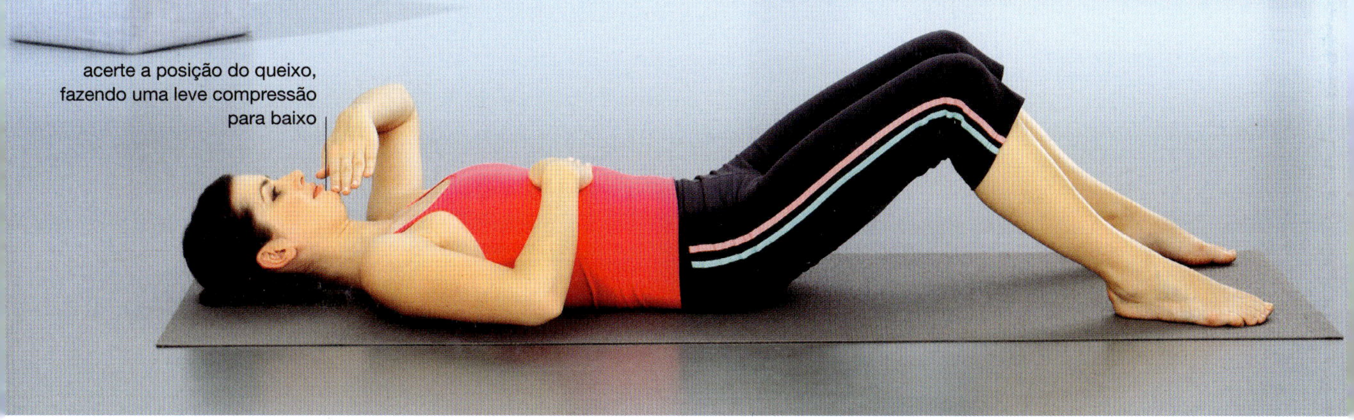

>> **coordenação** abdominais cachorrinho

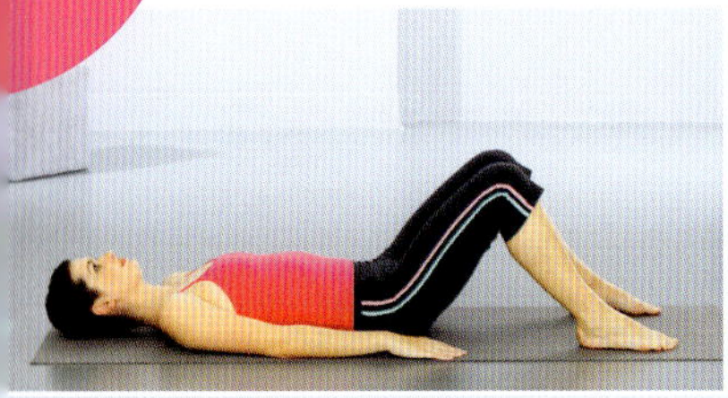

13 Deitada de costas, deixe os joelhos flexionados e os braços na lateral do corpo. Segure firme os músculos abdominais e eleve as pernas com as canelas paralelas ao chão. Flexione os cotovelos, deixando a palma das mãos para cima. Esta é a posição de cachorrinho.

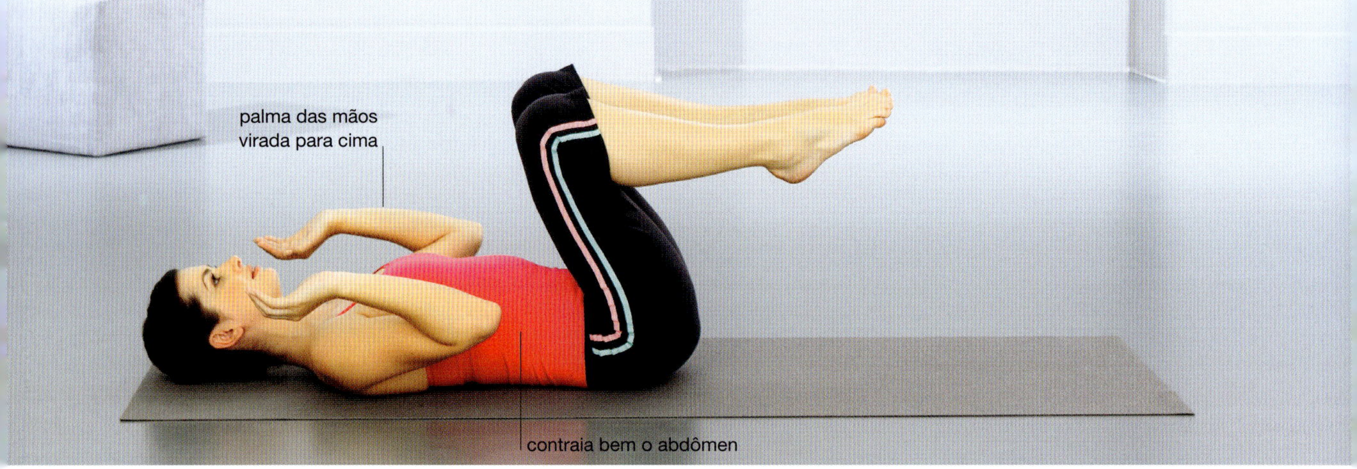

14 Expire, eleve a cabeça, olhe para a região da virilha e alongue os braços na lateral do corpo. Ao mesmo tempo, estenda a perna para o alto, formando um “V”, mantendo-as afastada um pouco mais que a largura dos ombros. Inspire e retorne à posição anterior. Repita o exercício mais 3 vezes.

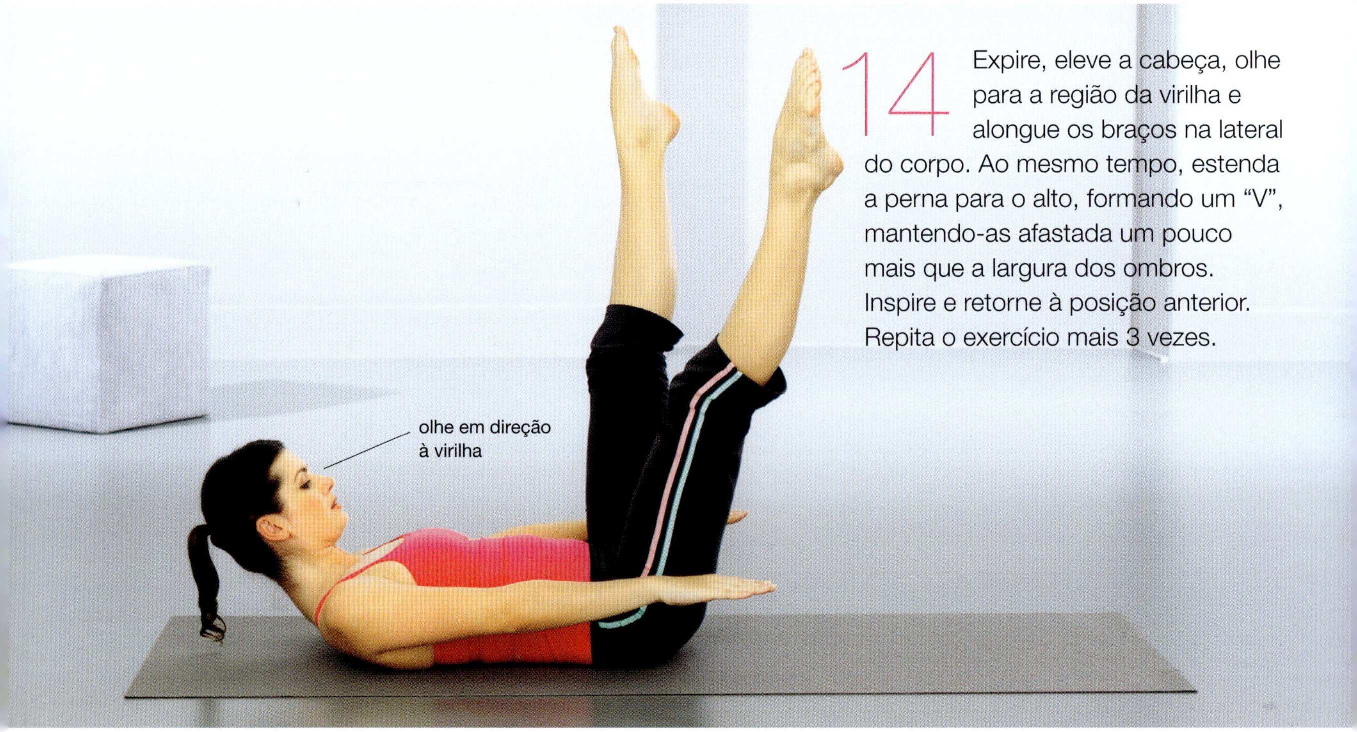

>> **opostos** abdominais em posição inicial

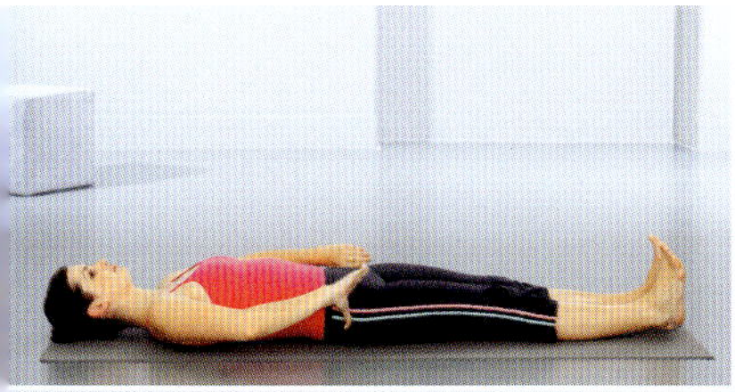

15 Deitada, flexione os pés. Afaste um pouco as pernas. Coloque as mãos na articulação do quadril. Eleve a cabeça e certifique-se de que seu corpo esteja alinhado. Mantenha a cabeça elevada para iniciar o exercício.

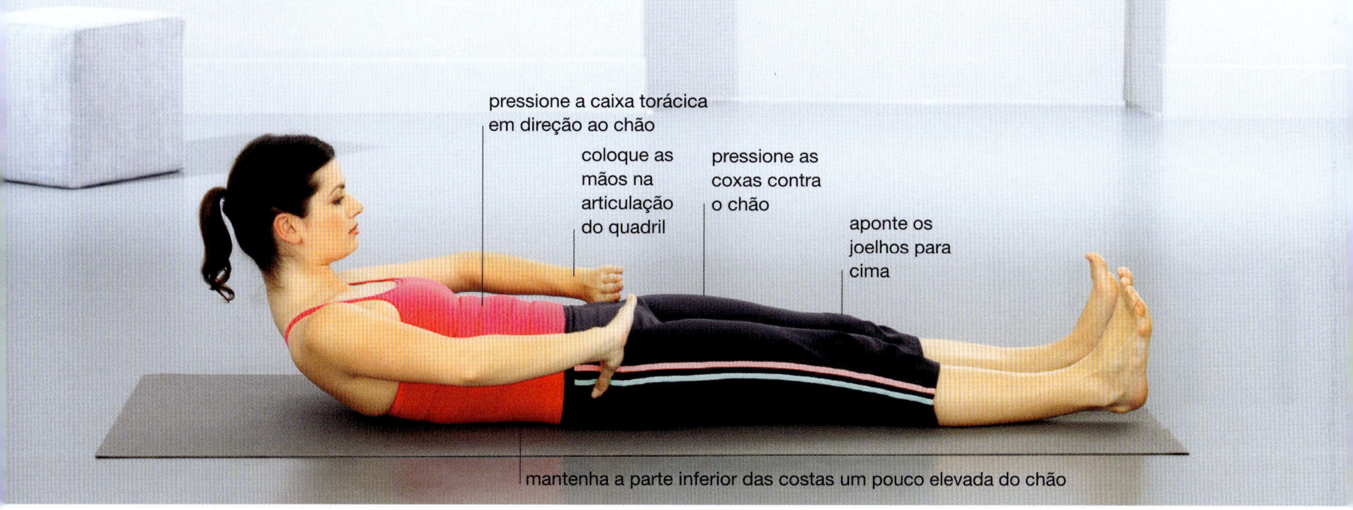

16 Expire enquanto abaixa a cabeça e arrasta as pernas para o centro. Pressione uma perna contra a outra contando até 8. Repita o movimento de elevar a cabeça afastando as pernas e abaixar a cabeça juntando as pernas mais 2 vezes.

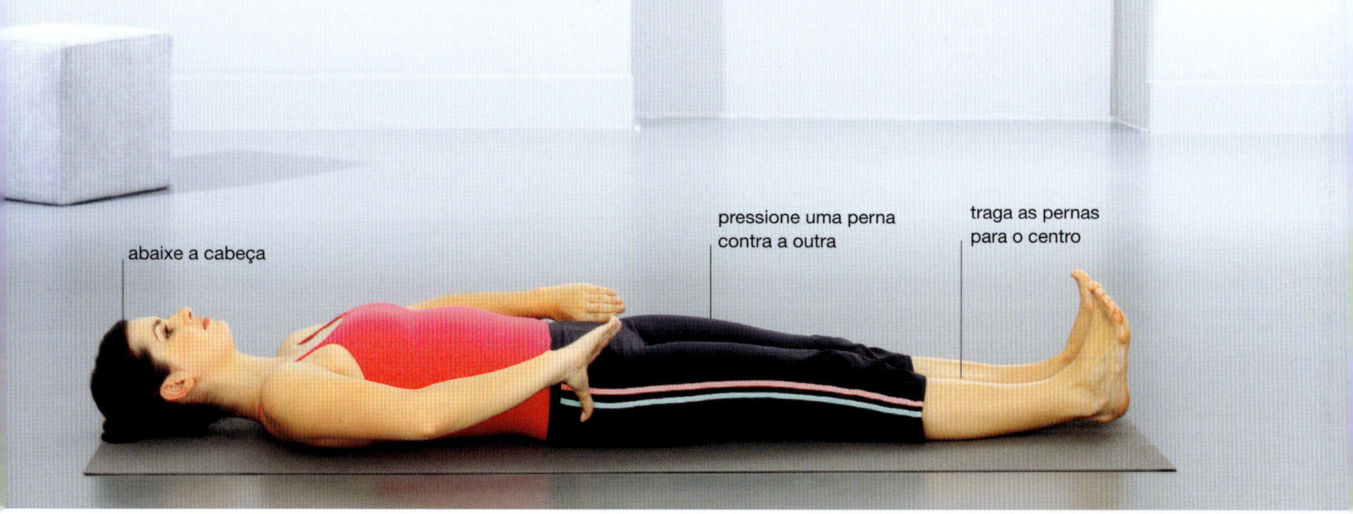

>> **força** elevação de quadril

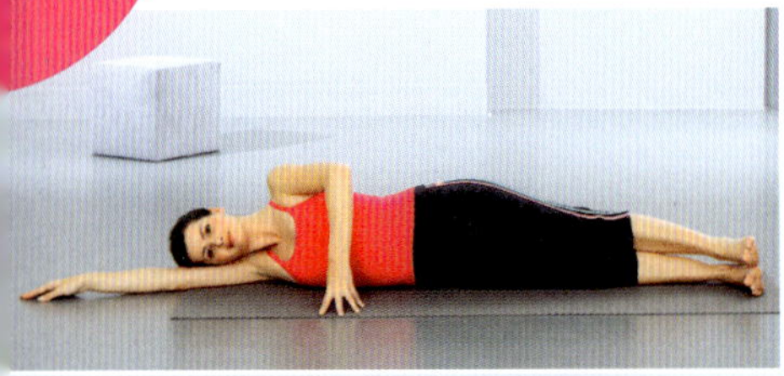

17 Apóie-se na lateral direita do corpo com o braço direito estendido no chão. Use a mão esquerda para se equilibrar e apóie-se no antebraço direito. Mantenha as pernas juntas. Flexione os pés. Empurre o umbigo em direção à coluna. Se tiver dificuldade para se equilibrar, afaste as pernas formando um “V”.

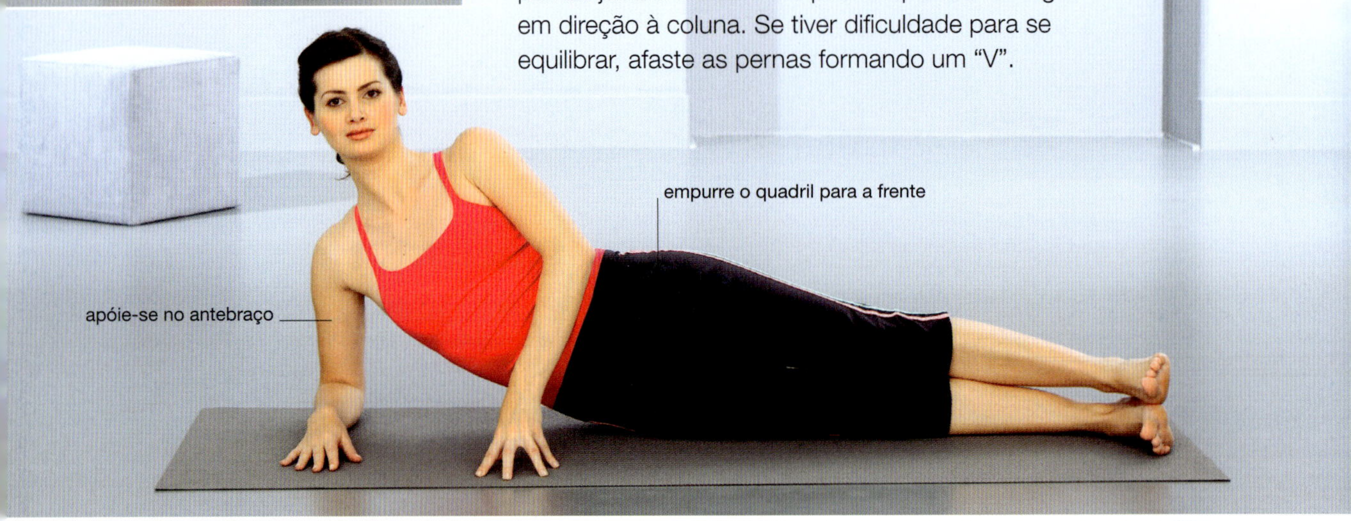
empurre o quadril para a frente
apóie-se no antebraço

18 Inspire, expire, olhe para baixo e eleve o quadril. Segure contando até 4 e abaixe, mas não completamente. Repita o movimento mais 3 vezes e depois faça o exercício apoiando-se no lado esquerdo.

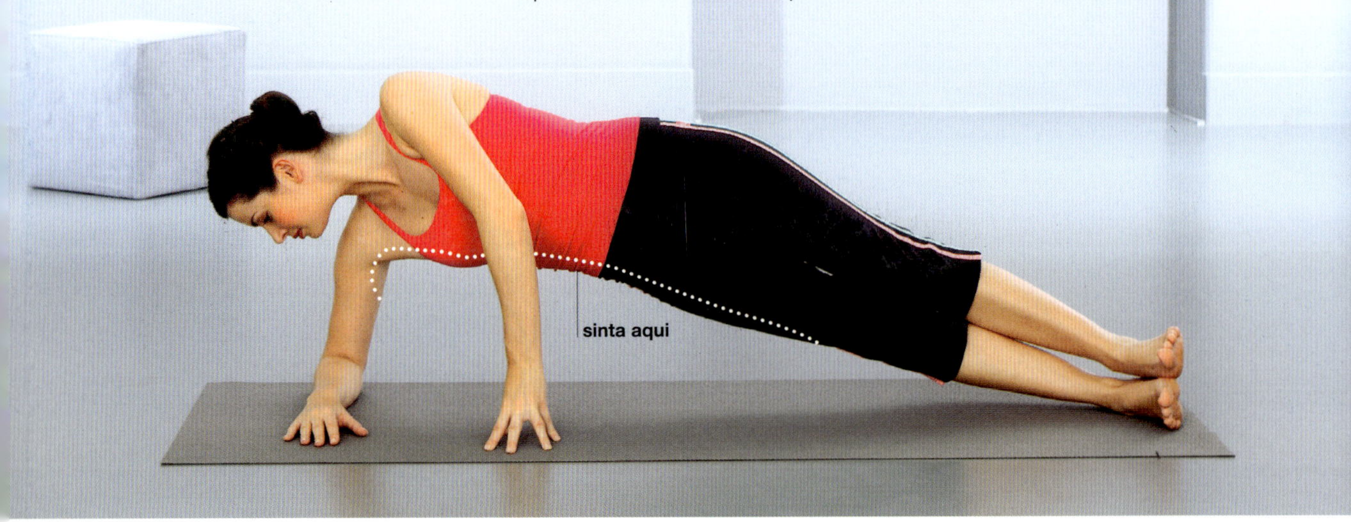
sinta aqui

>> **sustentação** natação

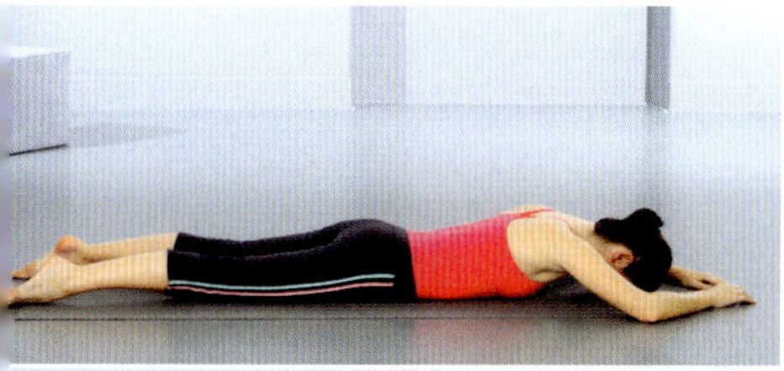

19 Deitada, leve as mãos acima da cabeça, deixando-as afastadas na largura dos ombros, com a palma para baixo e os braços um pouco flexionados. Apóie a testa no chão. Afaste as pernas. Expire e eleve a cabeça, as mãos e os pés do chão.

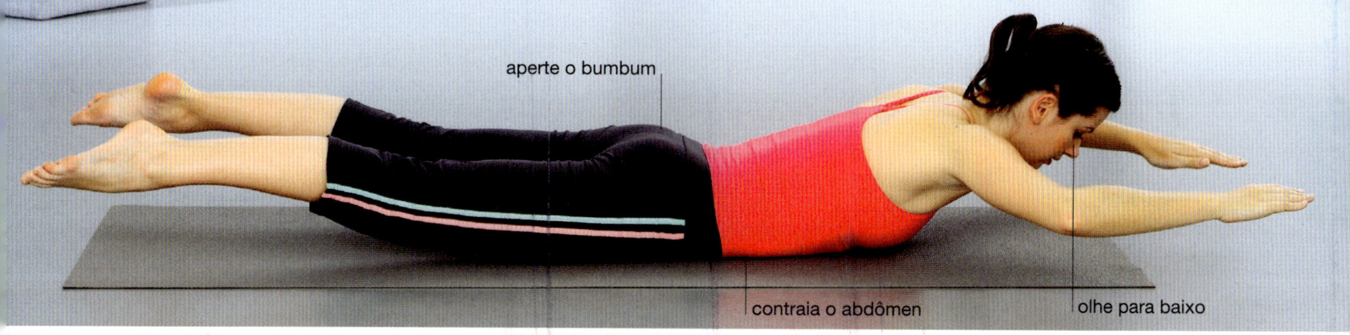

20 Mantendo o tronco o mais imóvel possível, bata as pernas como se estivesse nadando. Ao mesmo tempo, movimente as mãos para cima e para baixo, alternando-as. Evite mover o quadril para um lado e para o outro. Se as costas ficarem tensas, retorne, respire, descanse e comece novamente. Faça o movimento contando até 30 e relaxe.

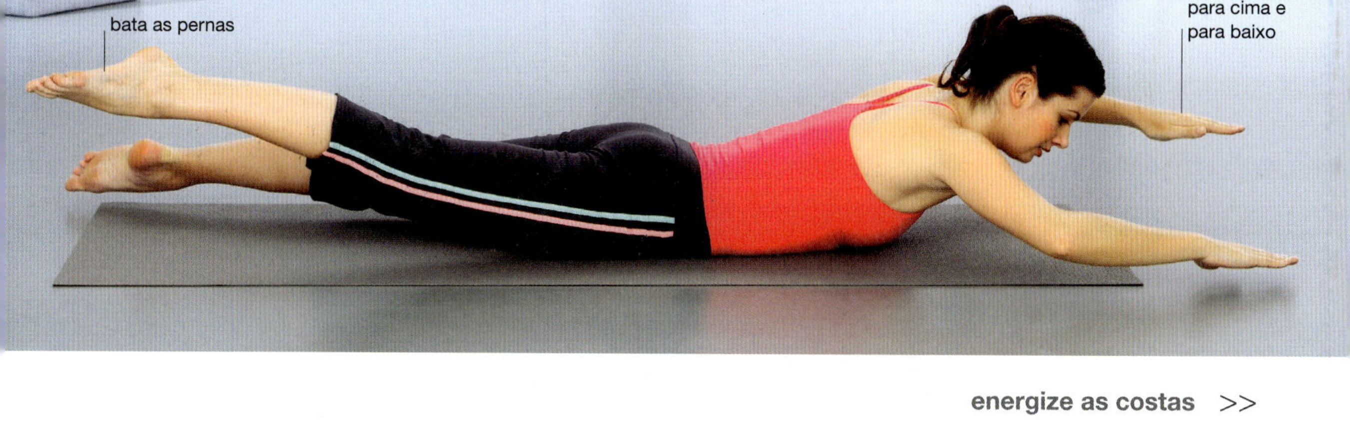

>> **equilíbrio** alongamento invertido

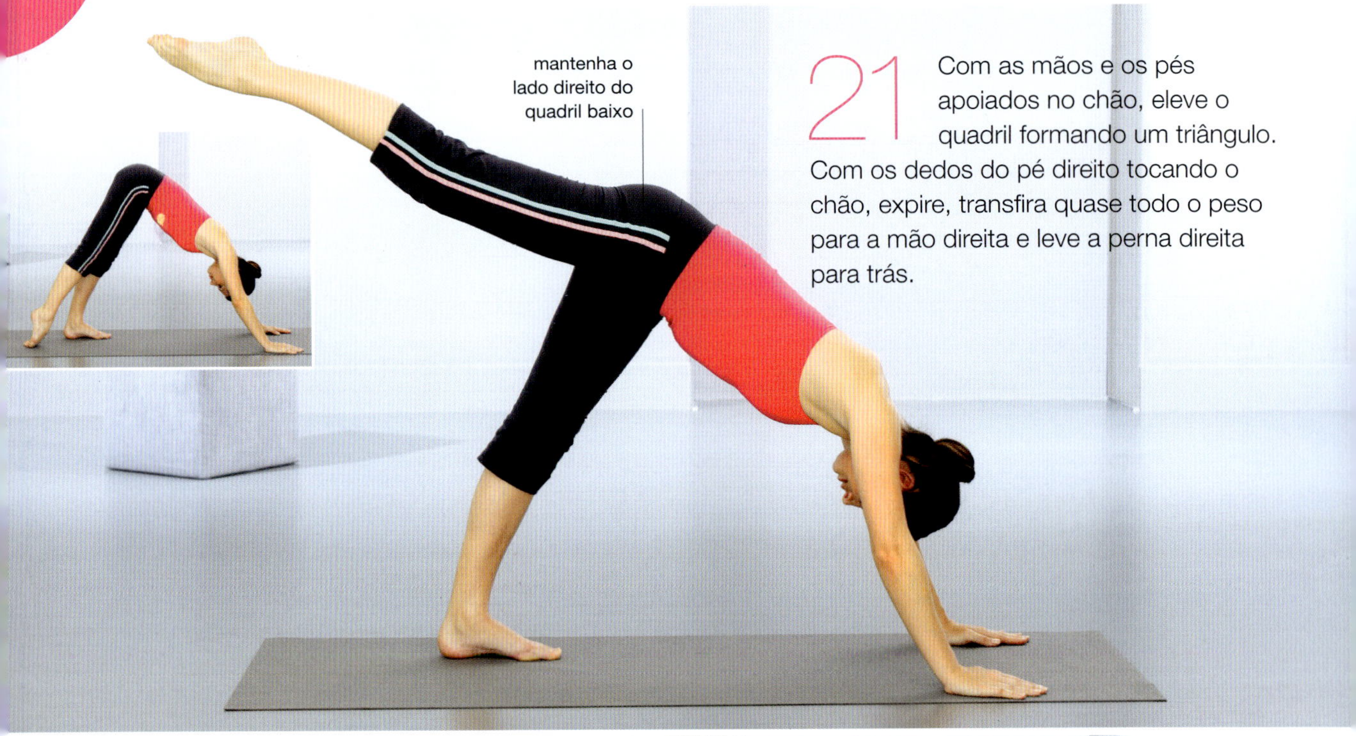
mantenha o
lado direito do
quadril baixo

21 Com as mãos e os pés apoiados no chão, eleve o quadril formando um triângulo. Com os dedos do pé direito tocando o chão, expire, transfira quase todo o peso para a mão direita e leve a perna direita para trás.

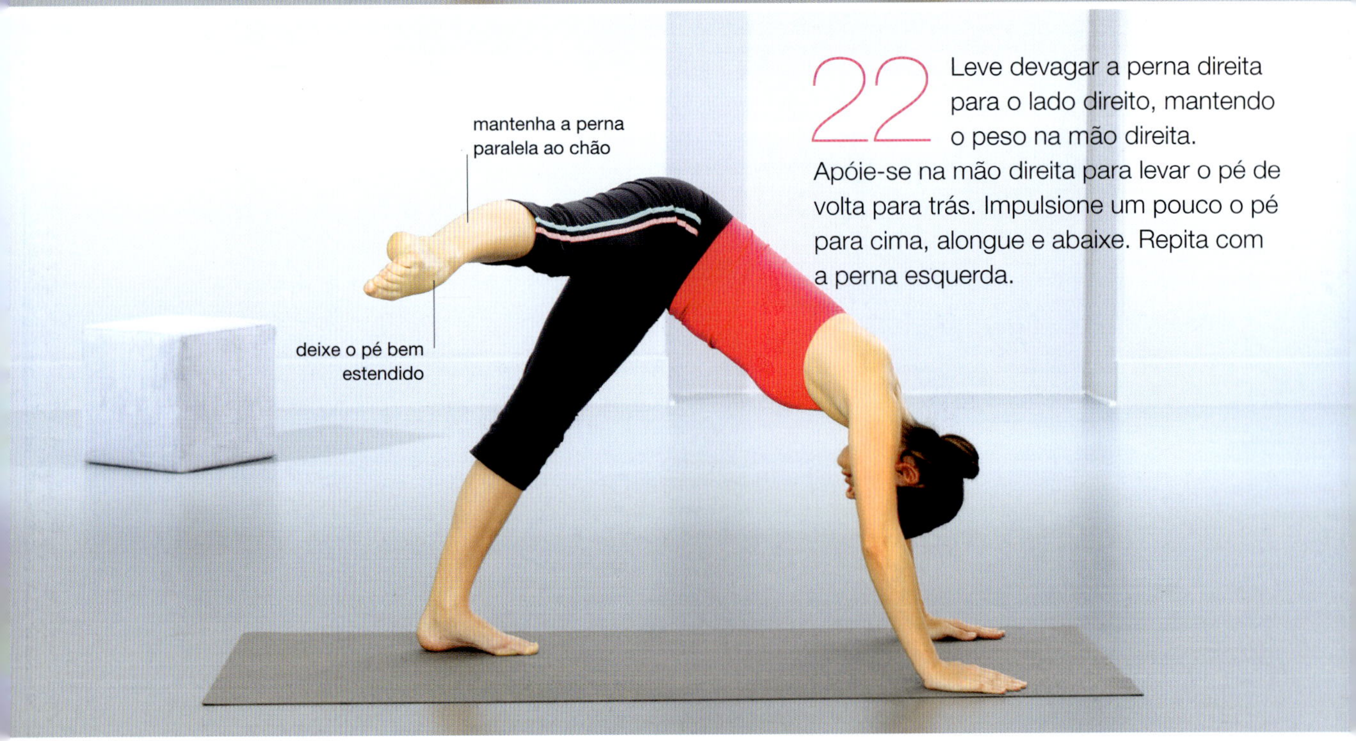
mantenha a perna
paralela ao chão
deixe o pé bem
estendido

22 Leve devagar a perna direita para o lado direito, mantendo o peso na mão direita. Apóie-se na mão direita para levar o pé de volta para trás. Impulsione um pouco o pé para cima, alongue e abaixe. Repita com a perna esquerda.

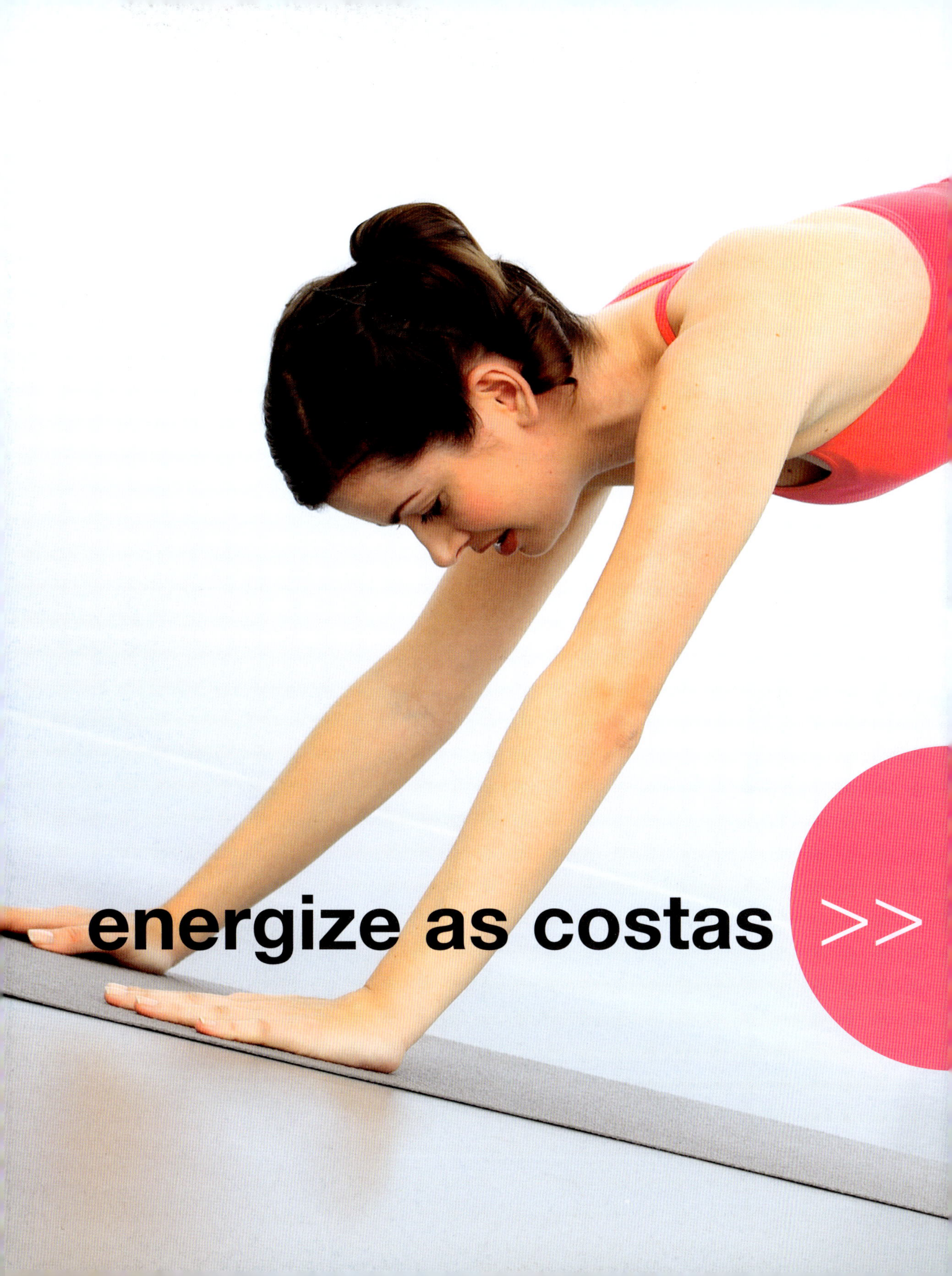

energize as costas >>

resumo energize as costas

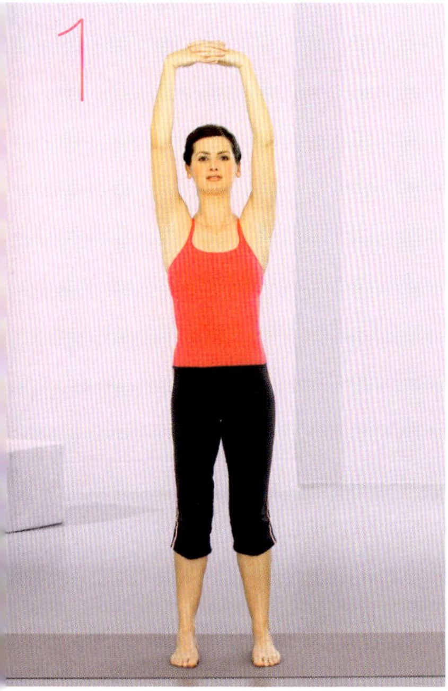

▲ **Aquecimento** Círculos com os Braços, pág. 70

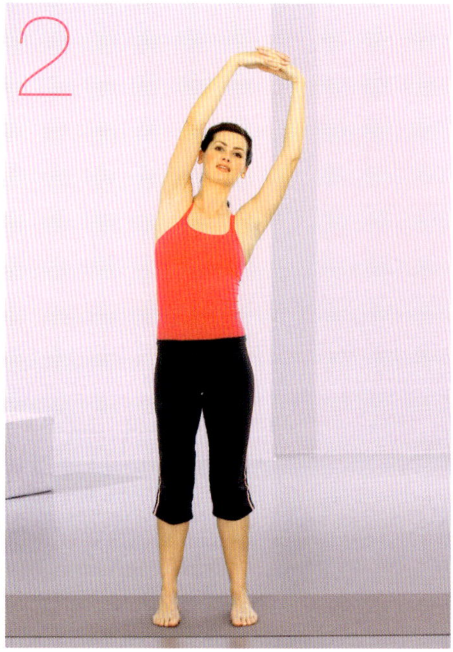

▲ **Aquecimento** Círculos com os Braços, pág. 70

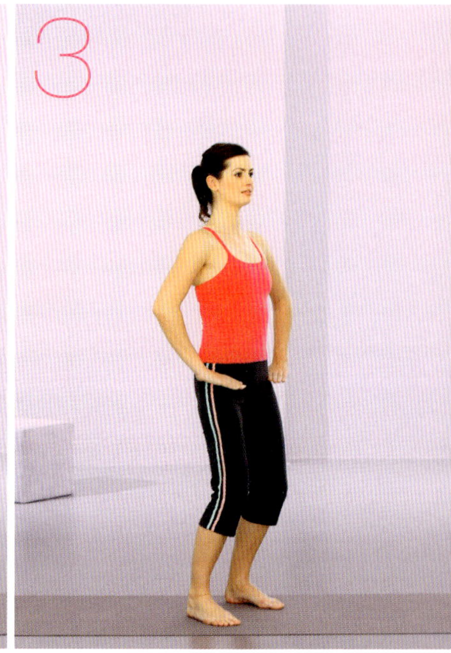

▲ **Aquecimento** Círculos com o Quadril, pág. 71

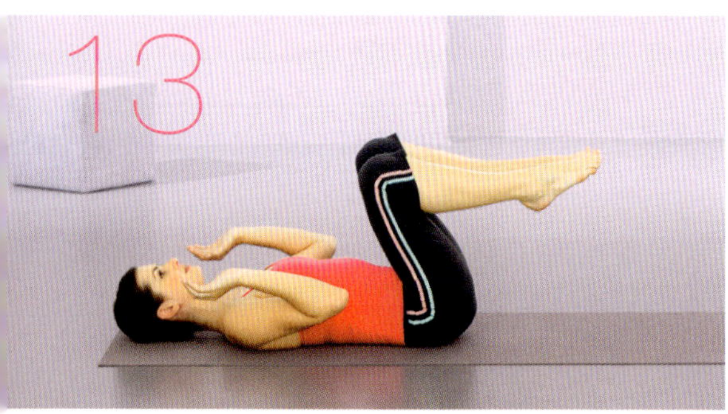

▲ **Coordenação** Abdominais Cachorrinho, pág. 76

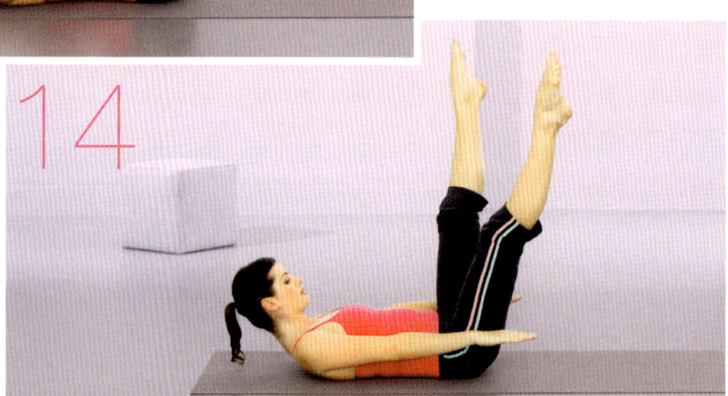

▲ **Coordenação** Abdominais Cachorrinho, pág. 76

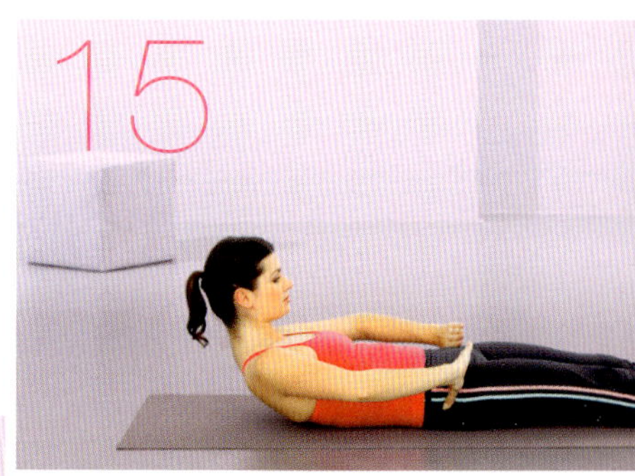

▲ **Opostas** Abdominais em Posição Inicial, pág 77

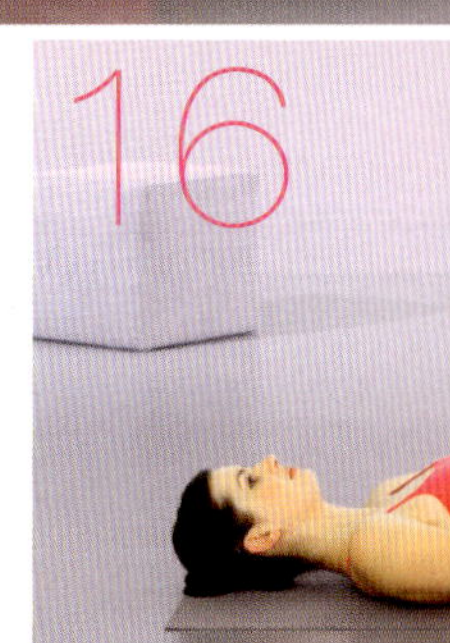

▲ **Opostas** Abdomin

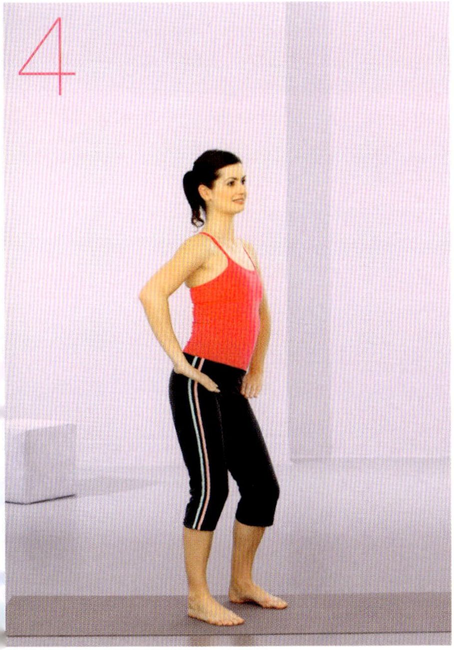

▲ **Aquecimento** Círculos com o Quadril, pág. 71

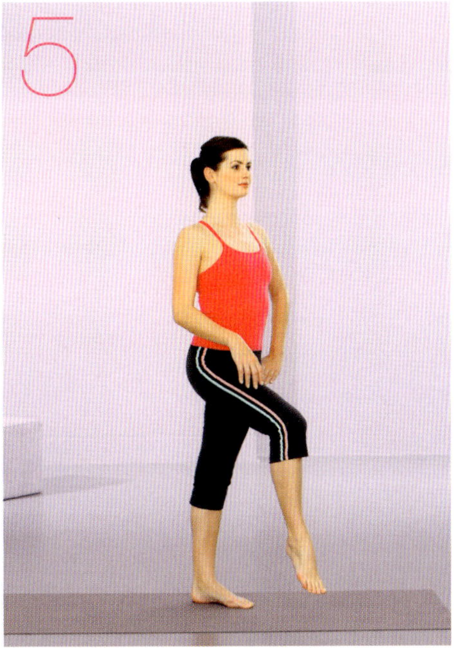

▲ **Equilíbrio** Círculos com os Tornozelos, pág. 72

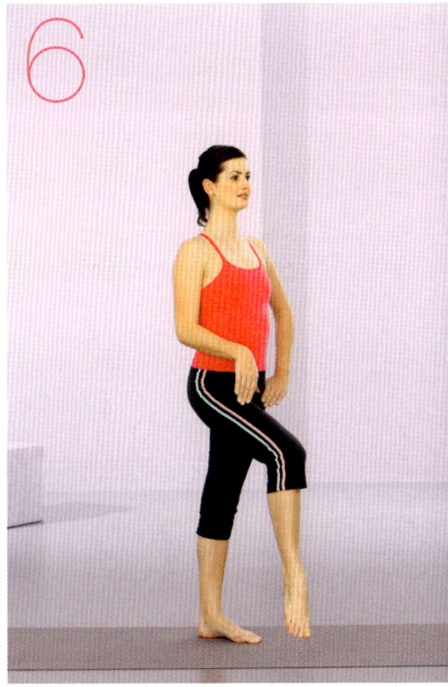

▲ **Equilíbrio** Círculos com os Tornozelos, pág. 72

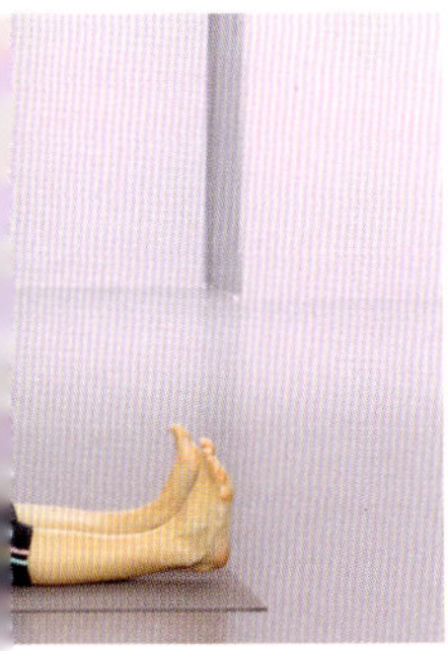

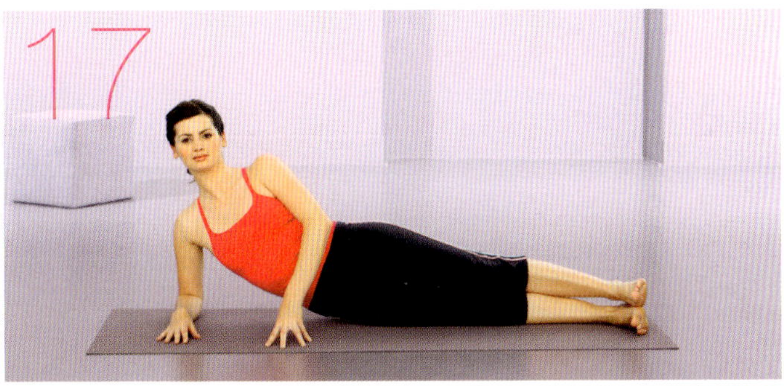

▲ **Força** Elevação de Quadril, pág. 78

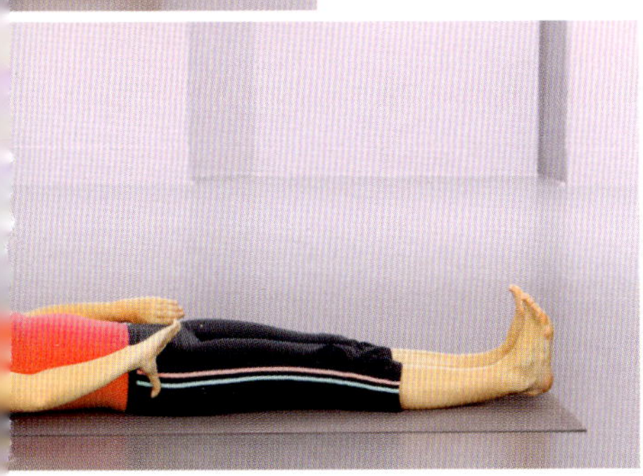

ais em Posição Inicial, pág. 77

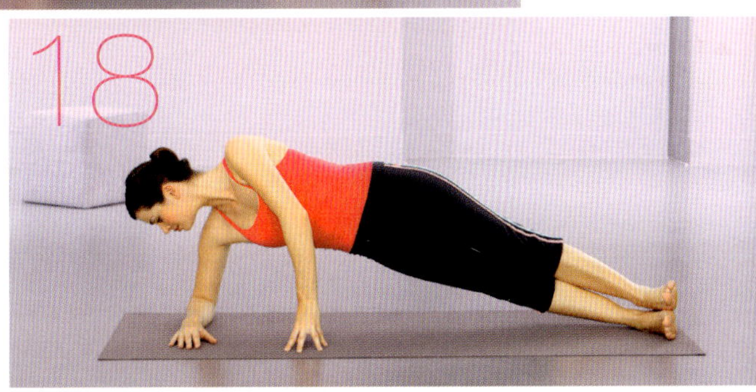

▲ **Força** Elevação de Quadril, pág. 78

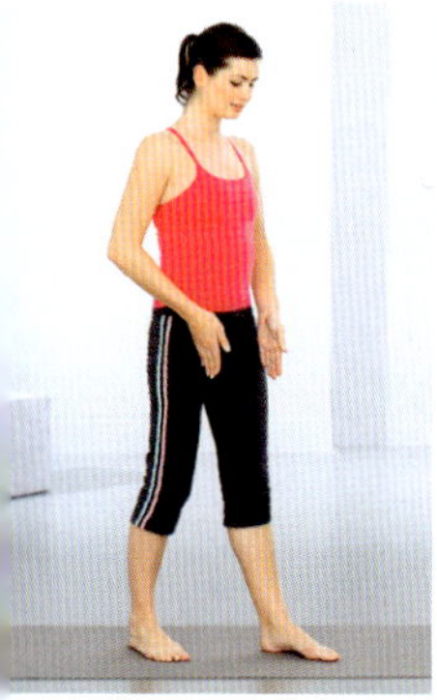

23 Afaste um pouco as pernas. Leve o pé esquerdo para a frente do direito. Aponte os dedos do pé para a frente. Cruze os braços segurando nos cotovelos e aperte o umbigo em direção à coluna. Olhe para o chão e comece a levar os cotovelos para baixo.

24 Continue levando os cotovelos em direção ao chão, bem devagar. Lá embaixo, segure na posição, contraindo o abdômen, enquanto inspira e expira 3 vezes. Volte devagar, desenrolando a coluna e sentindo o movimento dos músculos abdominais. Repita com a outra perna para a frente.

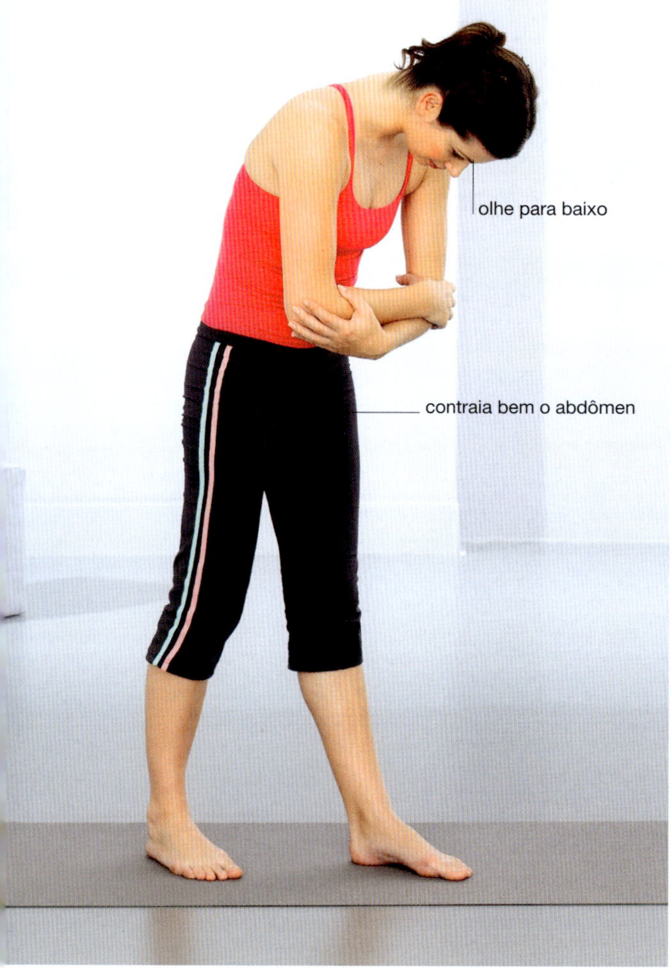

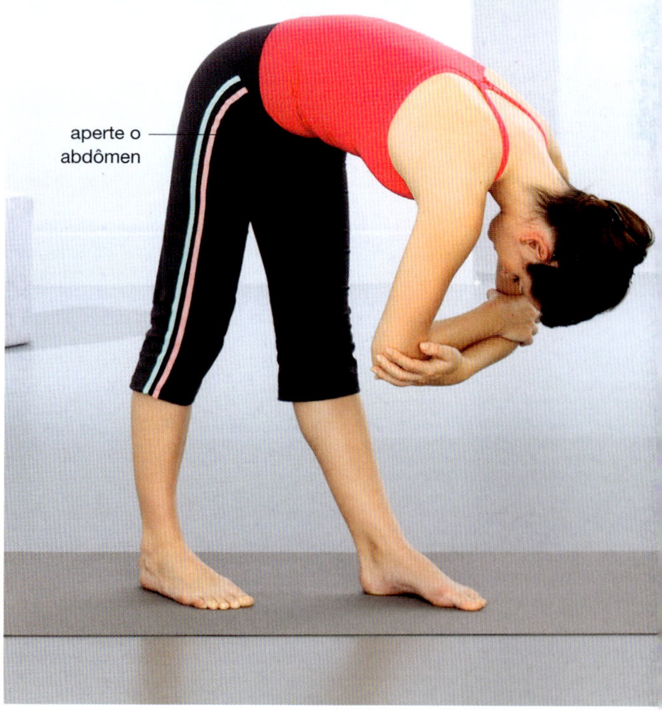

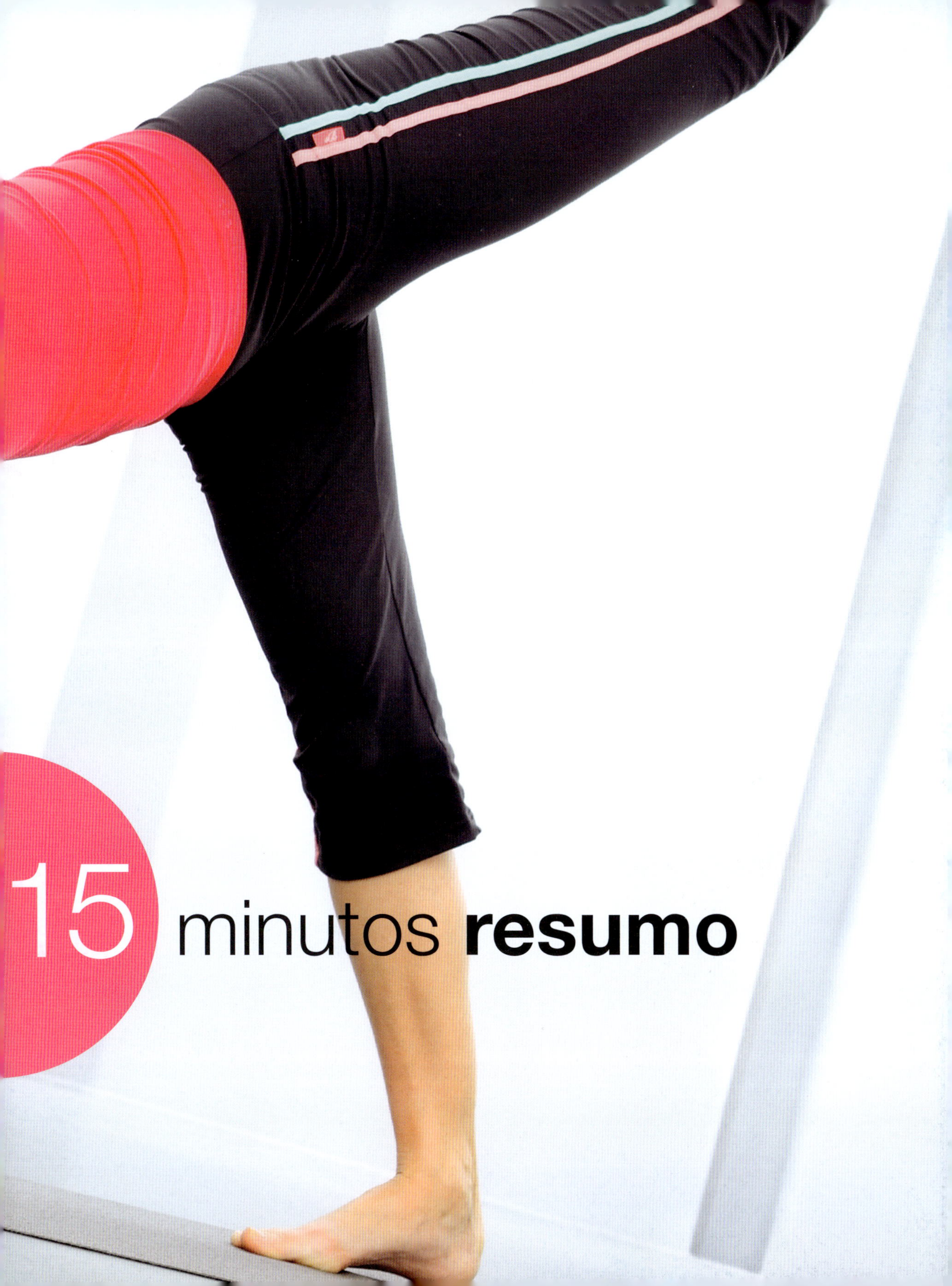

15 minutos **resumo**

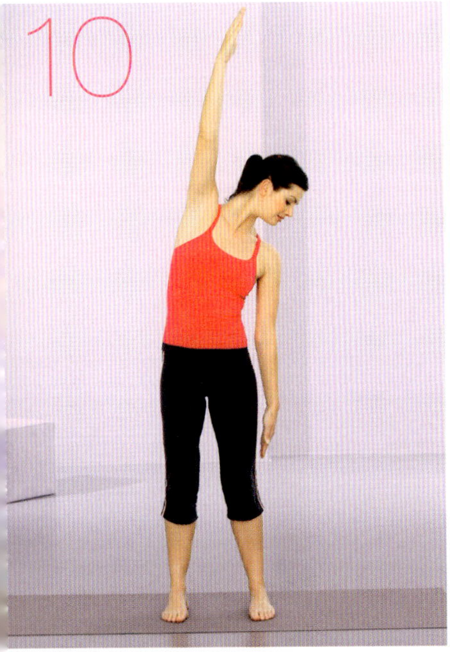

▲ **Alongamento** Crescimento Lateral 3, pág. 74

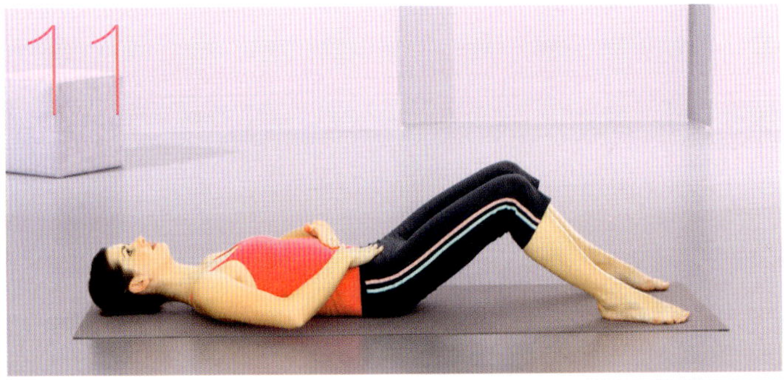

▲ **Articulação** Compressões, pág. 75

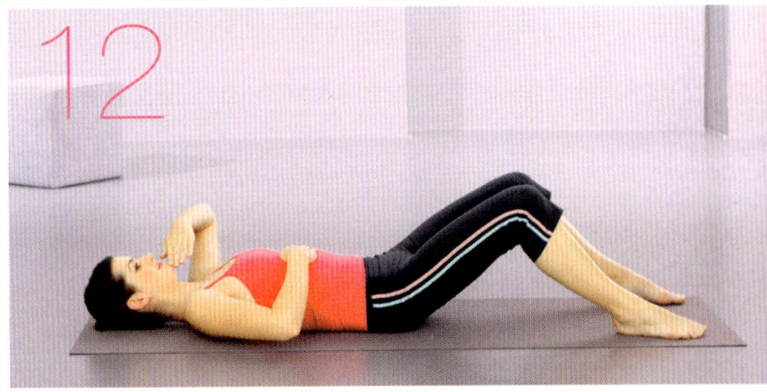

▲ **Articulação** Compressões, pág. 75

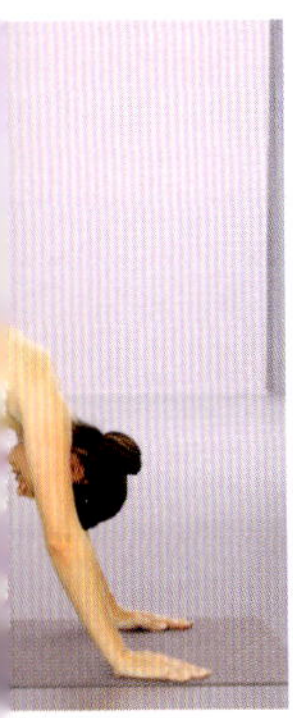

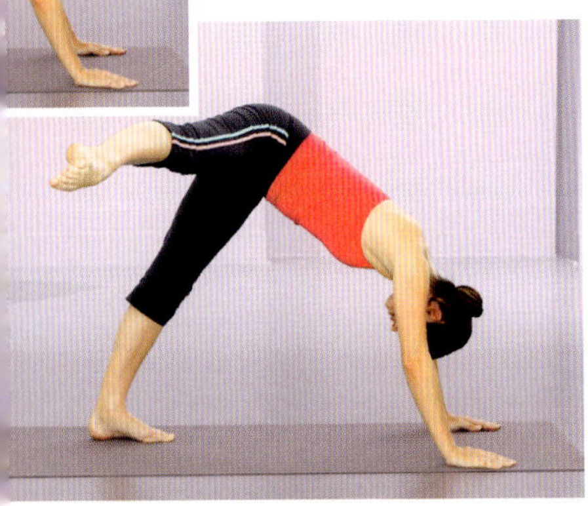

ıento Invertido, pág. 80

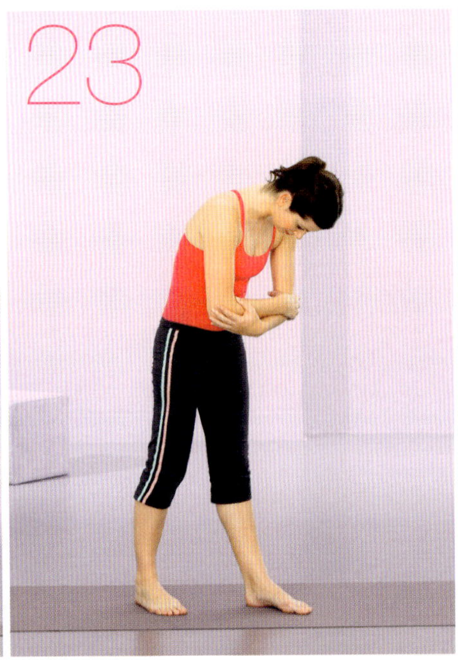

▲ **Centralização** Alongamento Suspenso, pág 81

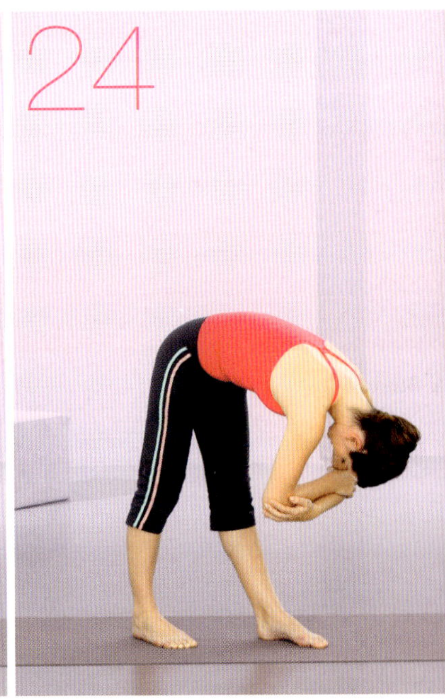

▲ **Centralização** Alongamento Suspenso, pág 81

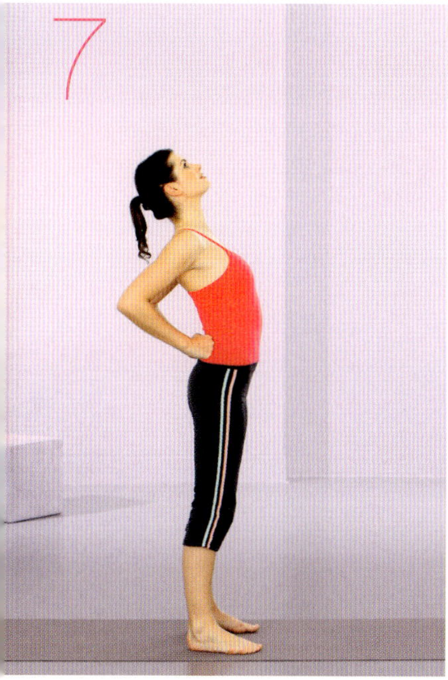

▲ **Alongamento** Abertura de Peito, pág. 73

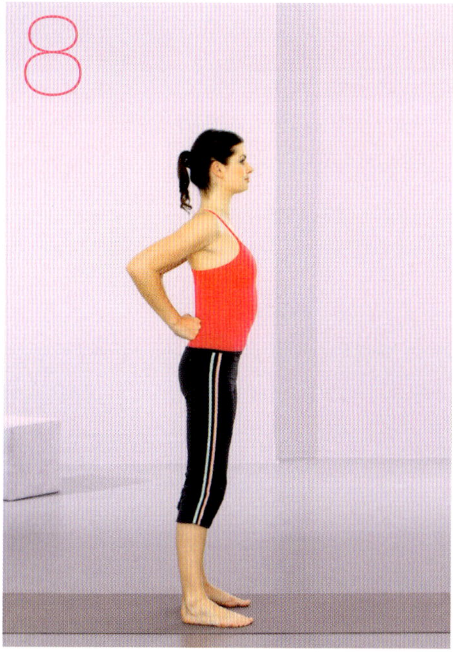

▲ **Alongamento** Abertura de Peito, pág. 73

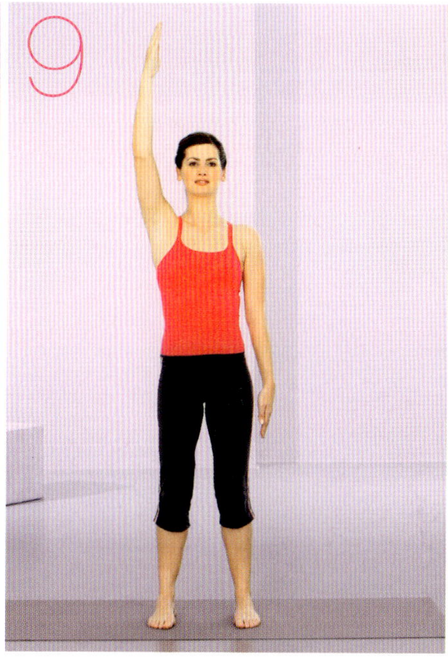

▲ **Alongamento** Crescimento Lateral 3, pág. 74

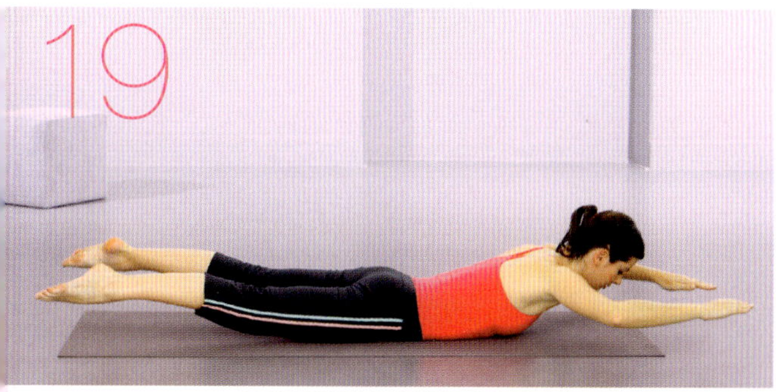

▲ **Sustentação** Natação, pág. 79

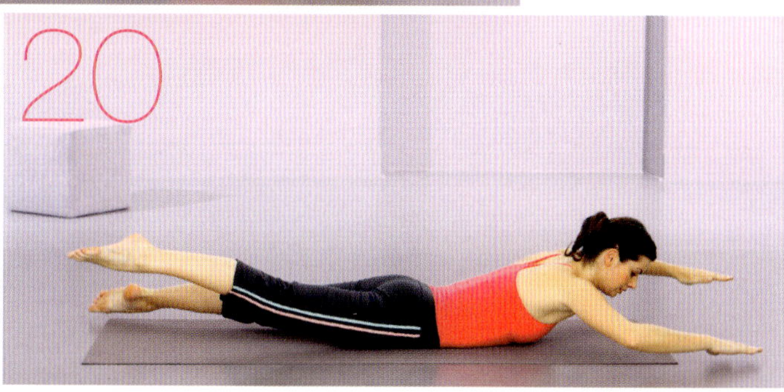

▲ **Sustentação** Natação, pág. 79

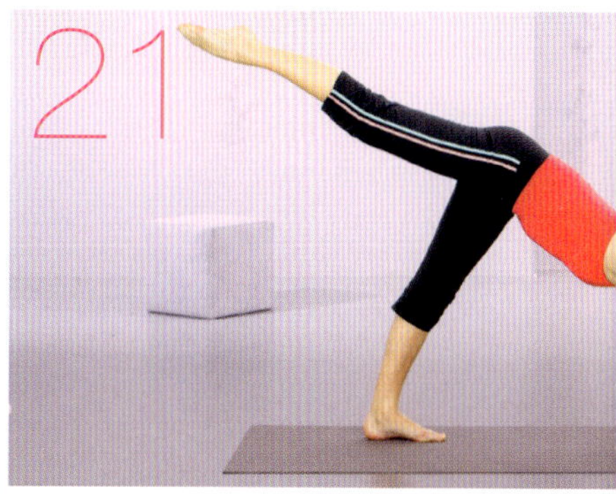

▲ **Equilíbrio** Alongamento Invertido, pág. 80

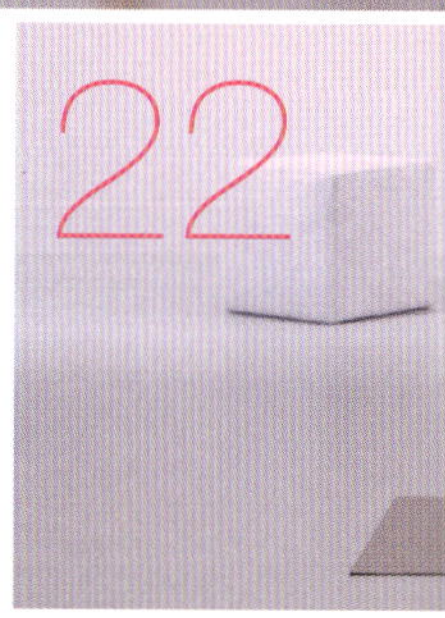

▲ **Equilíbrio** Alongan

>> **perguntas** mais freqüentes

Energize as Costas tem alguns dos exercícios mais difíceis do nosso programa. Aqui há algumas perguntas que a ajudarão a tirar o máximo proveito dos exercícios. Você vai descobrir como pode modificá-los ou a melhor maneira de intensificar o treino – tudo para conseguir fazer numa boa até mesmo os movimentos mais difíceis.

>> Como os **movimentos circulares** energizam o corpo?

O exercício Círculos com os Braços requer energia para estabilizar o tronco. Note a diferença entre fazer os círculos com a caixa torácica relaxada e o quadril, a cintura e as costelas contraídos. Quanto mais se elevar em direção ao teto, mais eficaz será o exercício. O exercício Círculos com o Quadril é a mesma coisa. Mexer o quadril ajuda a identificar regiões tensas. Trabalhe nelas para melhorá-las. Os Círculos com os Tornozelos energizam os músculos que você precisa para se equilibrar e gerar energia em áreas menos usadas, como as canelas.

>> Não entendo o termo "**compressões**". O que vou comprimir exatamente?

A parte anterior do corpo é flexível, ao contrário da parte posterior, que é envolta pela caixa torácica, coluna e parte posterior do quadril. A maioria das pessoas faz exercícios abdominais somente elevando a caixa torácica até os joelhos, mas os músculos abdominais têm camadas profundas e há outros músculos responsáveis pela concavidade da parte anterior. O exercício Compressões busca essas conexões mais profundas, que lhe permitem ir além dos exercícios abdominais tradicionais.

>> O que fazer se o meu pescoço ficar tenso no exercício **abdominais cachorrinho**?

Isso acontece na maioria das vezes porque os músculos abdominais superiores não estão sendo usados suficientemente para elevar a parte superior do tronco e da cabeça. O exercício Compressões vai ajudá-la nisso. Se o pescoço ainda ficar tenso, pode ser devido à fadiga. Nesse caso, é melhor trazer de volta a cabeça e relaxar o pescoço. Tente novamente depois de algumas semanas seguindo o programa. Sua resistência aumentará.

>> Minhas costas ficam tensas no exercício **abdominais em posição inicial**. Como posso evitar isso?

O foco deste exercício é elevar apenas um pouco a parte inferior das costas e deixar a parte posterior das coxas pesadas, preferencialmente tocando o chão. Se elevar muito as costas e trouxer as pernas muito juntas, isso pode exercer tensão exagerada sobre a parte inferior das costas. Evite fazer isso pressionando a parte posterior da caixa torácica no chão. Outro ponto importante, ao juntar as pernas, é assegurar-se de contrair a parte interna da perna próxima ao bumbum, e não somente a parte anterior das coxas. Fazendo isso você estará tirando a tensão da parte inferior das costas.

>> Como evitar câimbras na panturrilha no exercício **natação**?

O corpo é muito esperto, pois ele sempre consegue realizar as tarefas usando partes que não são as que queremos! Esse fenômeno ocorre quando fazemos movimentos com os quais não estamos acostumados ou que exigem mais força. O primeiro passo é ler as dicas antes de começar o exercício. Daí, faça movimentos leves com os pés em vez de impulsioná-los com força. Movimente-se a partir do quadril e mantenha os joelhos retos. Os pés deverão estar relaxados, sem nenhuma tensão.

>> O exercício **elevação de quadril** parece impossível de fazer...

Fazer exercícios laterais não é natural para a maioria das pessoas. Modifique-o até se sentir mais confortável. A modificação mais fácil é flexionar os dois joelhos em direção à cintura, apoiar-se no antebraço e, então, elevar o quadril. O próximo passo é endireitar as pernas, mantendo-as abertas. Normalmente eu deixo a perna de baixo para a frente e a de cima para trás, com o quadril apontando para cima, e não para trás. O próximo passo é manter as duas pernas retas, apoiar-se na mão da frente e elevar o quadril. Se quiser impressionar alguém, coloque a mão da frente sobre o quadril ou, melhor ainda, atrás da cabeça. E eleve com vontade!

15 minutos

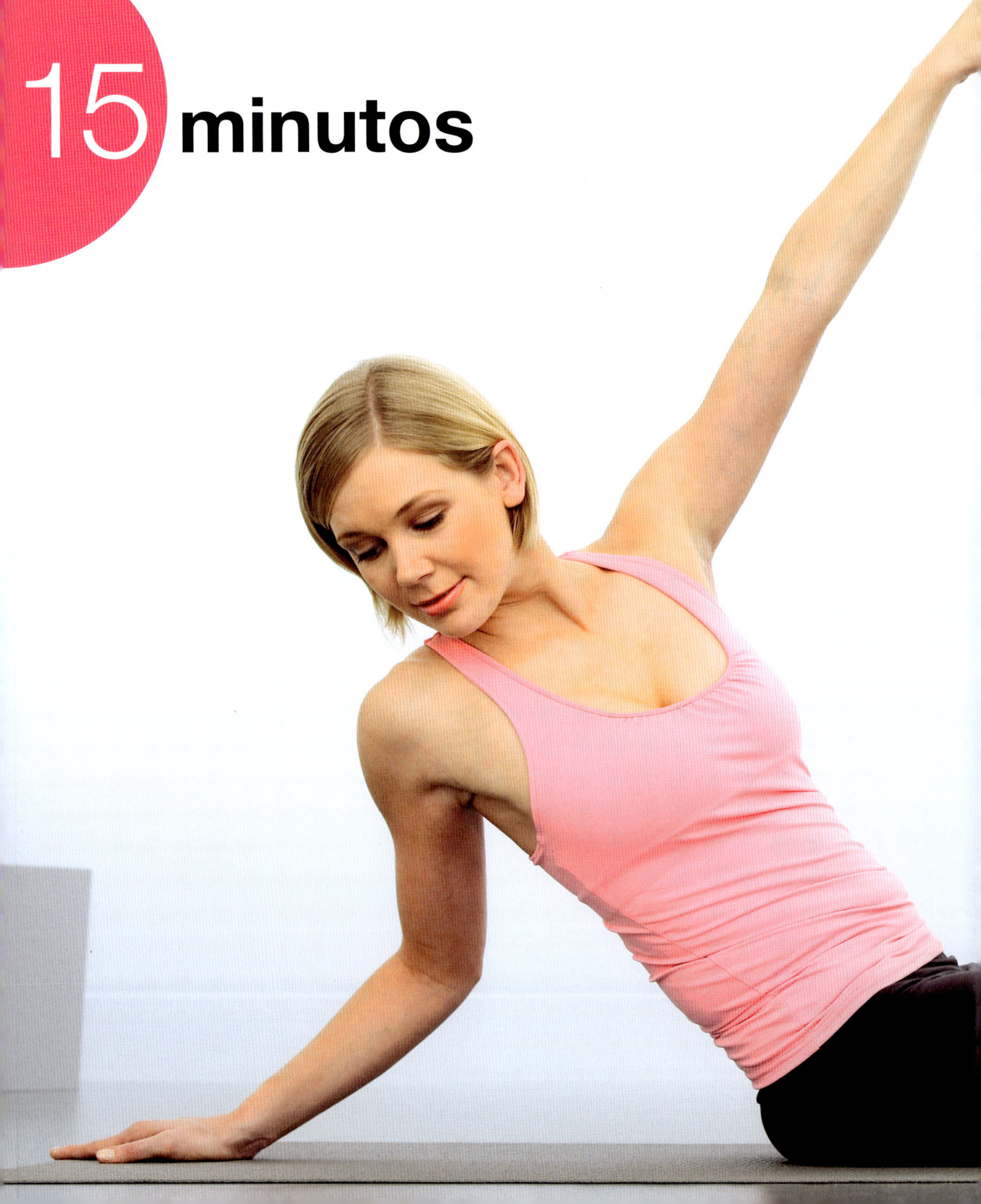

Exercícios mais leves também ajudam (e muito!) a fortalecer a musculatura e mandar aquela dor chata para bem longe!

relaxe as costas >>

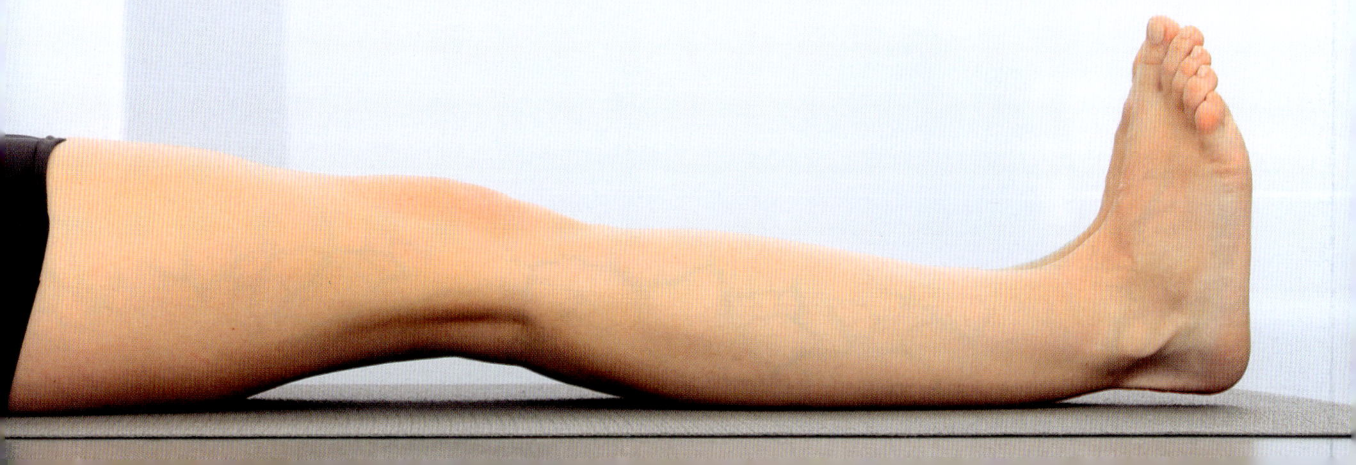

>> relaxe as costas

Não é verdade que somente exercícios pesados podem fortalecer as costas. De fato, o melhor a fazer é alternar treino e relaxamento. Esta última aula tem o objetivo de relaxar e aliviar as costas, trabalhando-as por inteiro.

Relaxe as Costas é a última aula do programa de exercícios, que vai lhe proporcionar o equilíbrio de que precisa. Embora a melhor receita para um corpo saudável seja a combinação de elementos ativos e passivos, relaxar não significa um estado de passividade corporal como quando meditamos, descansamos ou dormimos. O ideal é relaxar as costas movimentando-as, de preferência regularmente, com exercícios leves, mas ativos, que permitem às vértebras movimentar-se melhor e com mais fluidez. Dizem que a saúde da nossa coluna reflete a nossa idade. Em uma coluna jovem e saudável, todos os ossos se movimentam com desenvoltura. Estes exercícios têm o objetivo de desenvolver a fluidez, permitindo a realização das tarefas do dia-a-dia com mais facilidade.

Os exercícios

Comece com Gato e Camelo, um clássico para as costas. Intensifique o poder do exercício concentrando-se no alongamento. Não caia na armadilha de usar somente seu ponto de articulação primário – a cintura. Em vez disso, imagine sua cabeça sendo puxada para um lado e o cóccix para o outro. Curve o peito, elevando e afastando do chão todos os ossos da coluna. O movimento ajuda a desenvolver a sensibilidade em relação a todas as partes da coluna. Mantenha essa sensação na mente enquanto passa para os próximos exercícios.
A imagem da coluna alongada será útil no exercício Arredondamento, de grande dificuldade. Se o pescoço ficar tenso, abaixe-o e alongue-o, como se você o estivesse puxando cuidadosamente em direção contrária ao tronco. O "U" Sentado desafia a coluna a manter-se alongada mesmo quando nos sentamos ou inclinamos. A Batida de Calcanhares desafia-a a ficar bem posicionada quando deitamos sobre o estômago. Para modificar a Flexão com Antebraços, mantenha os joelhos no chão em vez de estendê-los.

>> **dicas** para relaxar as costas

- **Pense na sua coluna** como uma longa cobra e guarde sua imagem ágil e flexível na memória.
- **Fique atenta a movimentos instáveis** e truncados enquanto realiza os exercícios. Tente fazê-los com mais fluidez.
- **Na repetição dos exercícios**, faça-os cada vez mais suavemente, tão suaves quanto a seda deslizando em uma superfície.
- **Perceba o quanto você se sente** confortável mudando de lado nos exercícios Jacaré Arredondado e Balanço de Bebê.

Solte as costas com este suave programa de exercícios. Use-o como ponto de partida se for principiante, se quiser variar os exercícios ou simplesmente para relaxar.

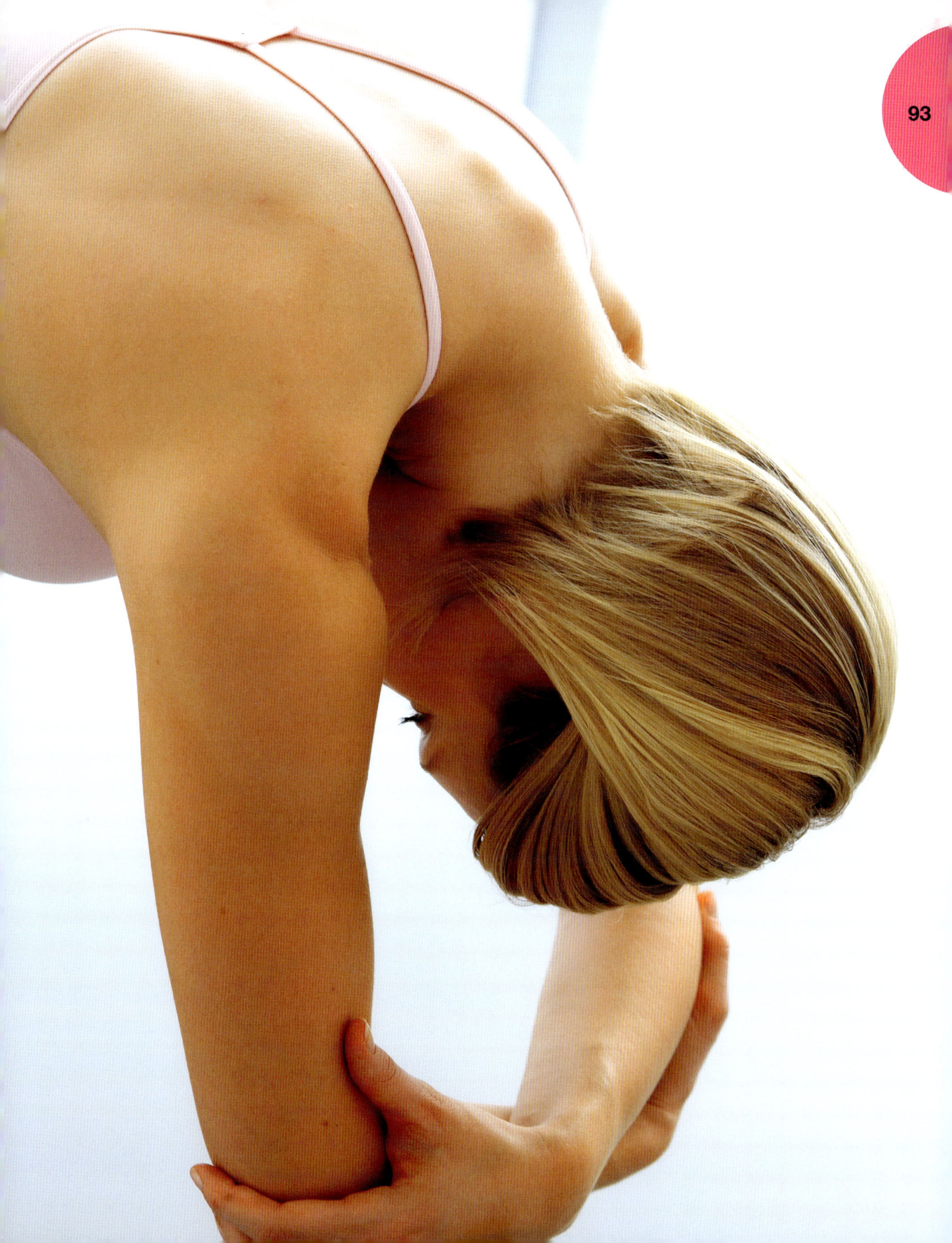

>> **alongamento** gato e camelo

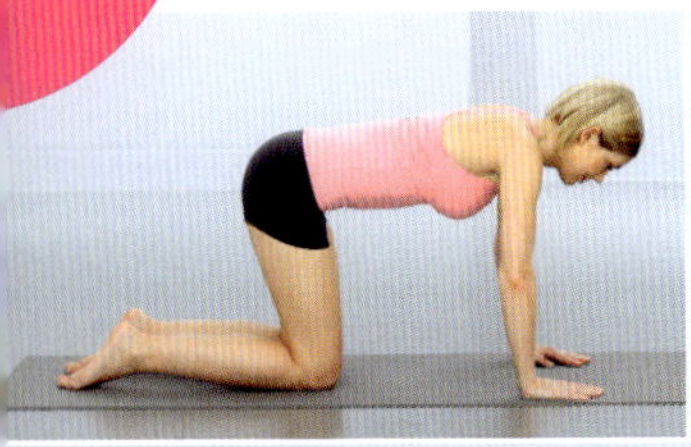

1 Comece apoiando mãos, joelhos e pés no chão e mantendo as costas retas. Alongue-se a partir dos ísquios, empurrando-os para trás. Alongue a cabeça. Abaixe o queixo e empurre os ísquios para a frente ao mesmo tempo, arredondando as costas e olhando para o umbigo, como um gato assustado.

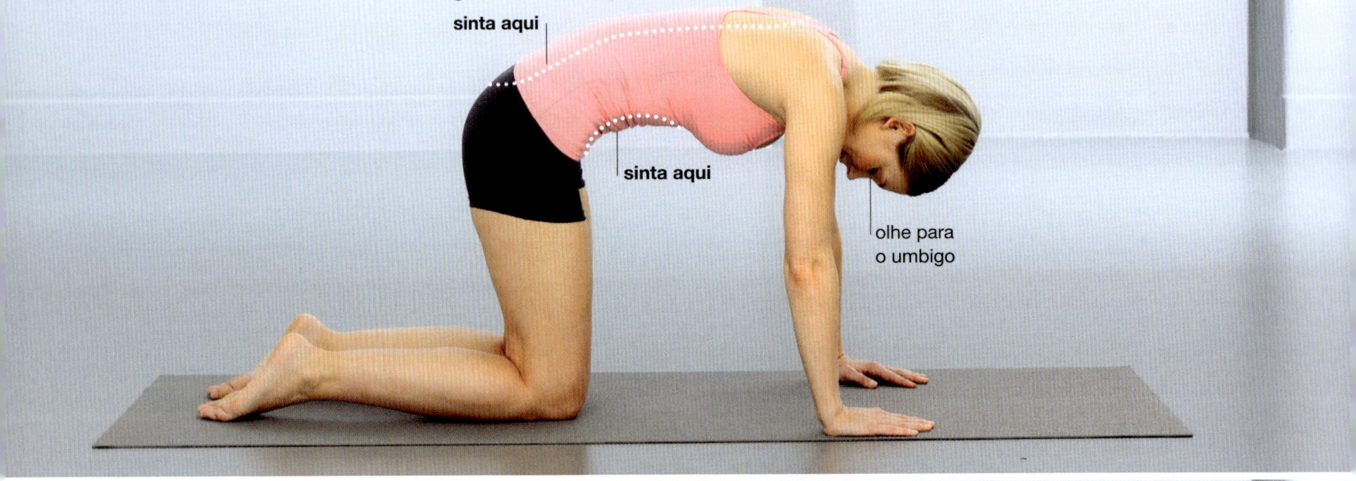

2 Expire e retorne à posição inicial, com as costas retas. Olhe para a frente. Arqueie as costas, como um camelo, alongando e elevando a cabeça, olhando para cima. Empurre os ísquios para cima, empinando o bumbum. Repita mais uma vez o exercício. Retorne à posição inicial e relaxe

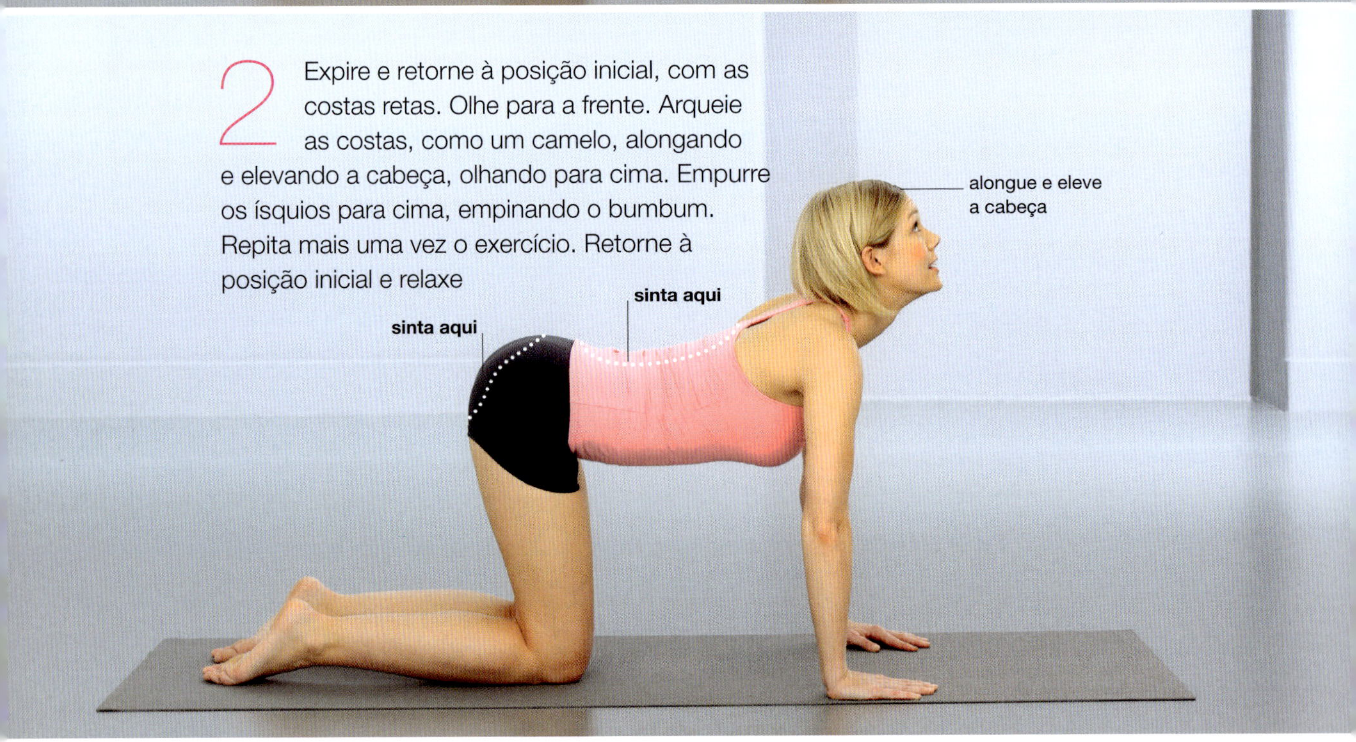

>> **coordenação** jacaré arredondado

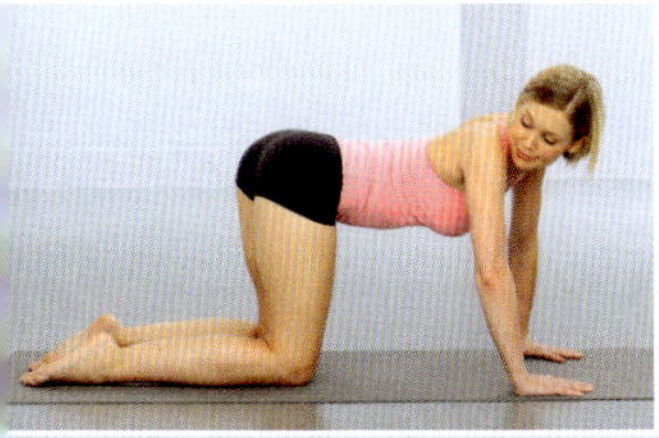

3 Apóie as mãos e os joelhos no chão e olhe para o lado direito do quadril. Empurre o quadril direito em direção ao ombro direito. Em seguida, volte ao centro, arredonde as costas e olhe para o umbigo, como na posição gato assustado (página 94).

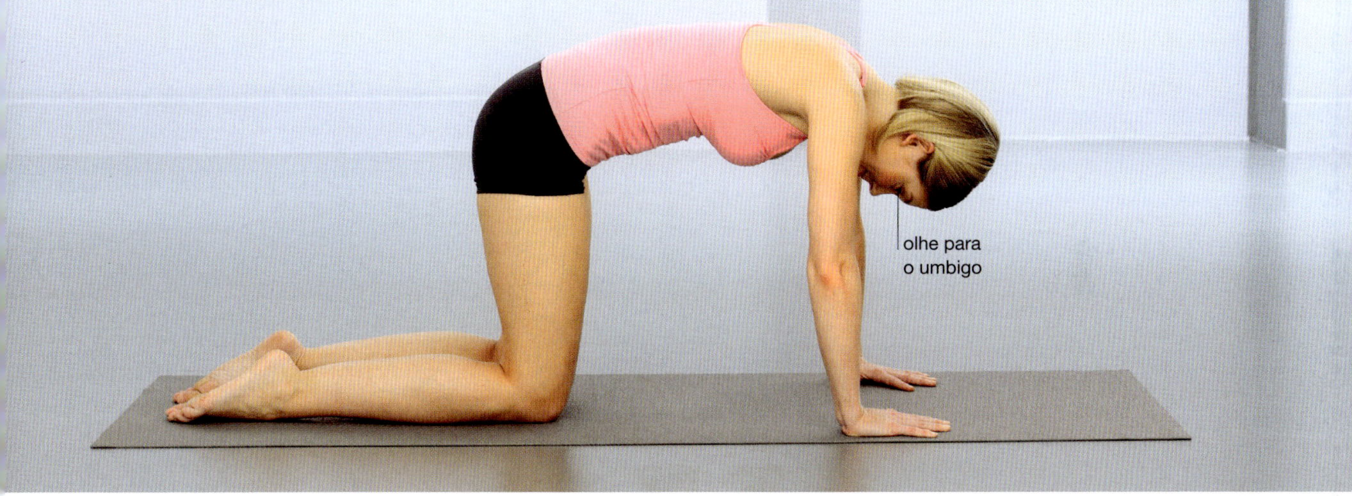

4 Repita o exercício para o lado esquerdo. Volte ao centro, arredonde as costas novamente e olhe para o umbigo. Repita mais 2 vezes para cada lado.

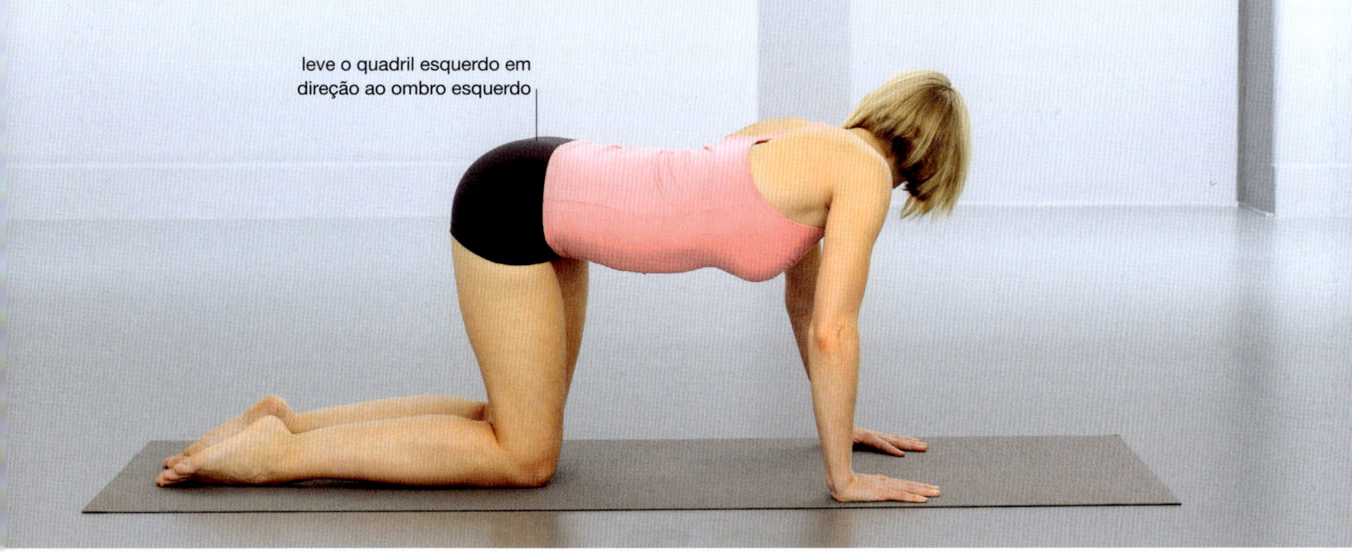

>> **articulação** balanço de bebê

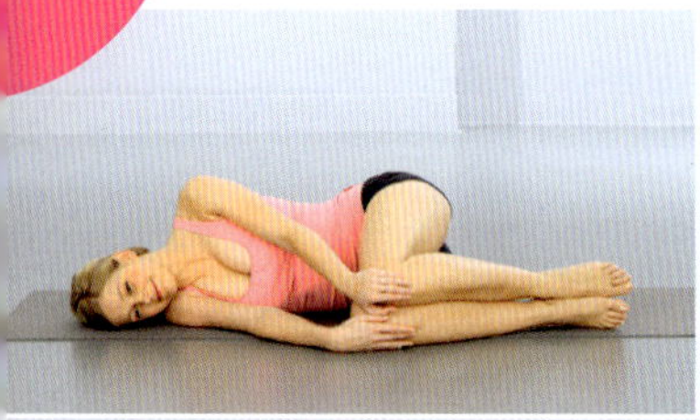

5 Deitada sobre o lado direito, deixe as pernas flexionadas. Ponha as mãos sobre os joelhos. Use uma toalha sob o pescoço se precisar de apoio. Role para o centro e sinta bem as costas no chão.

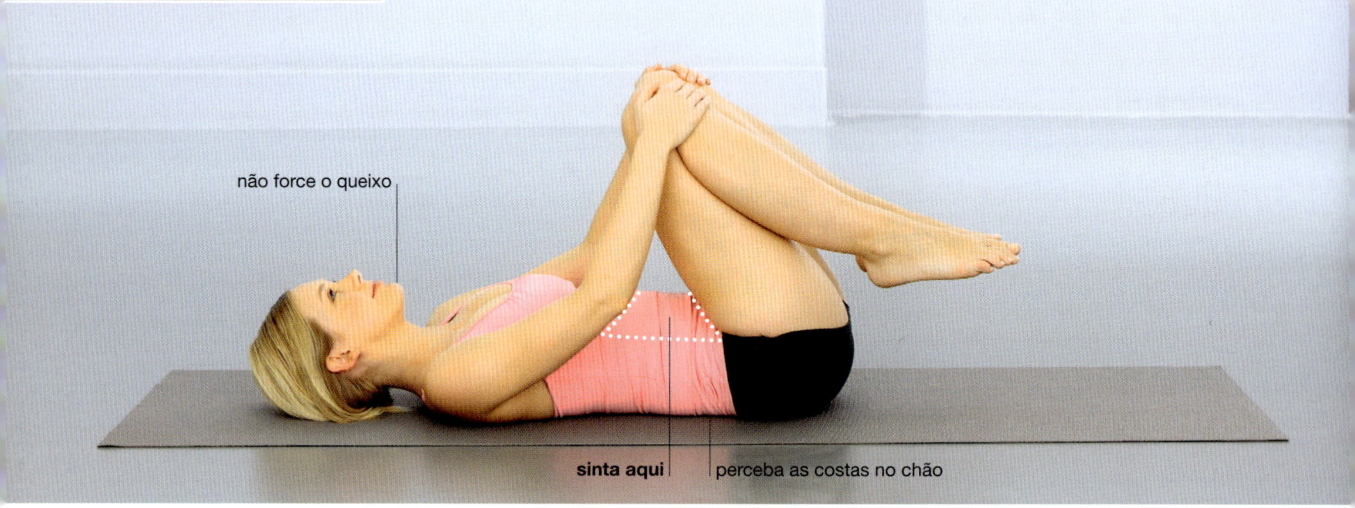

6 Vá rolando para o outro lado, com a cabeça ainda olhando para a direita. A cabeça é a última a chegar. Pense: perna, perna, cabeça por último. Repita o exercício começando com o lado esquerdo. Faça mais 3 vezes para cada lado.

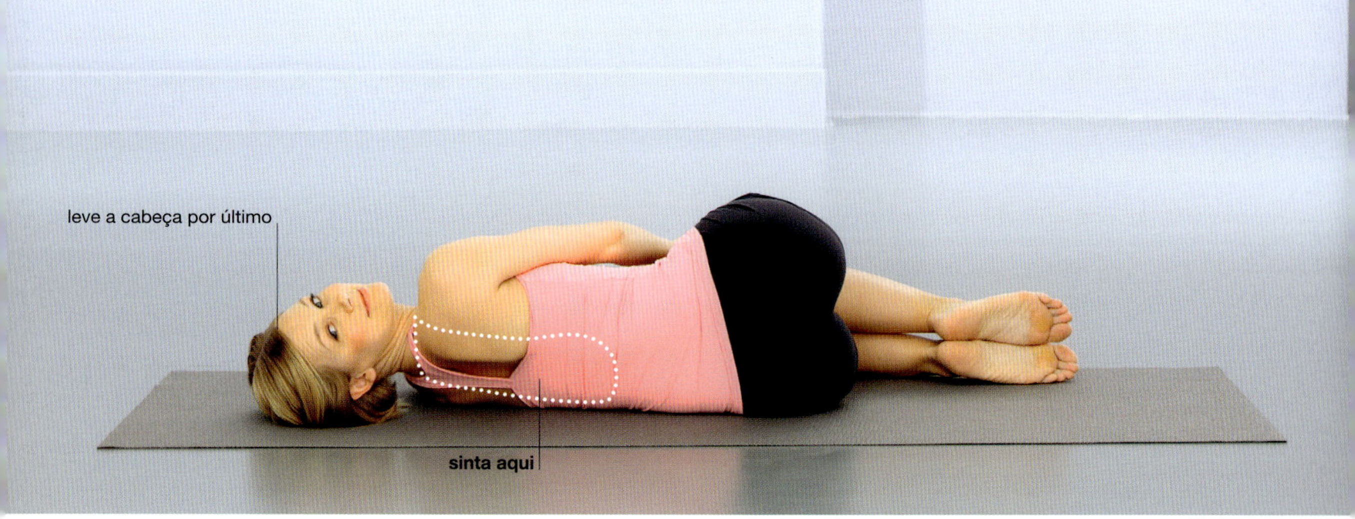

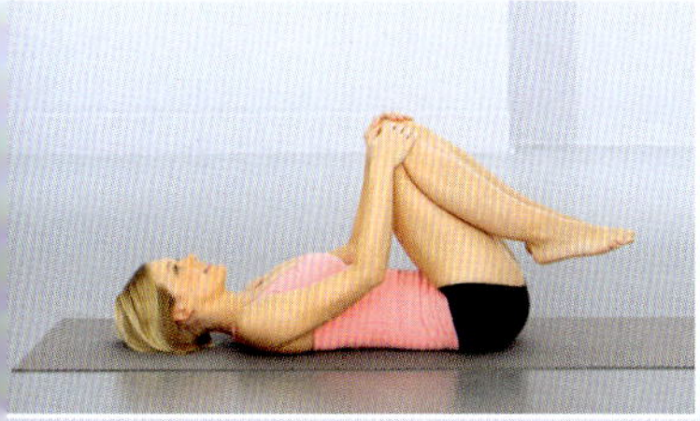

7 Deitada, deixe os joelhos flexionados. Contraia bem o abdômen para que todas as partes das costas toquem o chão. Segure os joelhos. Faça círculos suaves e devagar com os joelhos juntos. Imagine como se estivesse circundando um pires. Faça 3 círculos em cada direção.

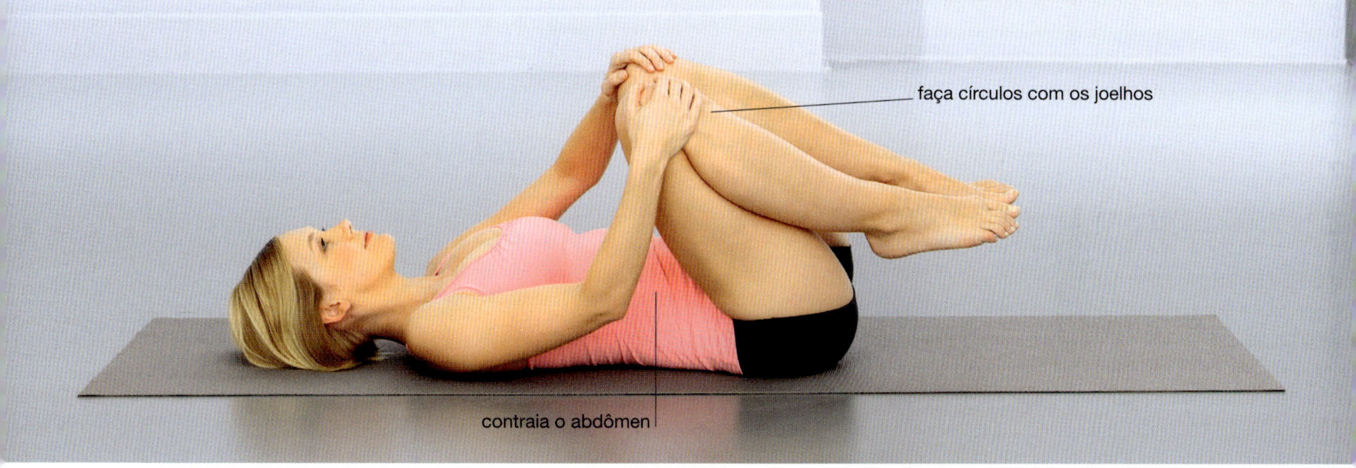
faça círculos com os joelhos
contraia o abdômen

8 Apóie a sola dos pés no chão. Mantenha os joelhos flexionados. Coloque as mãos nos ossinhos do quadril. Faça círculos com o quadril: 4 círculos para um lado e 4 para o outro. Repita mais 4 círculos para cada lado.

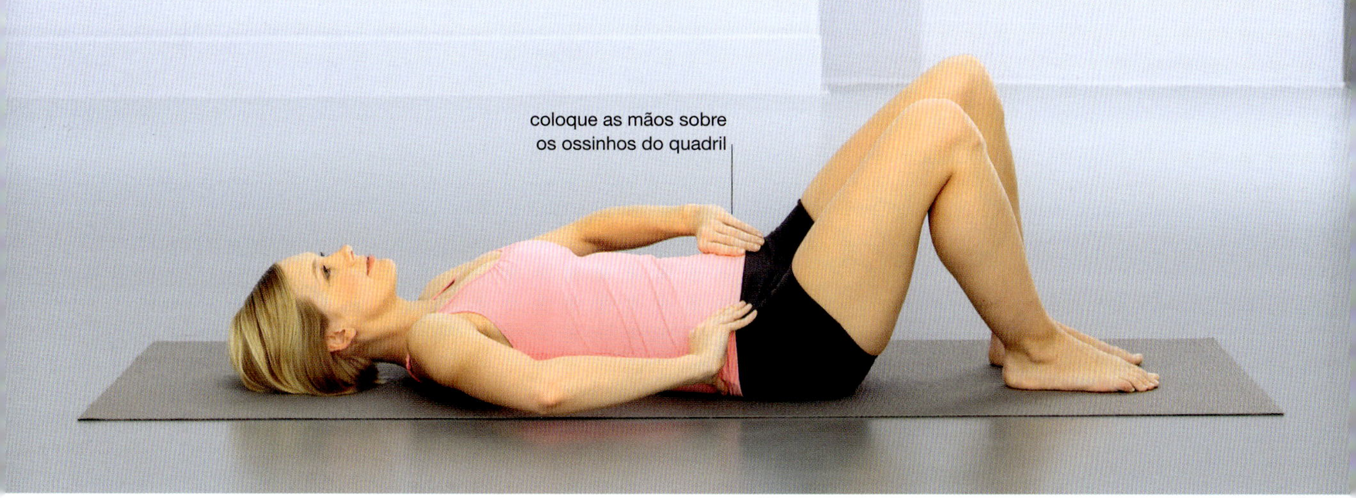
coloque as mãos sobre
os ossinhos do quadril

>> **aquecimento** elevação de perna

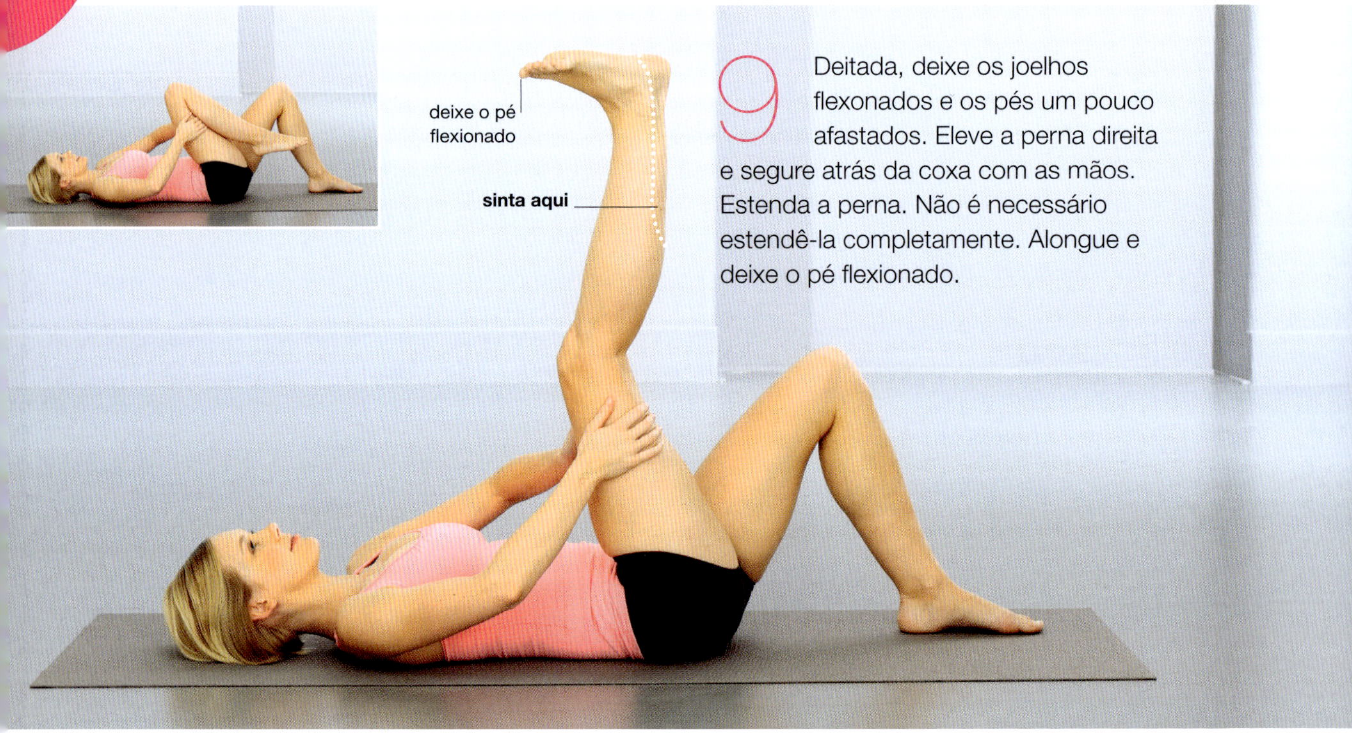

9 Deitada, deixe os joelhos flexonados e os pés um pouco afastados. Eleve a perna direita e segure atrás da coxa com as mãos. Estenda a perna. Não é necessário estendê-la completamente. Alongue e deixe o pé flexionado.

10 Ainda segurando a coxa, flexione o joelho e traga o pé para baixo, de modo que a canela fique paralela ao chão. Então, estenda novamente a perna. Repita o exercício 10 vezes. Depois, faça segurando a coxa esquerda.

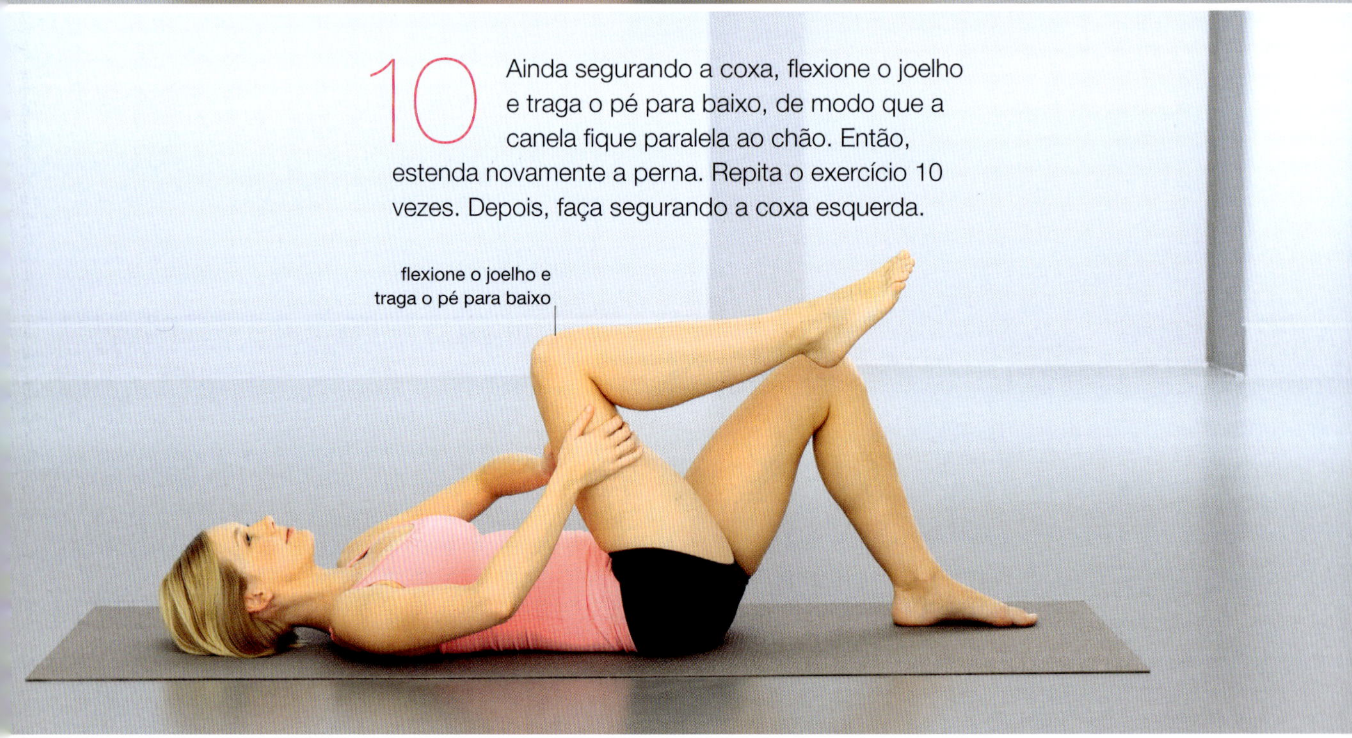

>> **centralização** sapo invertido

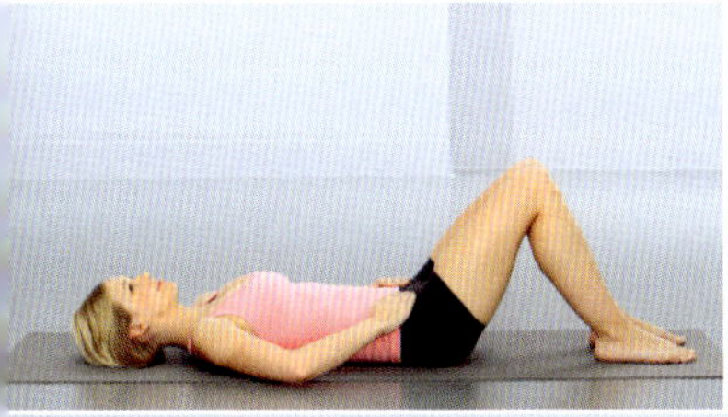

11 Deitada, deixe os joelhos flexionados. Empurre as costas inteiras contra o chão e coloque as mãos nos ossinhos do quadril. Inspire e abra os dois joelhos em direção ao chão, como um sapo.

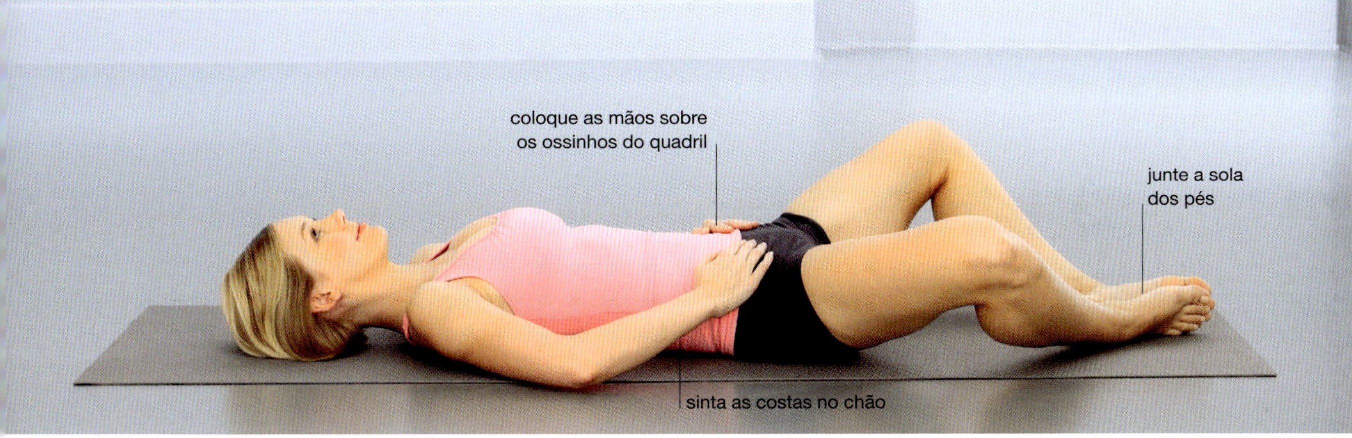

12 Expire e contraia mais o abdômen enquanto junta os joelhos novamente. Repita o exercício mais 3 vezes.

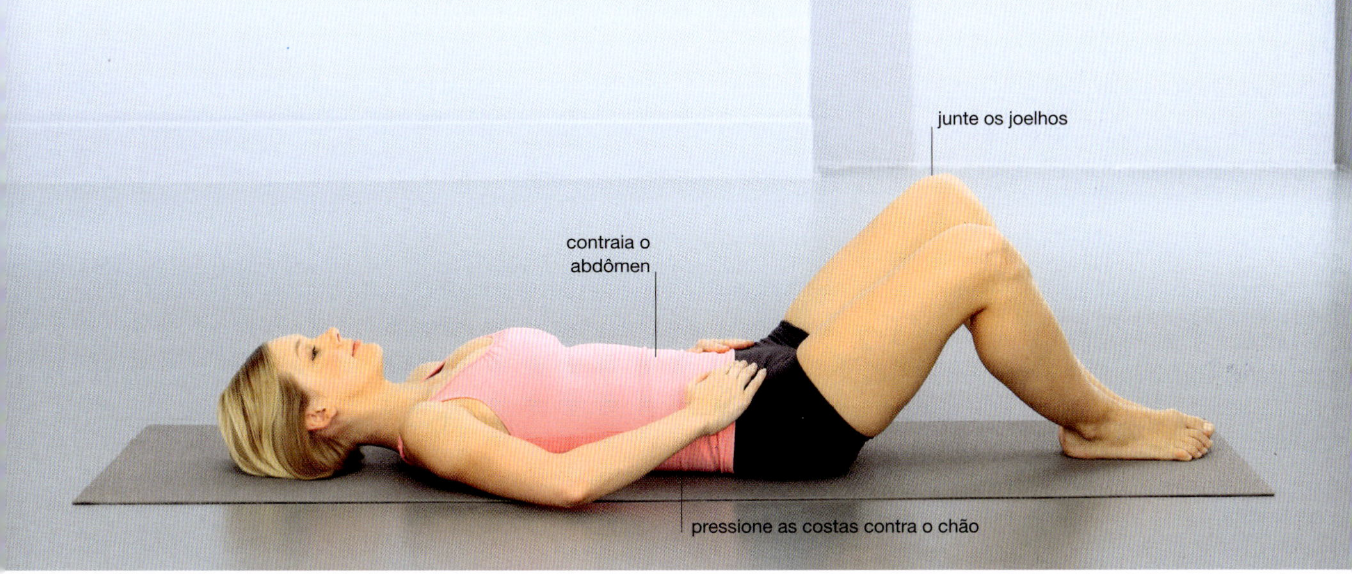

relaxe as costas >>

>> articulação balão

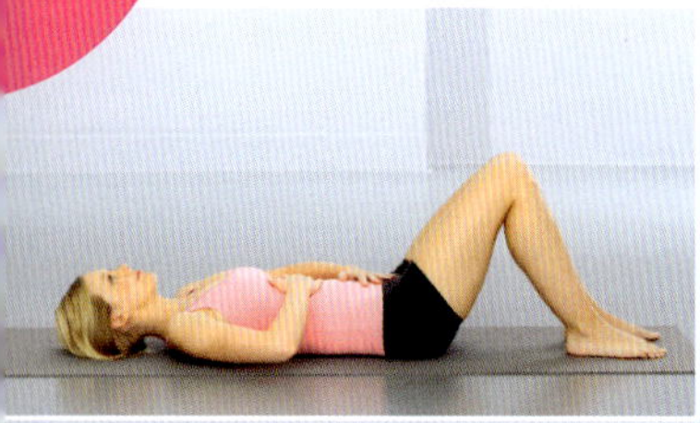

13 Deitada, com os joelhos flexionados, apóie as costas inteiras no chão. Coloque a mão esquerda no abdômen e a mão direita na caixa torácica com o polegar no meio do peito. Inspire pelo nariz. Expanda o peito e contraia o abdômen.

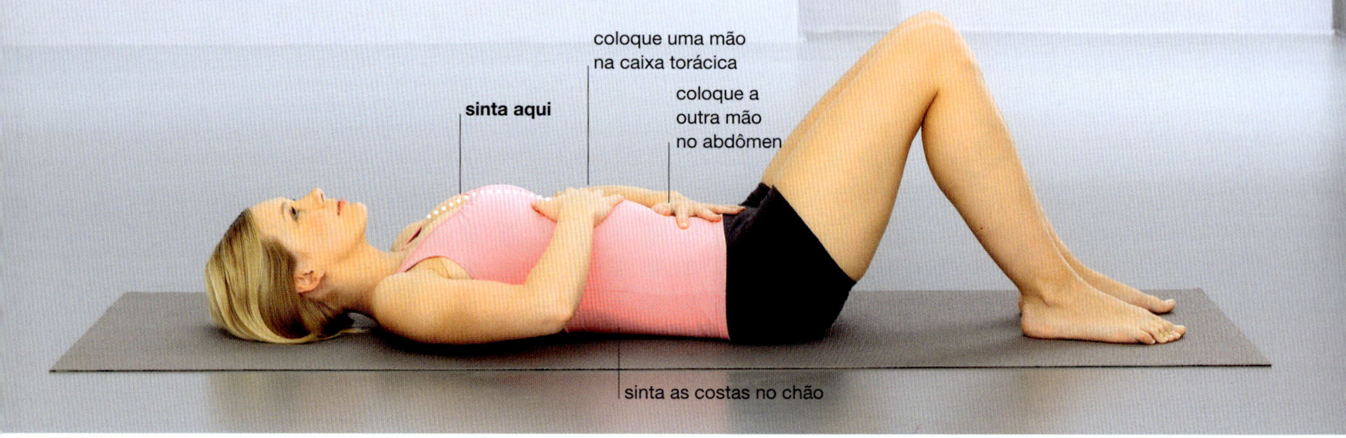

14 Agora reverta a ação. Expire pela boca, contraia o peito e expanda o abdômen. Faça o exercício alternando as respirações: inspire, expanda o peito; expire, contraia o peito. Inspire, contraia o abdômen; expire, expanda o abdômen. Repita mais 2 vezes a respiração completa.

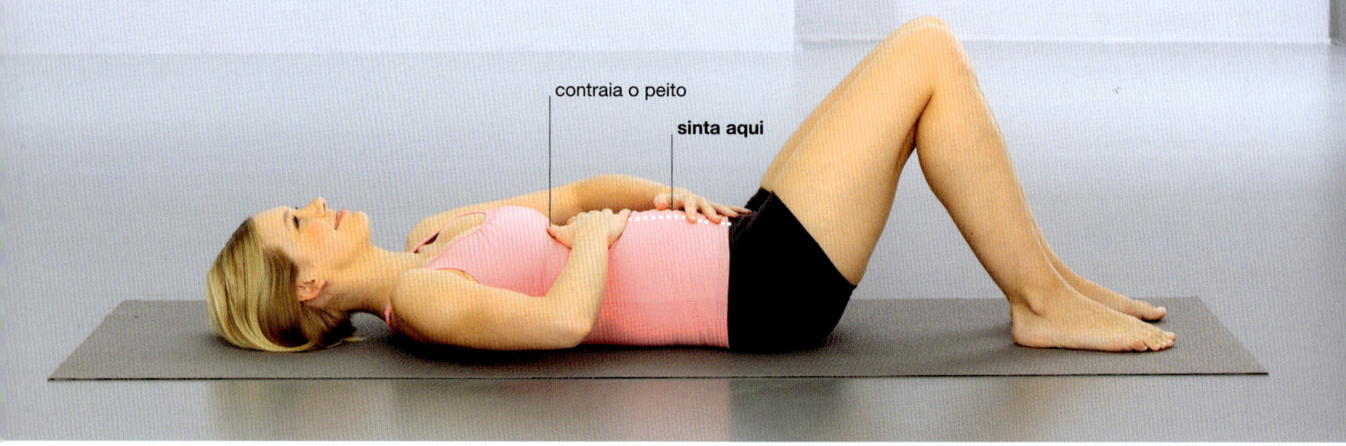

>> **coordenação** arredondamento

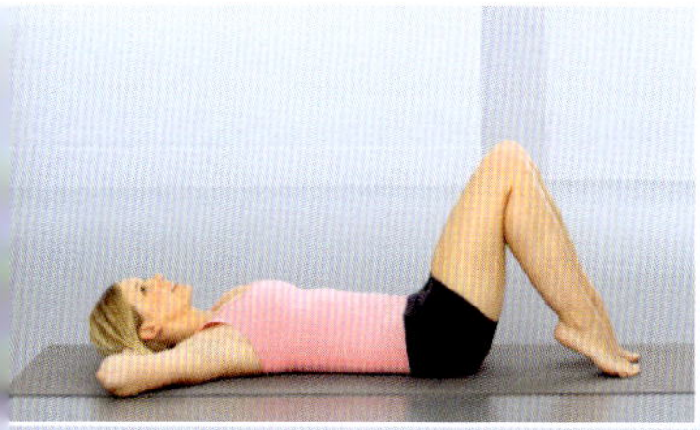

15 Deitada, deixe os joelhos flexionados e os calcanhares elevados e um pouco afastados. Coloque as mãos atrás da cabeça. Expire e eleve a cabeça e tire a parte superior das costas do chão, olhando para a virilha. Simultaneamente, eleve os ísquios.

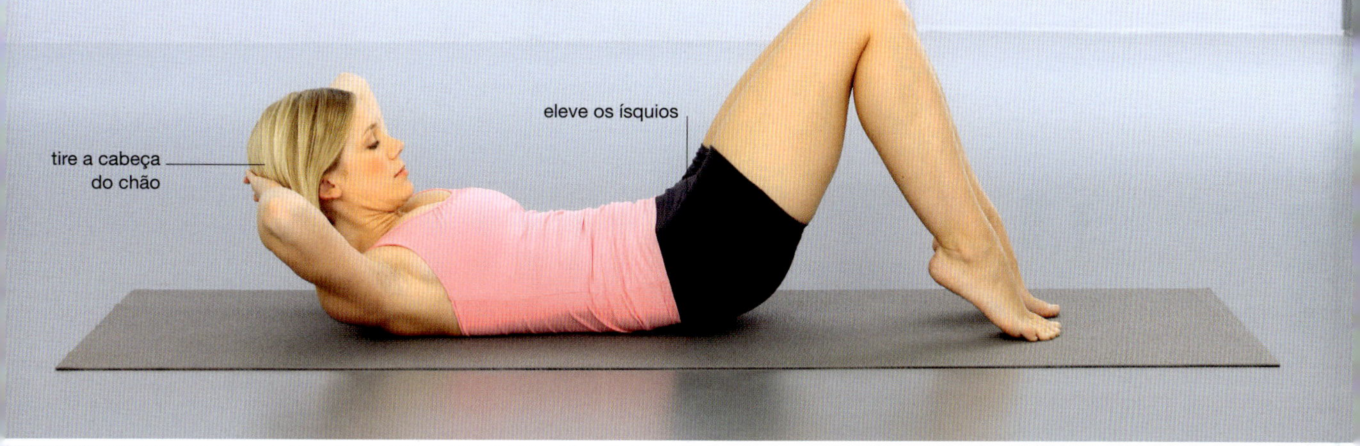
tire a cabeça do chão
eleve os ísquios

16 Inspire e leve a cabeça, os ombros e os ísquios de volta ao chão simultaneamente. Mantenha os calcanhares elevados. Repita o exercício mais 2 vezes.

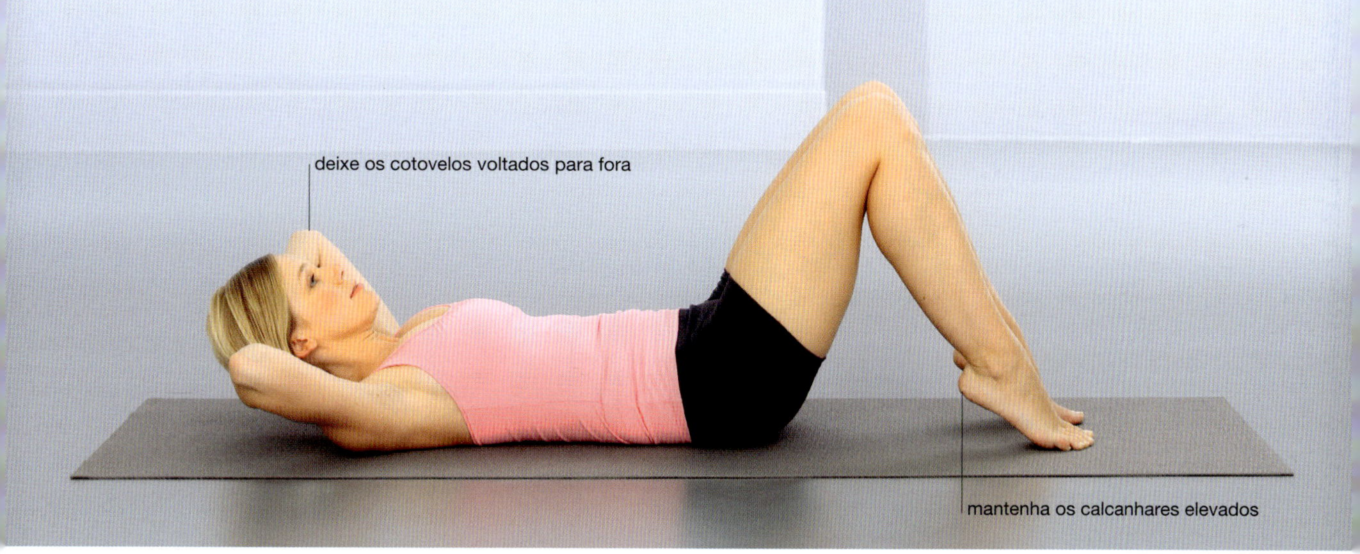
deixe os cotovelos voltados para fora
mantenha os calcanhares elevados

>> **equilíbrio** "U" sentado

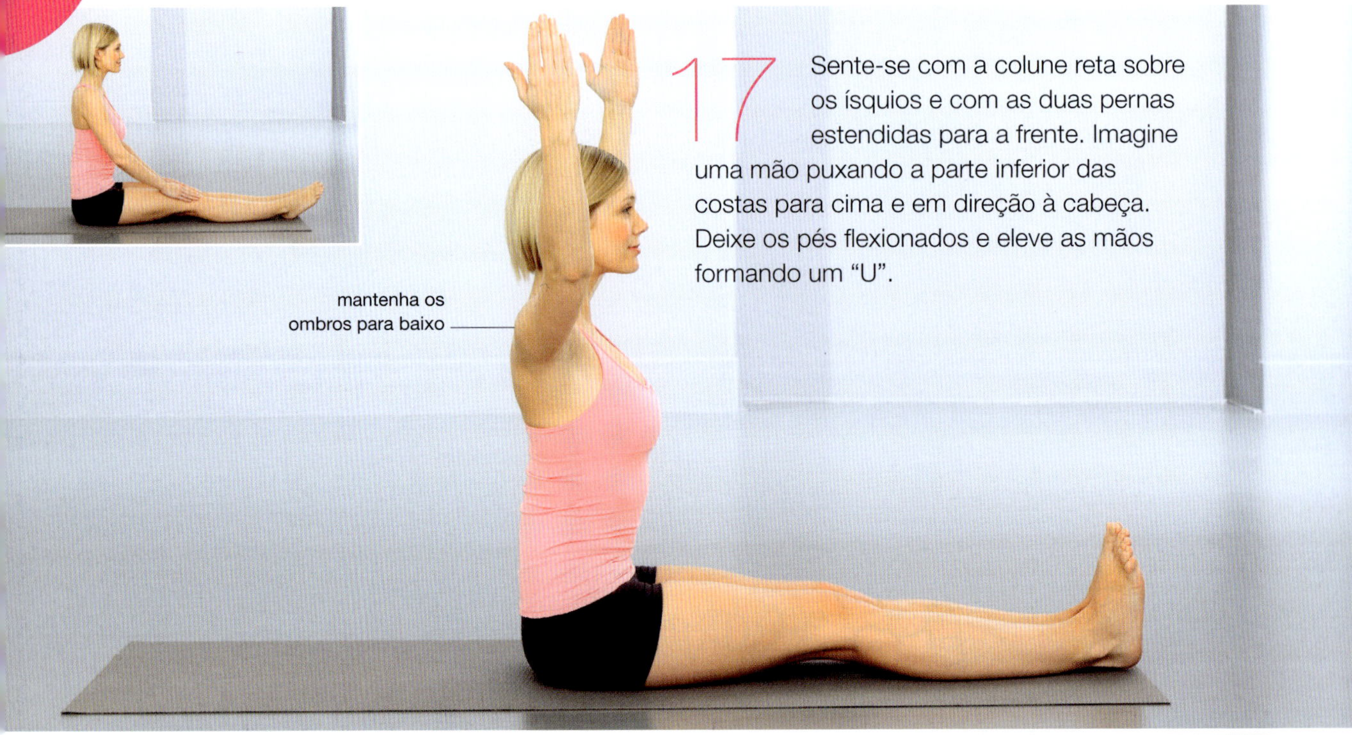

17 Sente-se com a colune reta sobre os ísquios e com as duas pernas estendidas para a frente. Imagine uma mão puxando a parte inferior das costas para cima e em direção à cabeça. Deixe os pés flexionados e eleve as mãos formando um "U".

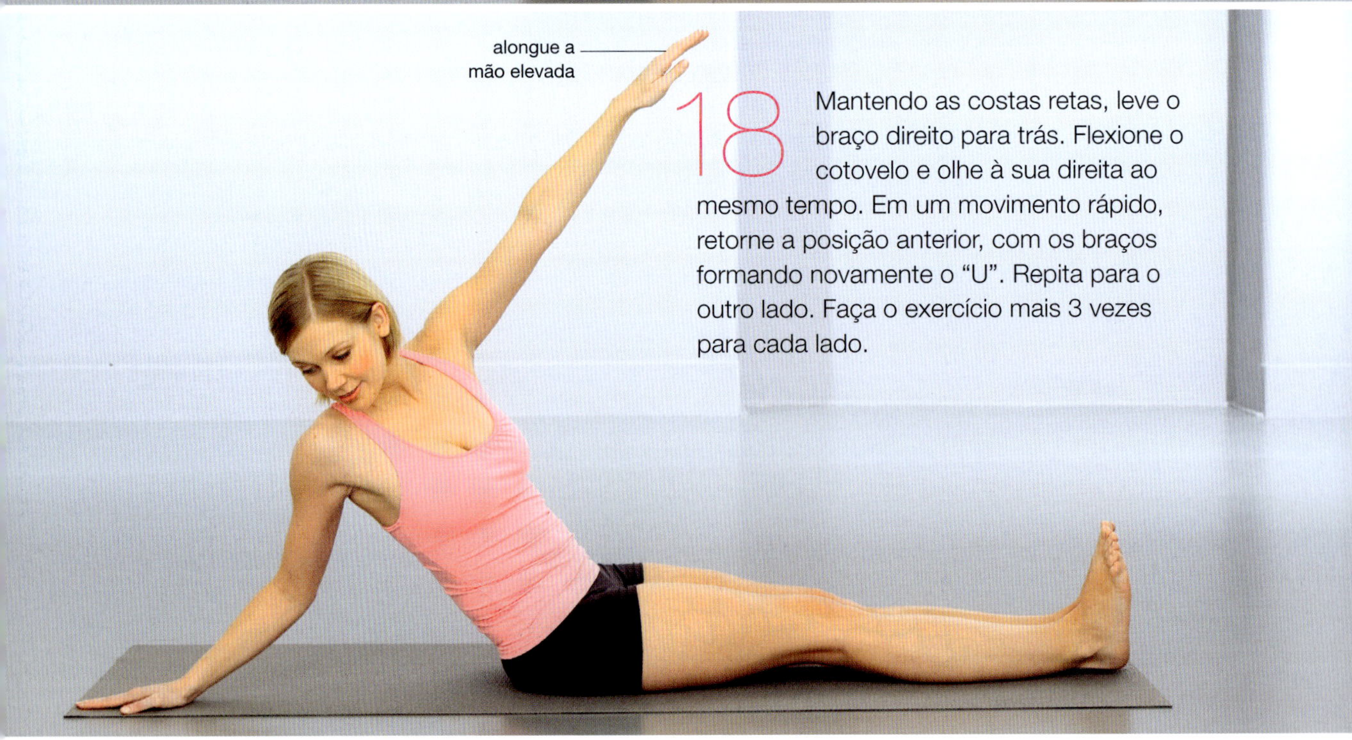

18 Mantendo as costas retas, leve o braço direito para trás. Flexione o cotovelo e olhe à sua direita ao mesmo tempo. Em um movimento rápido, retorne a posição anterior, com os braços formando novamente o "U". Repita para o outro lado. Faça o exercício mais 3 vezes para cada lado.

>> **sustentação** batida de calcanhares

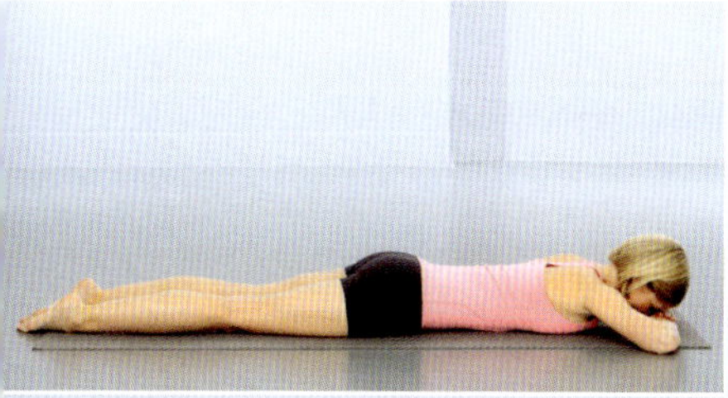

19 Deitada, com as pernas estendidas, coloque as mãos embaixo da testa e apóie a cabeça. Gire as pernas juntando os calcanhares e afastando os dedos para formar um “V”. Expire enquanto eleva a cabeça, as mãos e os pés do chão. Sinta as linhas do sorriso e olhe para baixo.

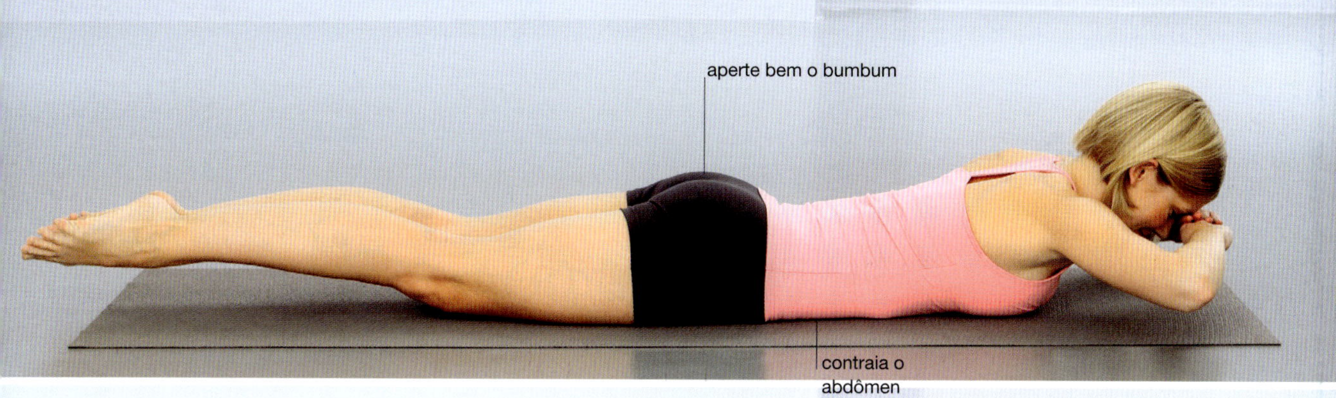

20 Bata os calcanhares um contra o outro 24 vezes, em 3 séries de 8. Durante o exercício, contraia o abdômen, e olhe para o chão.

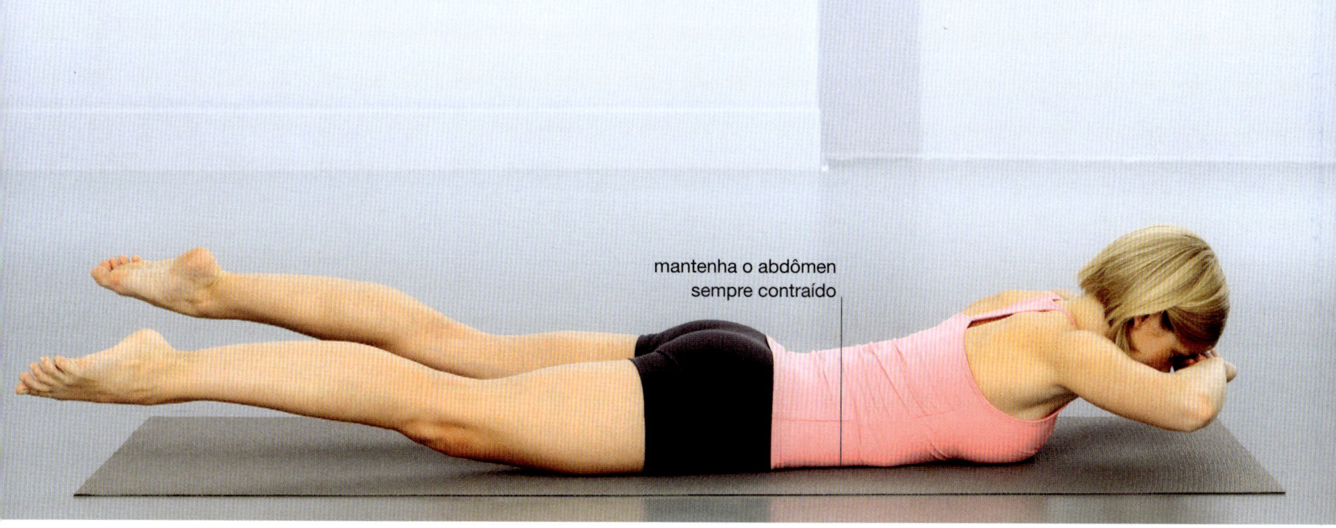

relaxe as costas >>

>> **força** prancha

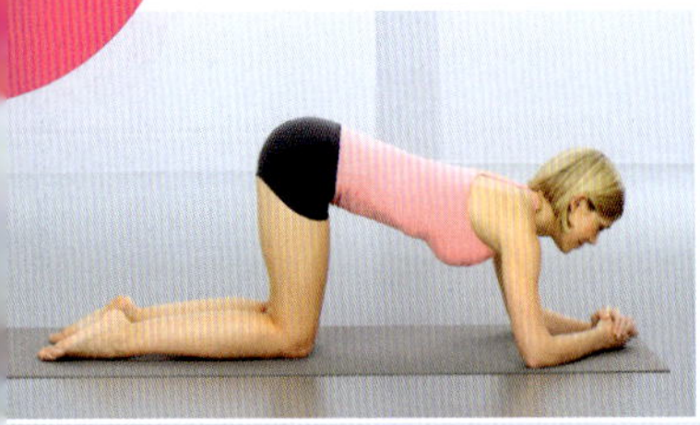

21 Apóie os antebraços, os joelhos e os pés no chão. Junte as mãos à frente. Contraia bem o abdômen e deixe as costas firmes. Inspire e expire levando o pé direito e, em seguida, o pé esquerdo para trás.

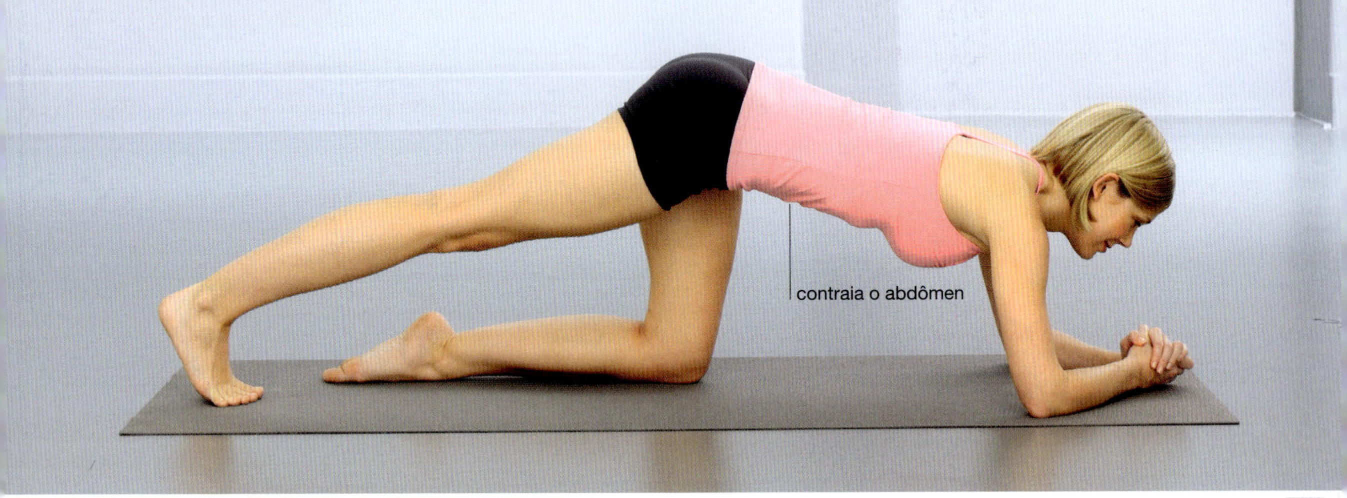

22 Contraia bem os músculos abdominais e empurre o quadril em direção ao chão. Contraia o bumbum para manter o quadril firme. Fique nessa posição e inspire e expire 2 vezes. Apóie os joelhos no chão e repita mais uma vez o exercício.

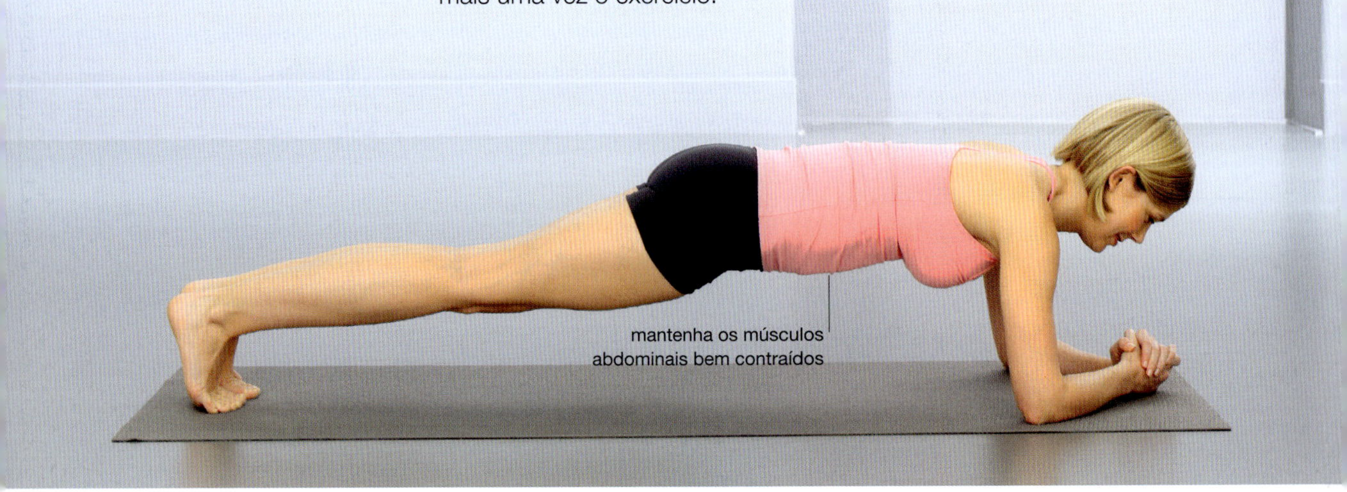

>> relaxe as costas

>> **articulação** vértebras empilhadas

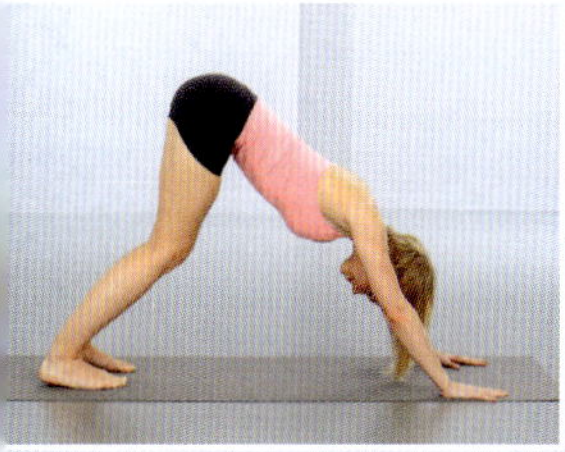

23 Coloque as mãos e os joelhos no chão e firme os pés no chão. Eleve o quadril, contraindo o abdômen, leve o umbigo em direção à coluna. Ande com as mãos em direção aos pés. Mantenha os joelhos um pouco flexionados. Segure nos tornozelos. Inspire e expire 2 vezes e comece a subir arredondando as costas. Quando as mãos estiverem na altura das coxas, cruze os punhos e continue subindo, como se estivesse tirando uma blusa.

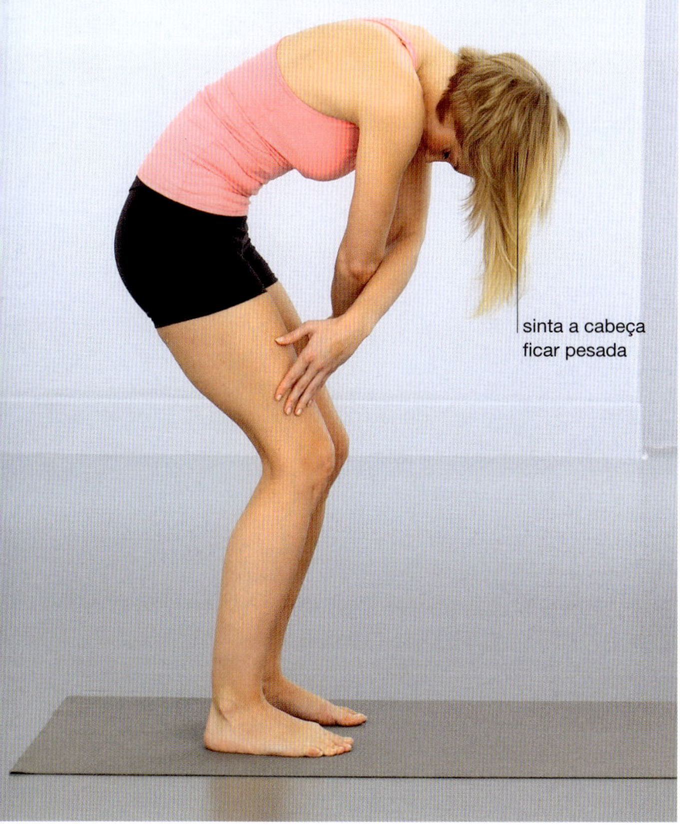

24 Continue subindo, sentindo as vértebras da parte inferior das costas, da cintura, da caixa torácica e dos ombros sendo empilhadas verticalmente, até a cabeça chegar. Faça um círculo com os braços no alto e abaixe-os.

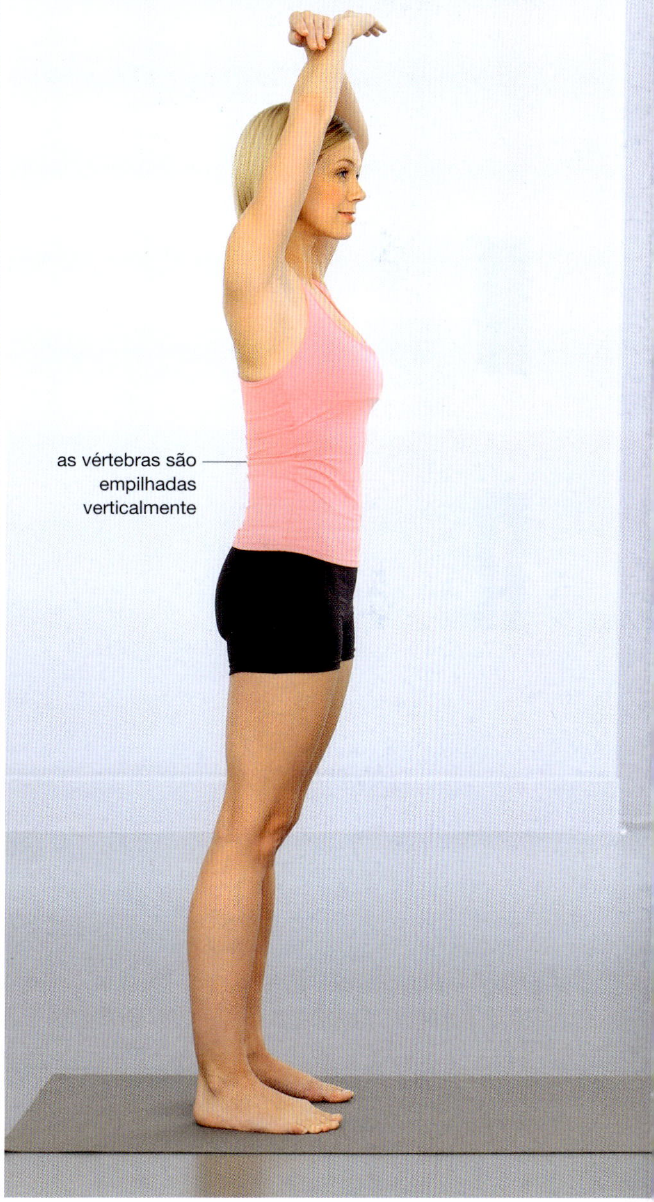

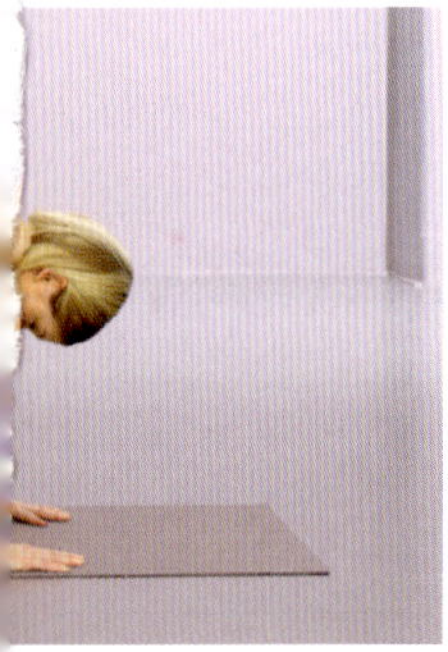

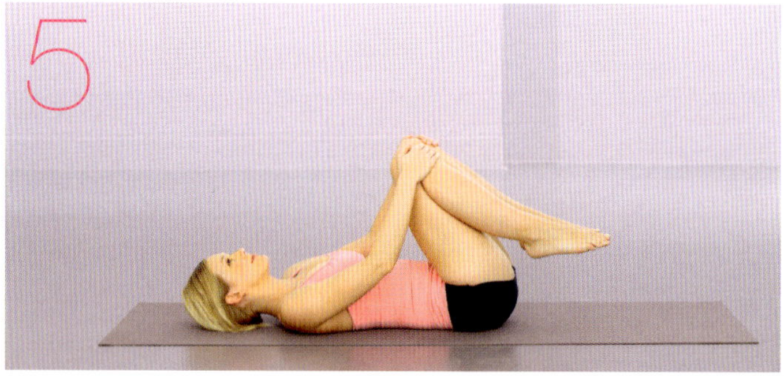

▲ **Articulação** Balanço de Bebê, pág. 96

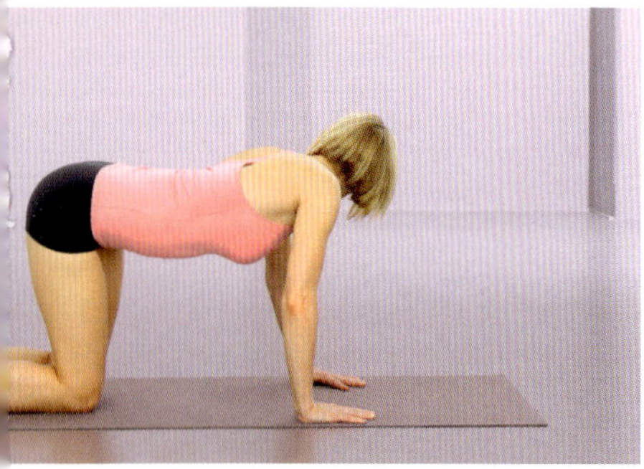

aré Arredondado, pág. 95

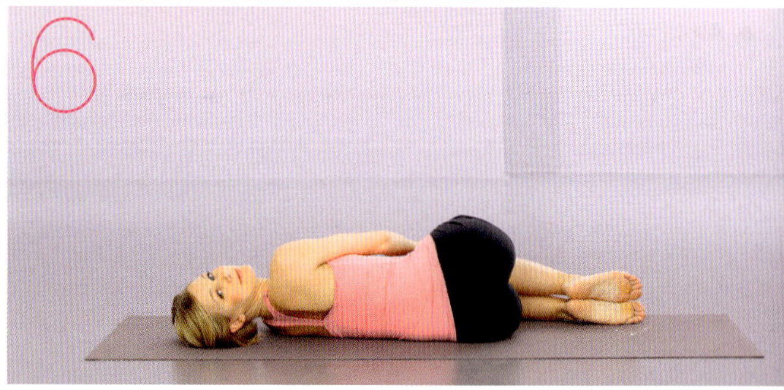

▲ **Articulação** Balanço de Bebê, pág. 96

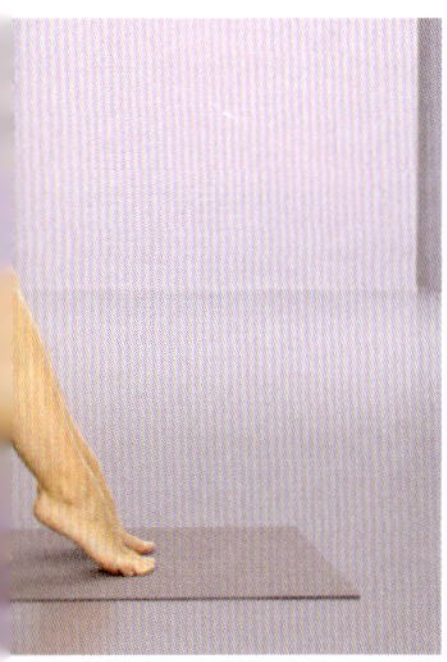

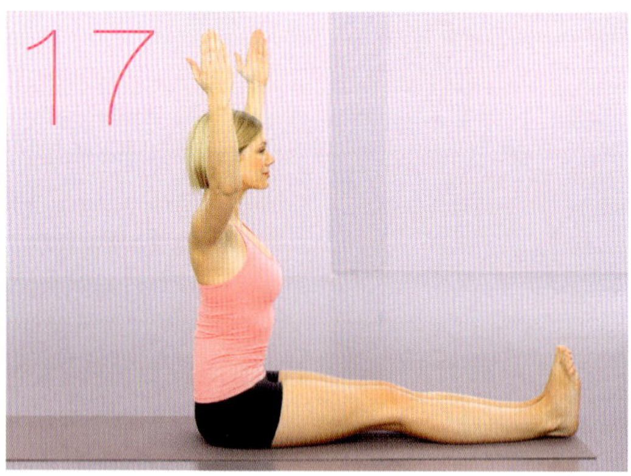

▲ **Equilíbrio** "U" Sentado, pág. 102

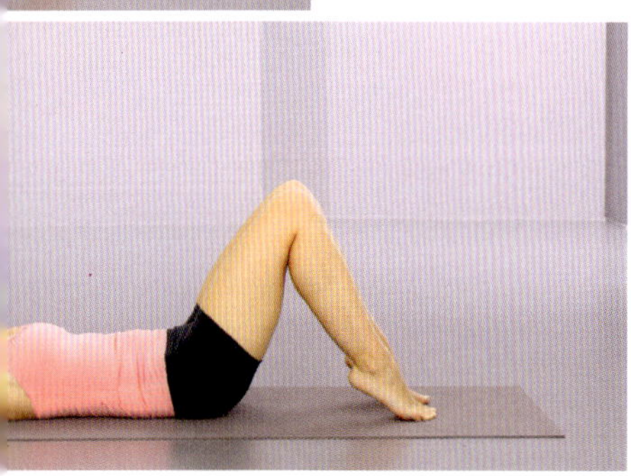

dondamento, pág. 101

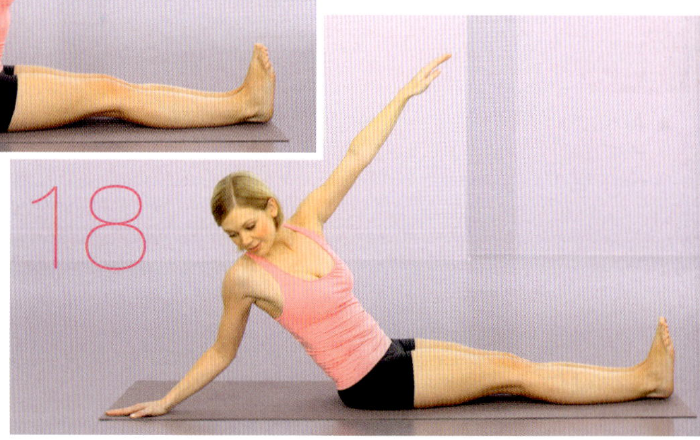

▲ **Equilíbrio** "U" Sentado, pág. 102

resumo relaxe as costas

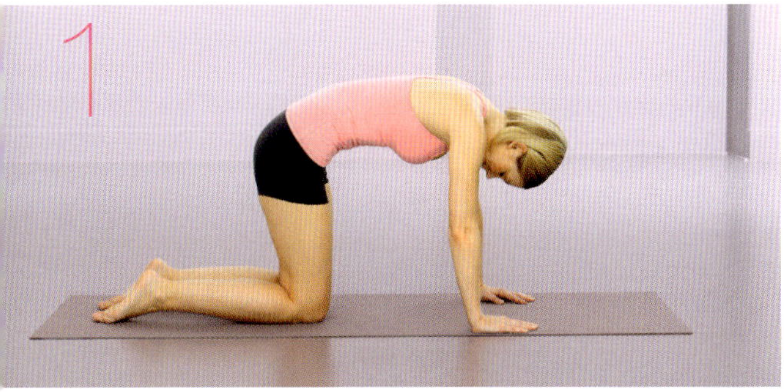

▲ **Alongamento** Gato e Camelo, pág. 94

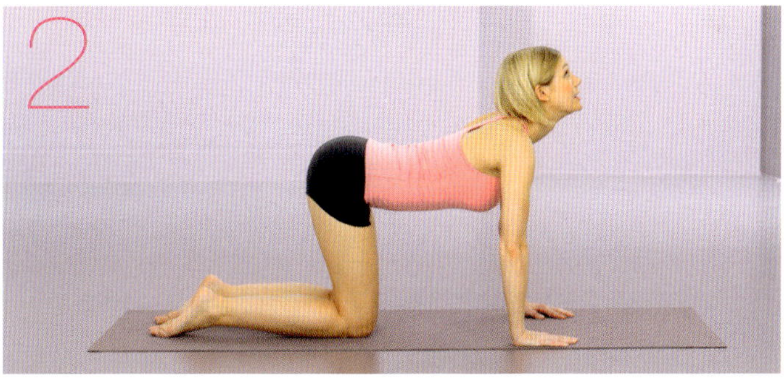

▲ **Alongamento** Gato e Camelo, pág. 94

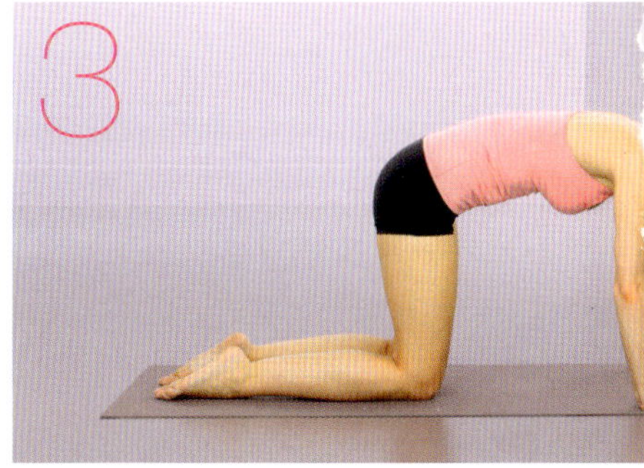

▲ **Coordenação** Jacaré Arredondado, pág. 95

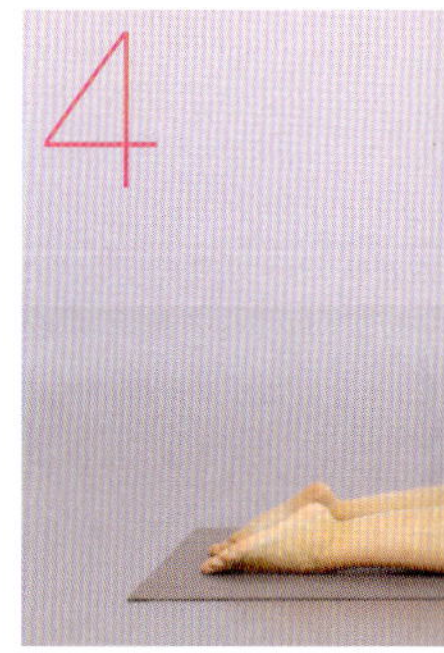

▲ **Coordenação** Jac

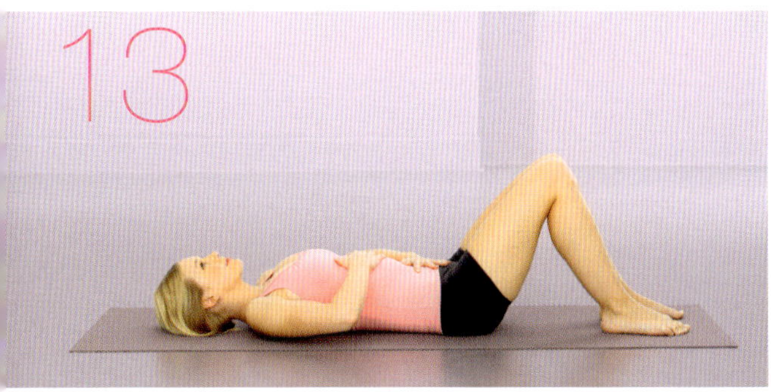

▲ **Articulação** Balão, pág. 100

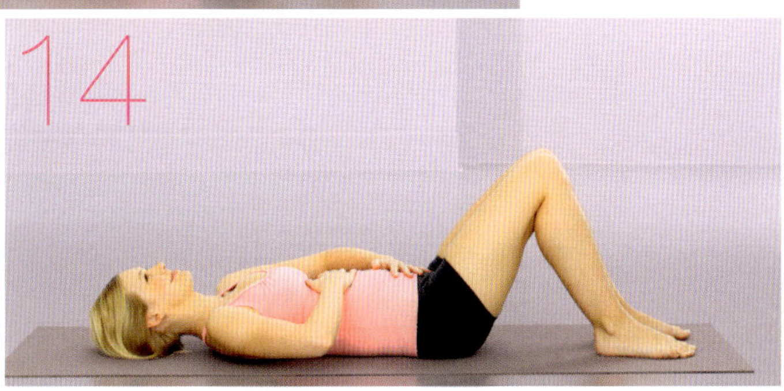

▲ **Articulação** Balão, pág. 100

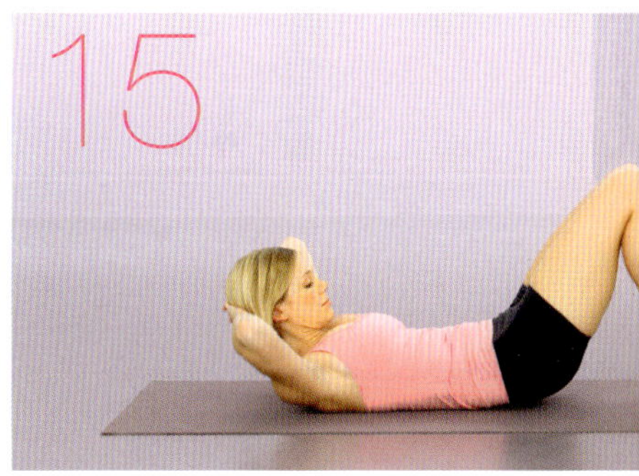

▲ **Coordenação** Arredondamento, pág. 101

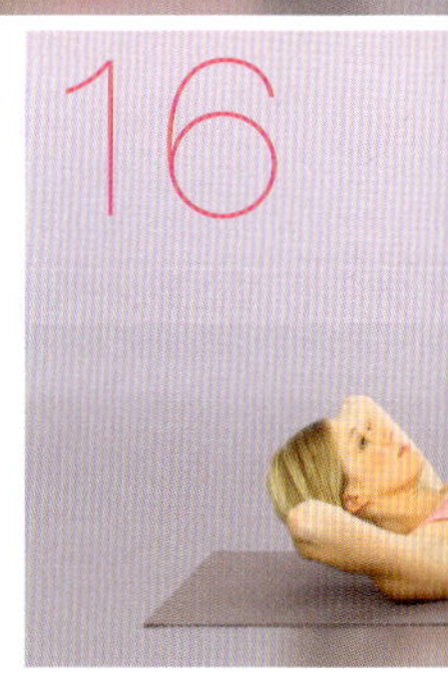

▲ **Coordenação** Arr

relaxe as costas >>

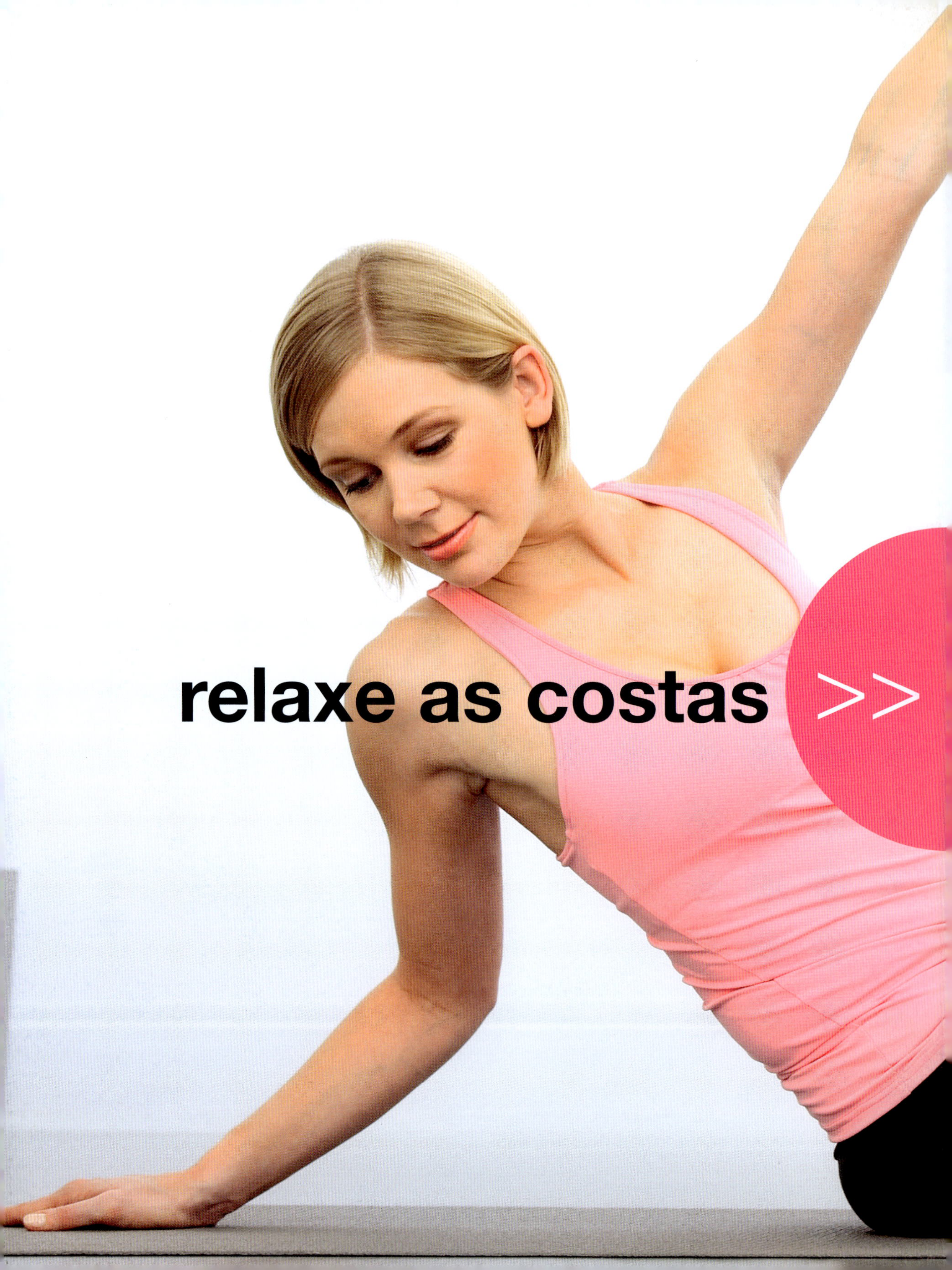

15 minutos **resumo**

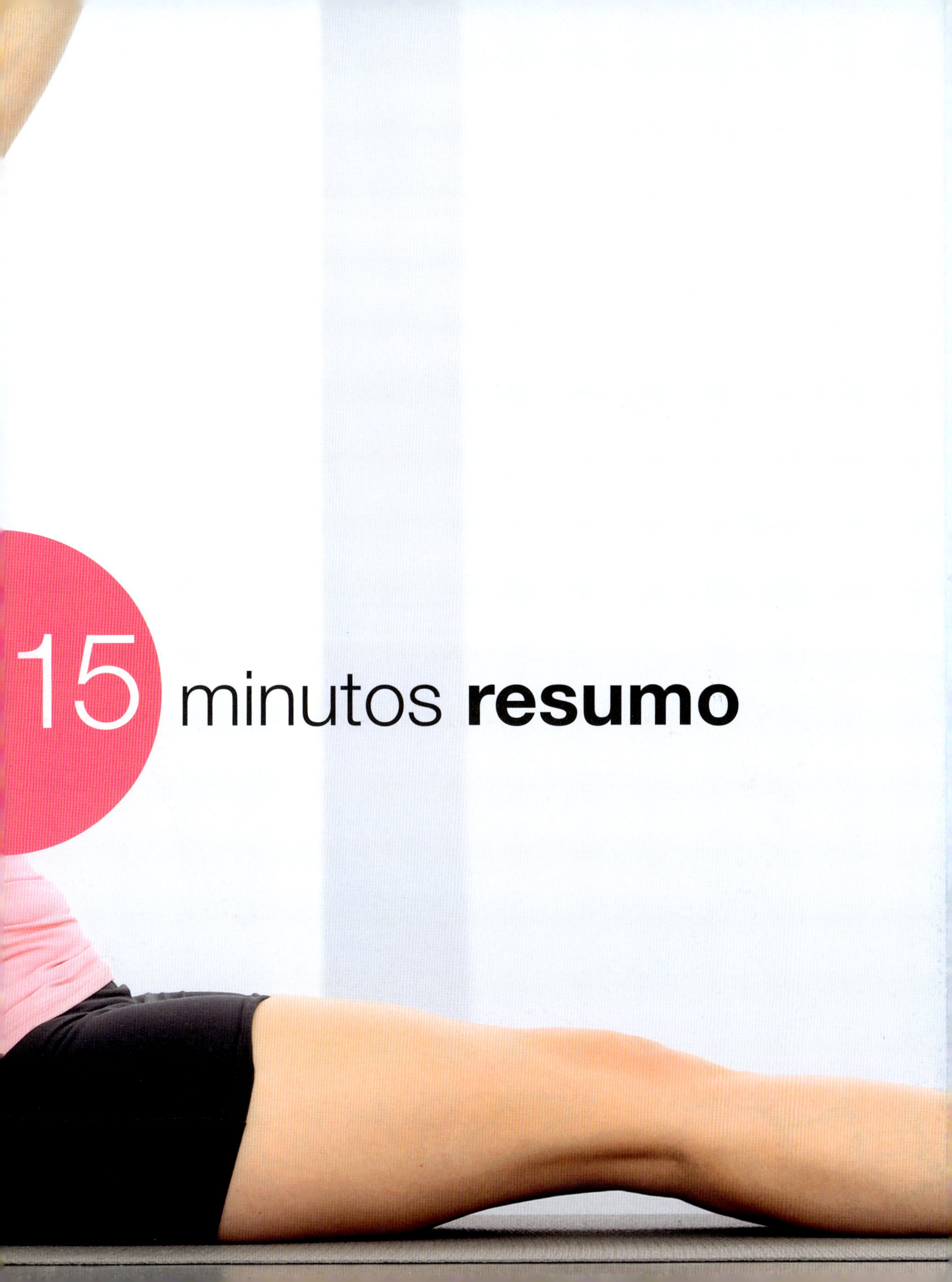

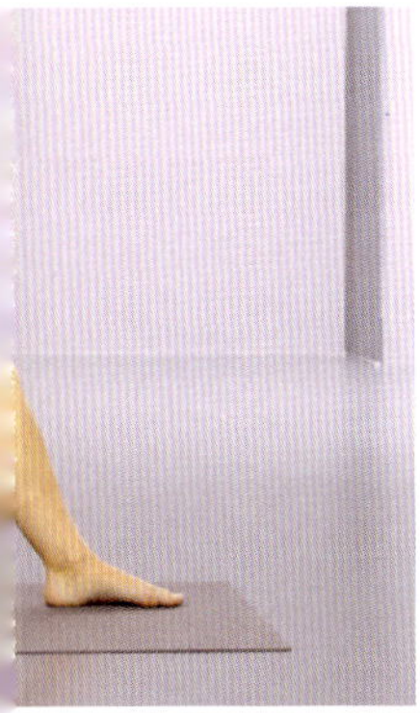

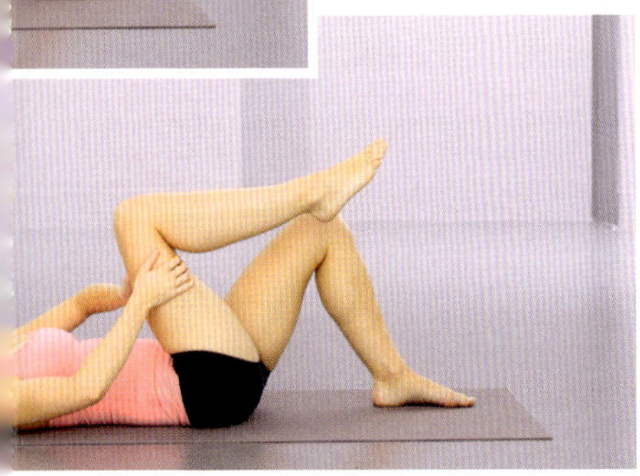

ação de Perna, pág. 98

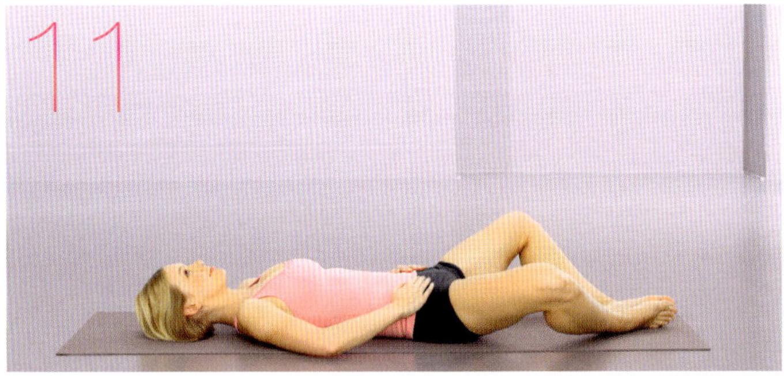

▲ **Centralização** Sapo Invertido, pág. 99

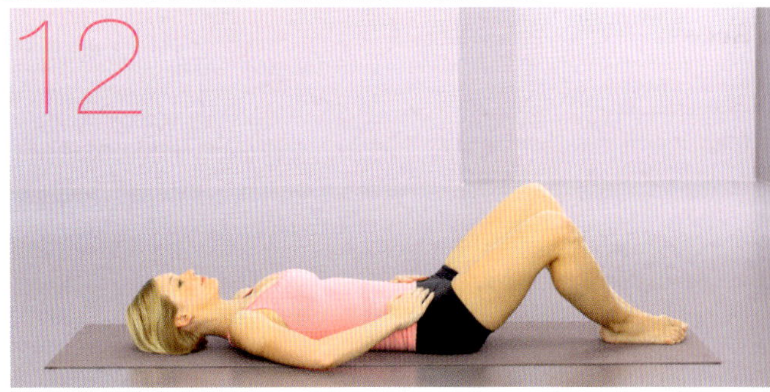

▲ **Centralização** Sapo Invertido, pág. 99

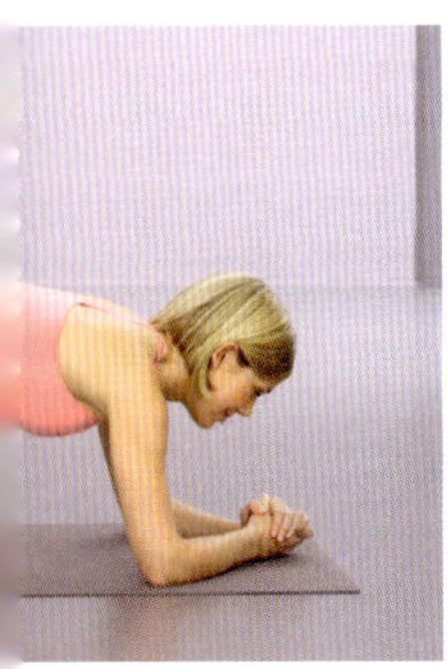

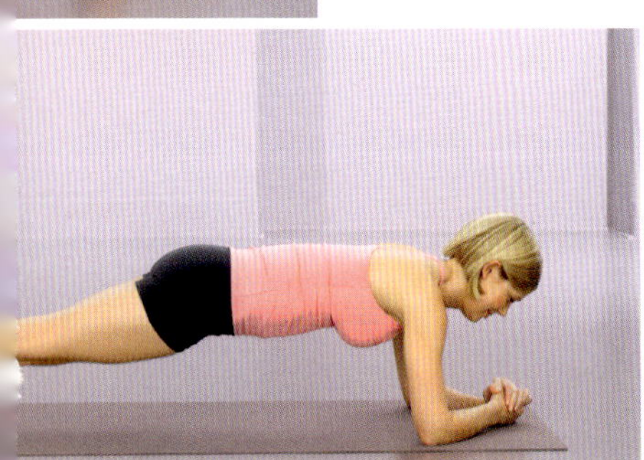

g. 104

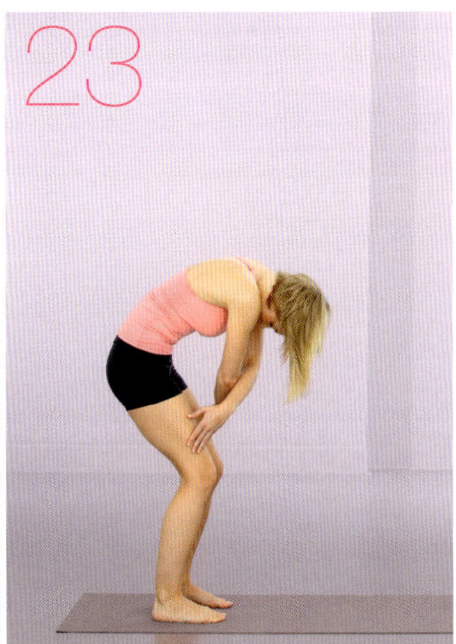

▲ **Articulação** Vértebras Empilhadas, pág. 105

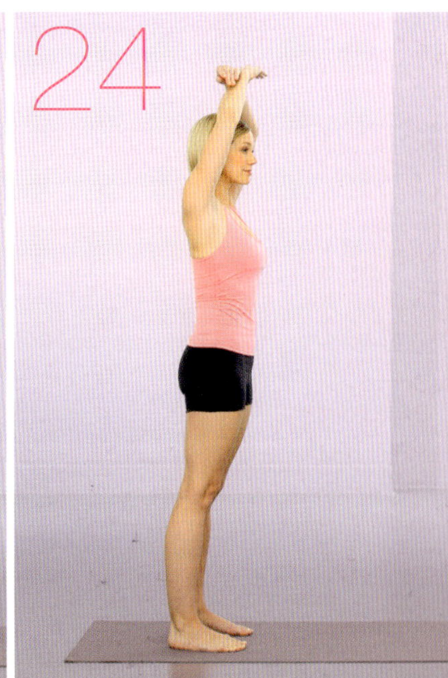

▲ **Articulação** Vértebras Empilhadas, pág. 105

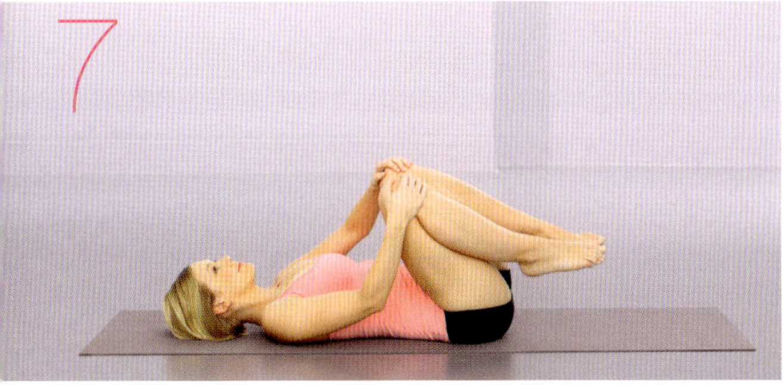

▲ **Relaxamento** Círculos Pélvicos, pág. 97

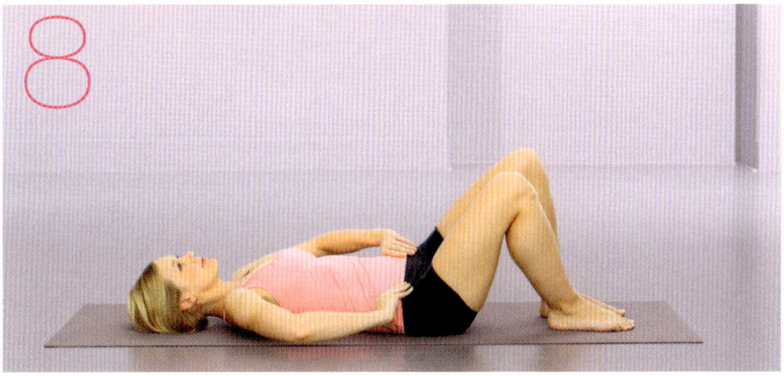

▲ **Relaxamento** Círculos Pélvicos, pág. 97

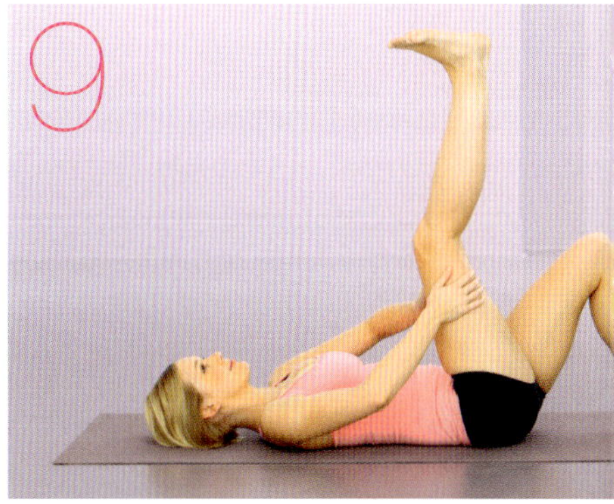

▲ **Aquecimento** Elevação de Perna, pág. 98

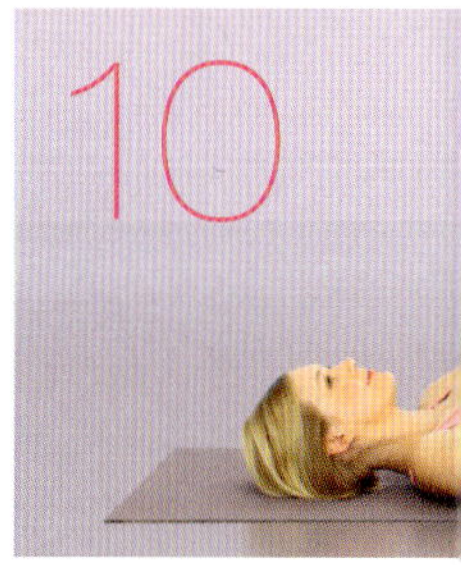

▲ **Aquecimento** Elev

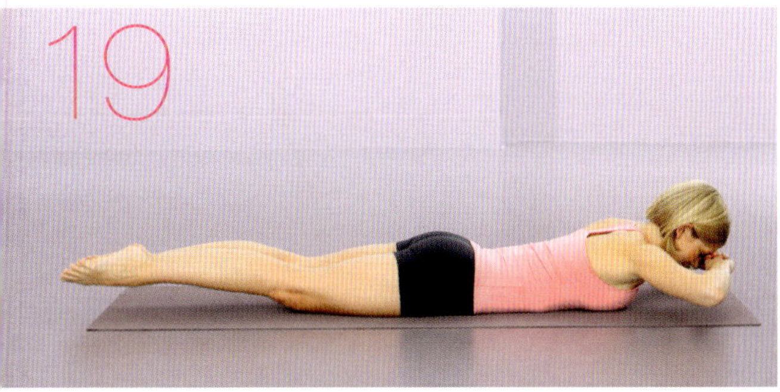

▲ **Sustentação** Batida de Calcanhares, pág. 103

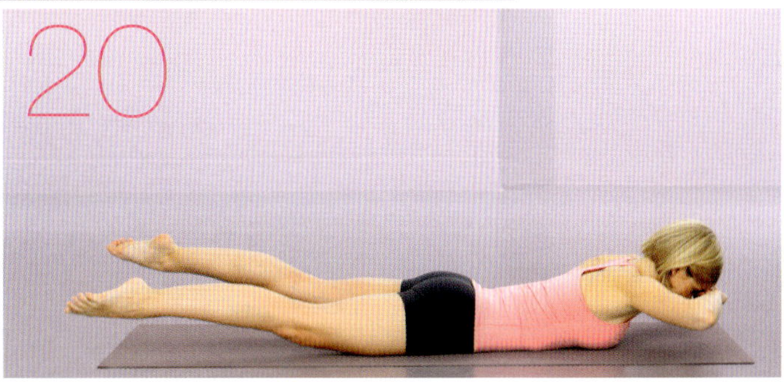

▲ **Sustentação** Batida de Calcanhares, pág. 103

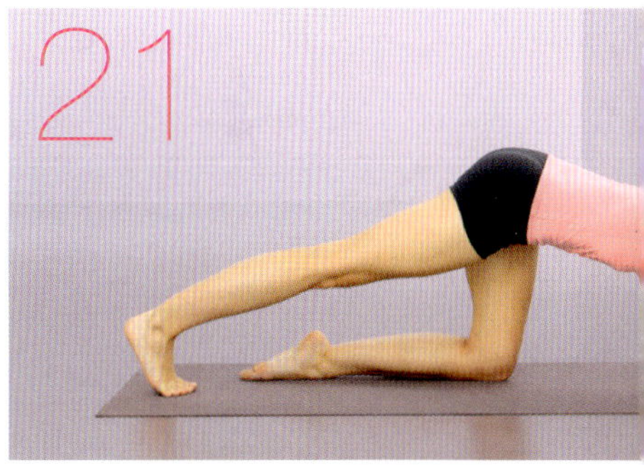

▲ **Força** Prancha, pág. 104

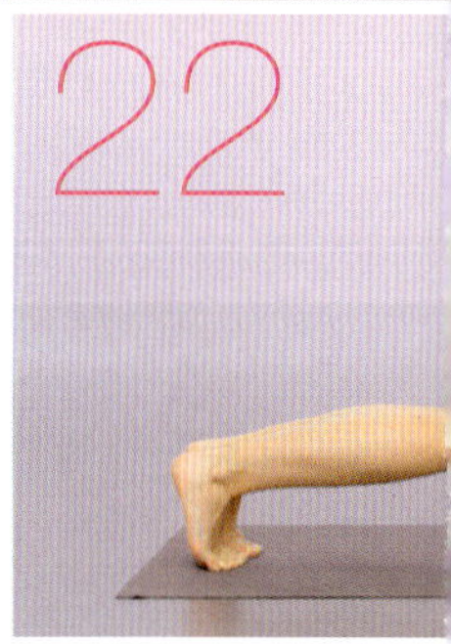

▲ **Força** Prancha, pá

>> **perguntas** mais freqüentes

É possível relaxar as costas fazendo exercícios. O corpo foi projetado para movimentar-se de diversas formas e variar o modo de se mexer é ótimo para desenvolver o equilíbrio. O programa Relaxe as Costas tem movimentos suaves e sutis, que treinam uma atitude mais saudável, ensinando a adotar uma postura suave e fluida.

>> Não entendo como o **balanço de bebê** pode beneficiar minhas costas.

Este exercício promove o que chamamos de movimento "maduro" da coluna. Um corpo bem desenvolvido consegue mover-se em todas as direções. Quando você balança de um lado para o outro, deixando a cabeça por último, na realidade está girando a coluna toda. O Balanço de Bebê permite que você realize movimentos giratórios em todas as partes da coluna.

>> Para que servem os **círculos pélvicos**?

Eles ajudam a alongar todas as regiões da cintura, principalmente a parte posterior, trabalhando nos tecidos rígidos entre as costelas e o quadril. Esses tecidos freqüentemente ficam desequilibrados, com um lado mais curto que o outro. Esses exercícios tonificam o abdômen, pois trabalham as diversas camadas da região.

>> Como a **elevação de perna** pode melhorar as costas?

A Elevação de Perna é, na verdade, um exercício para que o nervo ciático – o longo nervo que desce pela parte posterior da coxa a partir do quadril – possa alongar-se com mais facilidade, beneficiando indiretamente também as costas. O ritmo de alongamento dos nervos é diferente do ritmo dos músculos. Muitas vezes, a perna está tensa, não por causa dos músculos, mas devido a problemas com o nervo ciático. Este exercício também alivia a tensão nas costas e "lubrifica" as articulações do joelho, deixando-as mais "felizes".

>> O que faz o **balão**?

Este exercício beneficia a parte superior do corpo, pois tonifica o abdômen e o diafragma. O diafragma divide o tronco em duas cavidades: a cavidade torácica e a cavidade abdominal. O balão alonga essas regiões de dentro para fora. É o mesmo que ocorre quando apertamos um lado do balão e o outro se expande. Quando você faz o exercício, também está tonificando o abdômen e o diafragma.

>> Como o **"U" sentado** ajuda as costas?

Um dos fundamentos para treinar o equilíbrio e os pontos de apoio do corpo é desestabilizar a base, que nesse caso é o quadril. Quando você se inclina para trás, como acontece neste exercício, o corpo percebe que está fora do seu centro de gravidade e ativa os músculos das costas, para conseguir manter o prumo.

>> Sinto-me desajeitada quando faço o **batida de calcanhares** e não consigo juntar as pernas ao mesmo tempo. Por que isso acontece?

Deitar sobre o estômago não é nada natural e a gente se sente mesmo extremamente desconfortável. Os bebês instintivamente passam um período deitando sobre o estômago para fortalecer os músculos das costas e conseguir ficar em pé. O mesmo vale para os adultos. Programas completos para o fortalecimento das costas devem sempre incluir exercícios de bruços. As batidas com os calcanhares apresentam um desafio a mais. Bater os calcanhares ao mesmo tempo força você a lidar com as dificuldades dos movimentos laterais das costas e da parte interna da coxa.

15 minutos

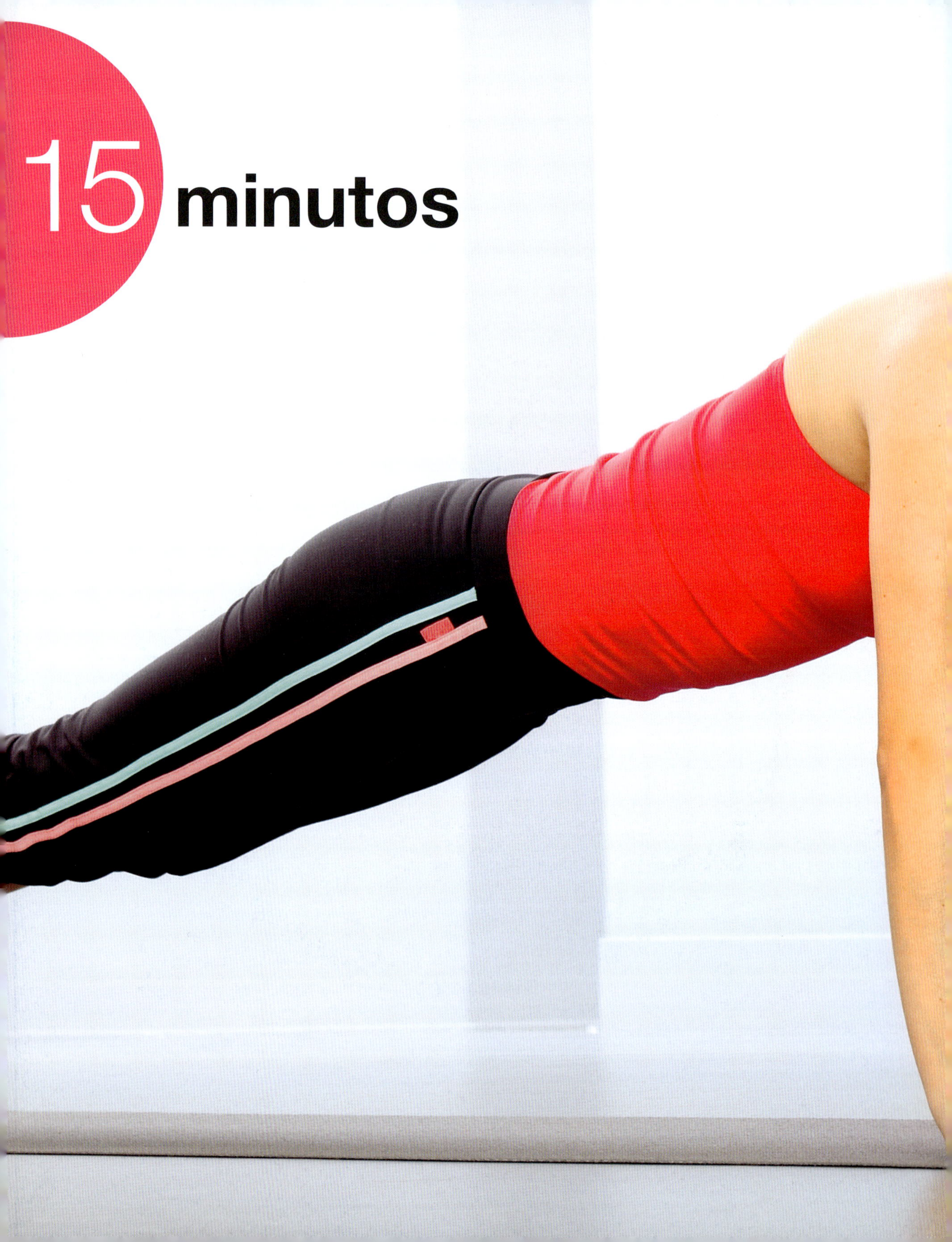

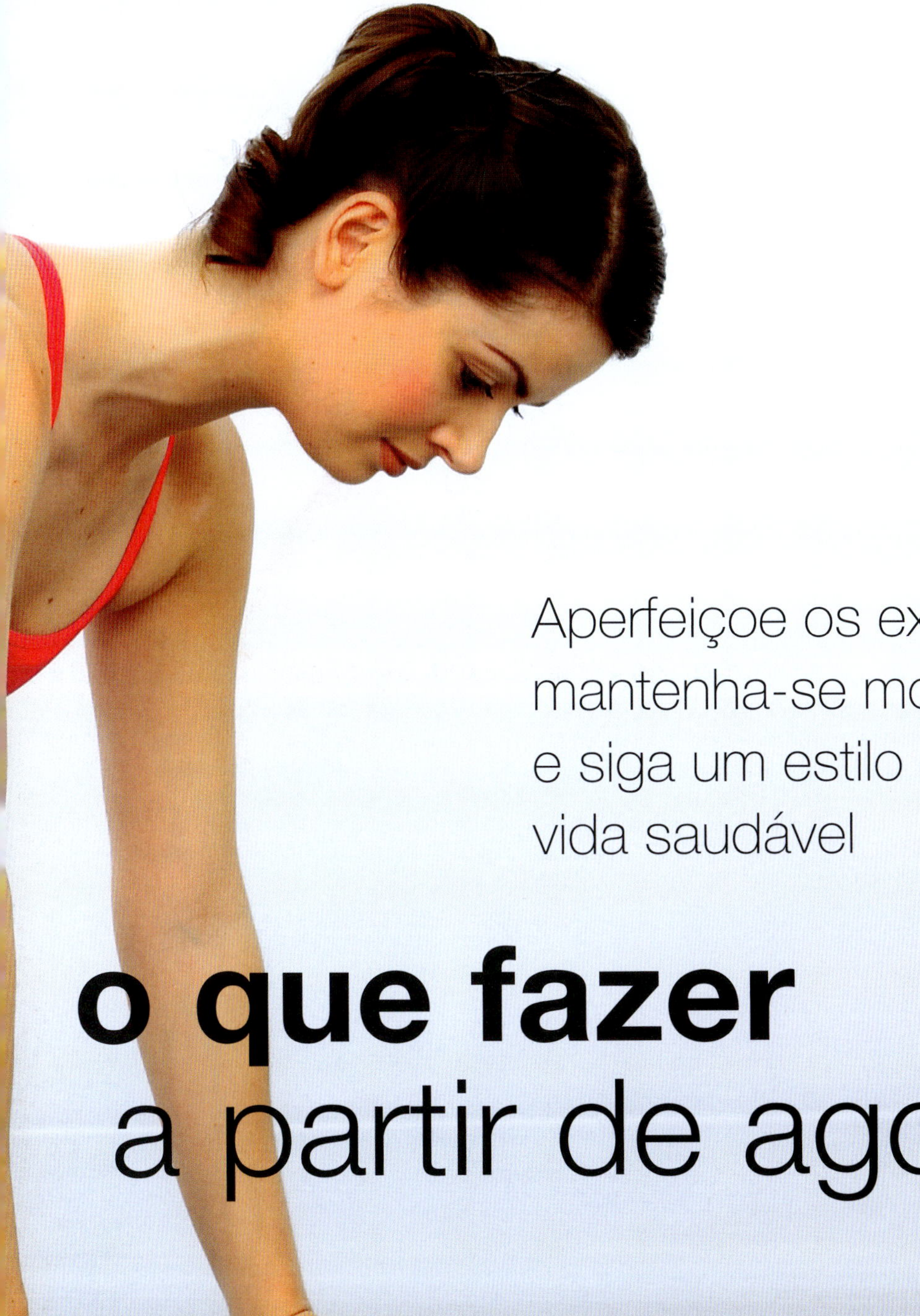

Aperfeiçoe os exercícios, mantenha-se motivada e siga um estilo de vida saudável

o que fazer a partir de agora >>

>> **aperfeiçoe** os exercícios

Aperfeiçoamento é uma palavra complicada, mas tudo o que você tem a fazer é começar e não se preocupar com o seu desempenho. Siga as instruções, levando em consideração as imagens, o ritmo e as dicas. Uma vez familiarizada com os exercícios, o próximo passo é aperfeiçoá-los.

Antes de começar, familiarize-se com os 4 programas. Eles começam devagar e aumentam o nível de dificuldade gradualmente. Se você for principiante, comece pelo programa Relaxe as Costas.

Independentemente do seu preparo físico, você será capaz de realizar a maioria dos 12 exercícios de cada programa, principalmente o relaxamento. Mesmo que não consiga, orgulhe-se daqueles que consegue fazer. Pular um exercício porque não se sente confortável ou porque o seu corpo está pedindo para não fazê-lo não significa que tenha fracassado.

Se quiser facilitar o exercício, flexione os joelhos ou faça somente o que puder. Seja inteligente e permita-se modificá-lo até conseguir fazê-lo confortavelmente. Tente manter uma freqüência de 3 vezes por semana e não se surpreenda se ficar um pouco dolorida. A dor é comum no primeiro dia e atinge o pico no segundo. Mas logo o corpo se acostuma a uma dose diária de esforço. Daí, aperfeiçoe-se, observando os conselhos abaixo.

Praticantes ocasionais

Se você for praticante ocasional, comece pelo programa Fortaleça as Costas, 3 vezes por semana, durante 2 semanas. Depois, passe para o Revitalize, o Energize e o Relaxe as Costas, nessa ordem, fazendo 2 semanas cada. Assim, seu corpo aprenderá a aceitar uma variedade de movimentos e diferentes tipos de esforço, além de completar um programa de condicionamento físico de 8 semanas que beneficia muito a sua postura. Acredite e tenha persistência. Os benefícios que obterá para as costas e a postura vão deixá-la muito feliz.

Praticantes regulares

Se você se exercita regularmente, é melhor começar pelo Fortaleça as Costas. Exercitar-se uma vez por

>> **dicas** para aperfeiçoar-se

- **Principiantes** e pessoas em fase de recuperação devem começar com o Relaxe as Costas 3 vezes por semana.
- **Praticantes ocasionais** devem começar com o Fortaleça as Costas 3 vezes por semana, durante 2 semanas. Depois, devem incluir os outros programas, completando um ciclo de 6 semanas.
- **Praticantes regulares** devem fazer os programas aleatoriamente, começando com o Fortaleça as Costas. A freqüência diária é a melhor.
- **Para conseguir fazer** todos os programas em uma hora, comece pelo Relaxe as Costas junto com o Fortaleça as Costas e, então, inclua os outros.

dia trará resultados maravilhosos. Lembre-se que todos os exercícios são seguros e podem ser feitos diariamente.

Você pode fazer 2 programas ao mesmo tempo para acelerar seu progresso. Tente fazer o Fortaleça as Costas com o Relaxe as Costas, 3 vezes por semana, durante 2 semanas. Então, faça o Revitalize com o Relaxe as Costas por 2 semanas e, depois, o Energize com o Relaxe, totalizando 4 semanas.

Uma hora de exercícios

Você pode tentar fazer as 4 seqüências de uma só vez, em uma hora. Use a estratégia se for praticante regular e faça 2 ou 3 programas juntos até conseguir cumprir todos em uma hora. Quando alcançar esse ponto, lembre-se de incluir um tempo para se restabelecer e descanse por 2 dias seguidos de tempos em tempos.

Problemas nas costas

Se estiver se recuperando de algum problema nas costas ou doença séria, consulte seu médico antes de começar. O programa Relaxe as Costas é o melhor para você. Repita várias vezes o Gato e Camelo, Jacaré Arredondado e Círculos Pélvicos até conseguir fazer todos os exercícios. Se antes do problema nas costas você era uma praticante avançada, comece devagar e faça os exercícios com os quais se sente confortável. Se não conseguir realizar alguns, imagine-se fazendo-os com o maior número de detalhes possível. Pesquisas revelam que o simples fato de se imaginar em ação ativa as conexões entre a mente e o corpo.

Se tiver problemas nas costas, repita várias vezes o exercício Gato e Camelo, pois é seguro e uma ótima maneira de começar a exercitar as costas.

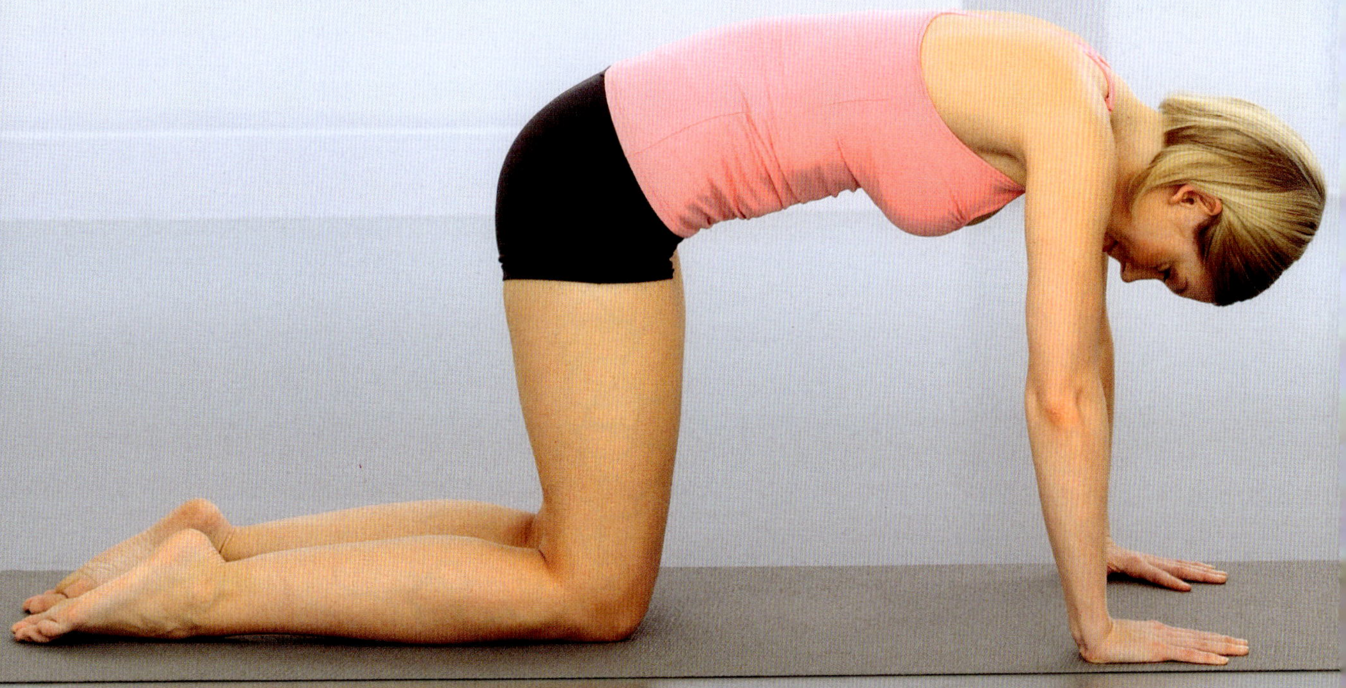

>> mantenha-se motivada

Ter sempre em mente os seus objetivos é uma maneira de não desistir dos exercícios. As primeiras 3 semanas são as mais difíceis, mas depois disso a atividade torna-se automática, transformando de uma vez por todas o seu estilo de vida.

Comprometa-se com o programa por 3 semanas de modo a superar a barreira inicial. Esse é o ponto de partida para todos os benefícios futuros. Você obterá melhores resultados se mantiver a freqüência mínima de 3 vezes por semana. Mas todos os programas podem ser feitos diariamente, mais de uma vez, se quiser. Eu faço vários dos exercícios 5 vezes por semana, em média, para manter minhas costas fortalecidas.

Após as 3 primeiras semanas

Após as 3 semanas iniciais, é importante introduzir novidades. Um programa completo de condicionamento físico envolve trabalho cardiovascular, como caminhar, andar de bicicleta e nadar, para beneficiar também o coração e os pulmões. Alternar os exercícios com essas atividades trará muito mais energia.

Estabelecer metas é também excelente para não desistir. As metas podem ser simples, como fazer um dos programas 4 vezes por semana, durante as 3 primeiras semanas, ou simplesmente sentar-se mais ereta na frente do computador. Os meus clientes normalmente mantêm um pequeno diário para anotar a freqüência dos exercícios e os avanços que têm feito.

Tenha em mente que dar atenção a você só poderá trazer resultados positivos. A princípio, talvez não se sinta confortável com os movimentos. Talvez não consiga fazer um ou dois dos exercícios. Mas não desista. Visualize seu corpo saudável e siga em frente da melhor maneira que puder.

>> **dicas** para manter-se motivada

- **Comprometa-se a não desistir** durante as 3 primeiras semanas, para superar a barreira inicial.
- **Varie o treinamento**, alternando os exercícios com outras atividades – caminhar ou andar de bicicleta são bons exemplos.
- **Estabeleça metas**, como comprometer-se a fazer uma das seqüências 4 noites por semana durante as 3 primeiras semanas.
- **Mantenha um diário** com a freqüência dos exercícios e os objetivos que quer alcançar a cada semana.

Em alguns dias você se sentirá mais disposta do que em outros. Se insistir, perceberá que se exercitar faz com que se sinta melhor. Sempre digo aos meus clientes: uma vez que os exercícios passem a fazer parte da sua rotina, você não consegue mais ficar sem eles.

Estabeleça uma rotina e tente realizar os exercícios sempre no mesmo horário. Você logo sentirá uma grande satisfação toda vez que começar a praticá-los.

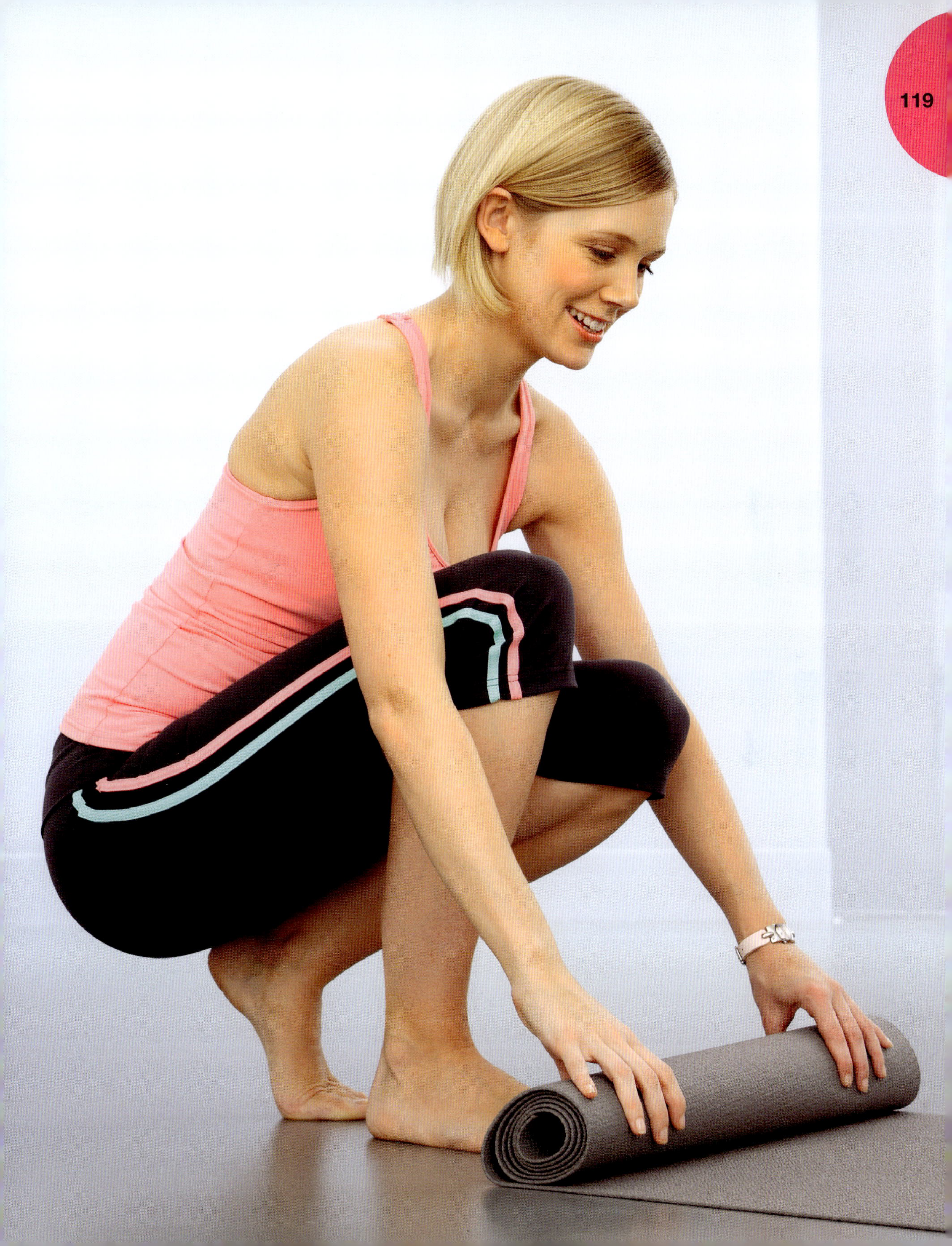

>> **encontre** um professor

Parabéns por completar o nosso programa. Agora você está motivada e talvez queira encontrar aulas diferentes ou um professor particular para avançar ainda mais e estabelecer outras metas individuais que atendam às suas necessidades.

Encontrar um professor exige alguns cuidados. Agora que está familiarizada com os exercícios do nosso programa, terá mais condições de avaliar as aulas e o seu conteúdo. Cuidado para não se deixar levar apenas pelo carisma do professor, só porque ele tem um corpo sarado. Primeiro decida o tipo de aula que deseja: alongamento, aeróbia, *hip-hop, street dance* ou aulas com base na relação corpo e mente, como a ioga.

Optar por uma modalidade é essencial, mas infelizmente muitas pessoas escolhem as aulas só pelo nome. Assistir a uma delas é uma boa forma de saber onde está se metendo. Veja se o professor corrige os alunos ou se está somente preocupado em se olhar no espelho. Observe também se ele não peca pelo excesso, o que pode causar lesões, ou pela falta, o que pode ser pura perda de tempo e dinheiro.

>> **dicas** para encontrar um bom professor

- **Assista a uma aula** antes de se decidir. Não escolha a aula apenas pelo nome.
- **Veja se o professor é atencioso** e se há interação entre ele e os alunos.
- **Não se deixe levar apenas pelo carisma** do treinador. Observe se ele se preocupa com a segurança ou o conteúdo dos exercícios.
- **Faça as aulas regularmente**. O professor poderá acompanhá-la e dar mais assistência se puder observá-la com freqüência.

Verifique a qualificação do professor

Veja se ele tem certificado ou diploma universitário. Ninguém merece um professor despreparado. Um bom profissional tem atualmente grande possibilidade de aprender sobre mecanismos corporais básicos e saúde em geral. Se disser que é autodidata e que não precisa de treinamento formal, cuidado, pois isso parece mais “charlatanismo”.

Se você tiver algum problema nas costas, tem de comunicar isso ao treinador antes de começar. Observe se ele fica relutante com a sua participação. Se ele avisar que a aula não é apropriada para você, acate o conselho. Ele pode recomendar aulas mais adequadas para a sua constituição física, seu condicionamento físico e suas necessidades individuais.

Ir às aulas com uma amiga é sempre um incentivo, mas de nada adianta se o programa não for adequado para você. E não se intimide! Diga ao professor o que deseja de uma forma educada. Ao optar por uma determinada aula, fique firme porque somente o tempo dirá se encontrou o seu mentor. Talvez seja necessário passar por dez professores para encontrar o ideal. Mas se o professor não demonstrar respeito e não a encorajar, procure outra aula. Claro que a dinâmica das aulas varia, mas é importante que você possa dizer para si: "Sinto que melhoro a cada dia".

Encontrar um tipo de aula ou um professor que venha ao encontro de seus objetivos pode demorar mais do que imagina. Dizer o que espera logo no primeiro dia talvez não surta efeito, pois um professor atencioso prepara a aula pensando nos alunos regulares, e não nos novos, embora deva dar-lhes atenção. Lembre-se que cada pessoa tem necessidades diferentes. Quando encontrar o professor e o tipo de aula que deseja, poderá evoluir além das expectativas.

Encontrar um bom professor leva tempo, pois você terá que ouvir a recomendação dos amigos e ser paciente enquanto avalia as opções. Mas vale o esforço, pois o professor certo vai ajudá-la a alcançar os objetivos que deseja.

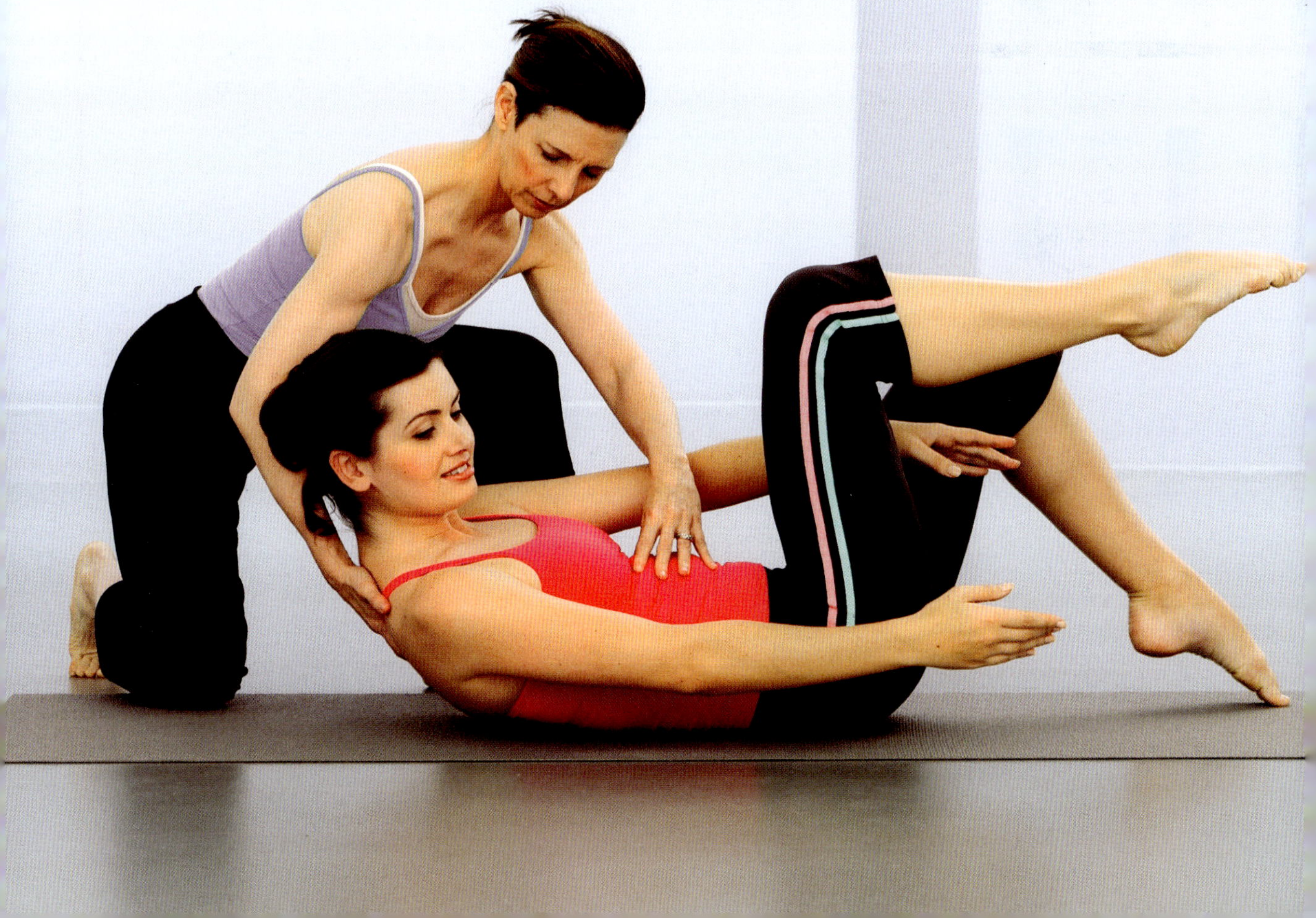

>> tenha uma vida saudável

Assim que você começar a sentir os benefícios dos exercícios, vai passar a se interessar mais pela sua saúde em geral. Isso significa pensar não apenas na atividade física, mas na alimentação, no sono e no bem-estar. O equilíbrio é fundamental para uma vida mais saudável e feliz.

Descanso, digestão e cura é um dos meus lemas favoritos. Todos nós – de atletas e trabalhadores braçais até mães e executivos – devemos descansar, nos alimentar e cuidar de nos restabelecer de distúrbios eventuais. A melhor fórmula invariavelmente inclui períodos alternados de atividade e estímulo com períodos de descanso e relaxamento. Alimentar-se bem, em quantidades adequadas, e dormir o suficiente são importantes para o equilíbrio ao longo da vida.

Vivemos em uma época em que há abundância de comida. A ciência hoje nos diz de quais nutrientes precisamos, a forma como a comida é metabolizada pelo organismo e quais alimentos são benéficos de acordo com a faixa etária. Comer alimentos frescos, incluindo os antioxidantes, e controlar os volumes diários, inclusive a quantidade de água que ingerimos diariamente, são estratégias benéficas para as costas, pois nos permitem manter o peso adequado para a nossa altura, o que é essencial para não sobrecarregá-las. Uma barriga saliente ou alguns quilos extras são desnecessários e perigosos para a coluna.

>> **dicas** para uma vida saudável

- **Coma 5 porções** de frutas e vegetais diariamente.
- **Inclua alimentos ricos em proteína** na sua dieta pois fará bem à saúde e às costas também.
- **Limite o consumo de álcool** e de alimentos ricos em açúcar e gordura.
- **Beba pelo menos 6 copos** de água diariamente.
- **Consuma carboidratos** proporcionais ao seu nível de atividade.
- **Alterne atividade com descanso**, mesmo que os períodos de descanso sejam curtos.

Lembre-se da regra 80/20: se você se alimentar e descansar bem 80% do tempo, poderá comer o que quiser nos 20% restantes!

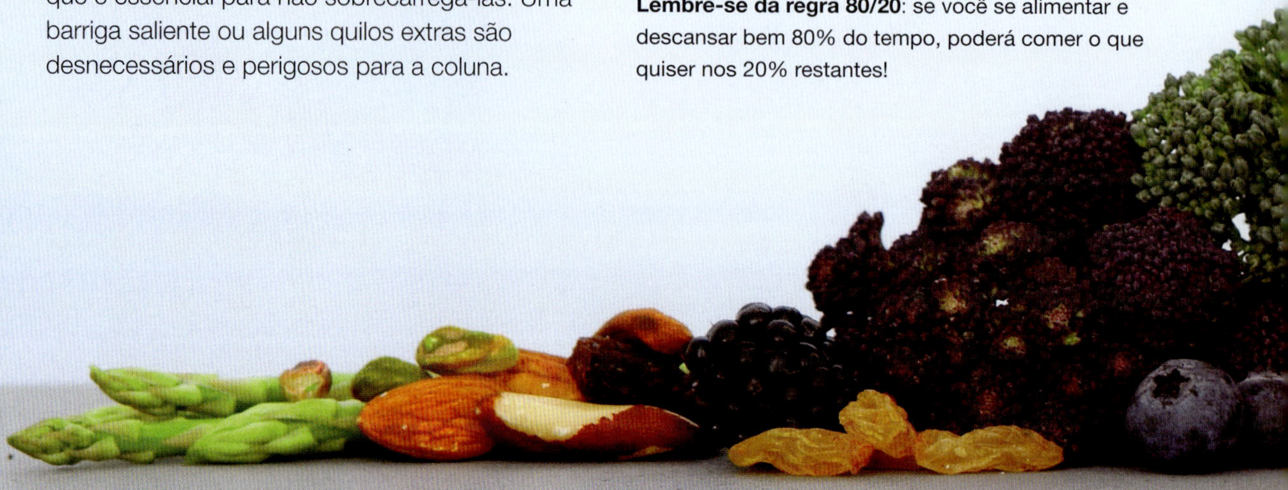

A nutrição

Os carboidratos, as gorduras e as proteínas fornecem ao nosso corpo os nutrientes básicos de que precisa. A hidratação é também essencial para qualquer ser vivo. As frutas e os amidos são ricos em carboidrato. Amidos são carboidratos complexos encontrados no pão, na batata e nas massas. Fornecem energia e vitaminas. As gorduras saudáveis, como a monoinsaturada e a ômega-3, são necessárias porque influem na síntese dos hormônios – os mensageiros químicos que regulam as funções da reprodução, do metabolismo e dos ossos, entre outras – e na pele, que é o nosso sistema imunológico primário.

Já as proteínas – os blocos estruturais responsáveis pela construção dos músculos e ligamentos que unem as articulações – são fundamentais para a saúde das suas costas, que precisam de quantidades suficientes de proteína para manter mais de 50 articulações. O consumo adequado para uma coluna ativa requer atenção especial. As nozes, as carnes magras, os frutos do mar, os grãos integrais e as leguminosas, como a ervilha e o feijão, são ricos em proteína.

O sono

O ritmo da vida moderna muitas vezes nos toma horas de sono. Conseguir dormir de 6 a 8 horas por dia é um desafio para muitos pais, estudantes e trabalhadores, isso sem falar nos aficionados por televisão. A quarta fase do sono é muito importante, pois é nela que ocorre a recuperação dos tecidos e o restabelecimento do estresse diário. As costas são especialmente vulneráveis ao estresse, à fadiga e às muitas horas que passamos de pé. O descanso adequado, em posição horizontal, alivia o efeito da gravidade nas articulações e a carga de pressão emocional.

Estímulos e o treino exagerado também são prejudiciais. O treino excessivo nos faz perder o sono e é aí que aumentam as contusões. Todos nós gostamos de uma "noitada" ocasional, mas a estimulação excessiva levará ao esgotamento mais cedo ou mais tarde. A grande verdade é que o nosso corpo (e as nossas costas) tem limites e precisa de descanso regular para restabelecer-se, assim como nós.

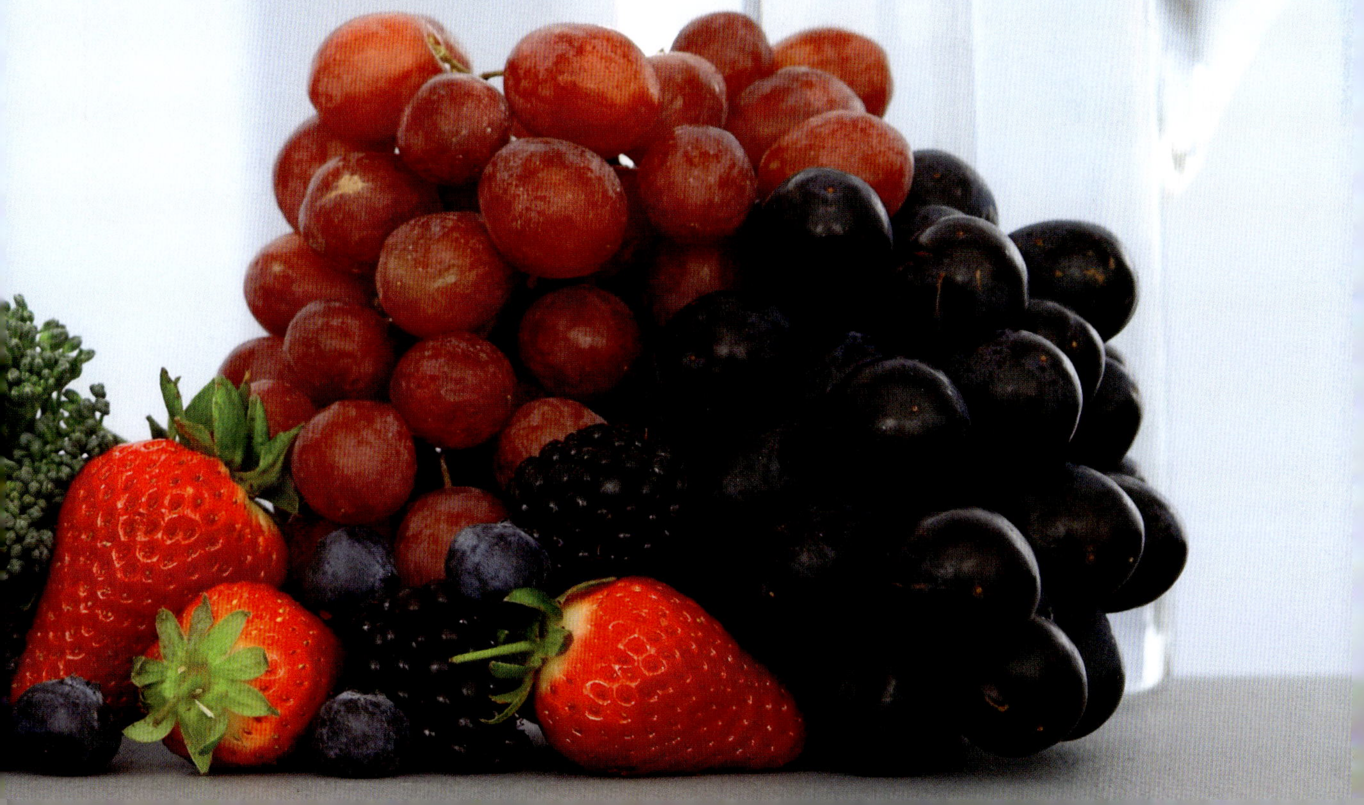

índice

agradecimentos

Agradecimentos da autora

Obrigada a todos aqueles que tornaram este projeto possível. Tive muita sorte por contar com o incrível *design* de Miranda Harvey, a atenção especial de Hilary Mandleberg, a excelente fotografia de Ruth Jenkinson, e obrigada especialmente a Penny Warren e Mary-Clare Jerram por fazerem este livro acontecer. Sou muito grata às modelos Rhona e Sam pela concentração e perseverança física e a toda a equipe da DK responsável por organizar todos os detalhes. Agradeço também à equipe do Smuin Ballet, Joellen Arntz, Vincent Avery, Kaleena Opdyke e ao bailarino Aaron Thayer. Um agradecimento especial a Leilani Lau pelas divertidas imagens de quadril e ao suporte técnico muito bem-vindo. Finalmente, um grande beijo de agradecimento ao meu paciente e amado marido Tom Martin.

Agradecimentos da editora

Dorling Kindersley gostaria de agradecer à fotógrafa Ruth Jenkinson e a seus assistentes James McNaught e Vic Churchill; a SweatyBetty pelas roupas esportivas; a Viv Riley da Touch Studios; às modelos Rhona Crewe e Sam Johannesson; a Roisin Donaghy e Victoria Barnes pelo cabelo e maquiagem; a YogaMatters por fornecer o colchonete.

sobre a autora

Suzanne Martin é fisioterapeuta e especialista em Pilates. Ex-dançarina, é instrutora master certificada pelo American Council on Exercise. Tem trabalhos publicados pela *Dance Magazine*, Dorling Kindersley e *Journal of Dance Medicine and Science*, entre outros. Também é uma palestrante conhecida nas áreas de Pilates, dança e fisioterapia. Suzanne é fisioterapeuta líder do Smuin Ballet de São Francisco e mantém o centro Total Body Development, em Alameda, na Califórnia. Para mais informações, visite o site: www.totalbodydevelopment.com.

COLABORARAM NESTE LIVRO

Supervisão editorial Maria Elisa Bifano
Produção gráfica e direção de arte Vivian Valli
Assistente de produção Regiane Wagner Jorge
Tradução Veronica L. Medrano/Et Cetera Editora
Revisão técnica Cristina Biltoveni
Revisão Kleber Kohn/Et Cetera Editora
Composição Et Cetera Editora